中国动物致伤防治联盟培训教材
国家继续教育项目培训教材
国家自然科学基金（83660327，81901251）
广西科技基地和人才专项（桂科AD22035052）资助

# 动物致伤致病与规范化防治

王传林　殷文武◎主编

李　明　唐华民　范　昭　刘　斯　陈庆军◎副主编

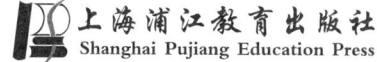

图书在版编目（CIP）数据

动物致伤致病与规范化防治/王传林等主编 . —上海：上海浦江教育出版社有限公司, 2023.3
ISBN 978-7-81121-805-3

Ⅰ.①动… Ⅱ.①王… Ⅲ.①生物性损伤—防治
Ⅳ.① R646

中国国家版本馆 CIP 数据核字（2023）第 059991 号

DONGWU ZHISHANG ZHIBING YU GUIFANHUA FANGZHI
动物致伤致病与规范化防治

上海浦江教育出版社出版发行

社址：上海海港大道 1550 号图书馆 B5 楼　邮政编码：201306
电话：（021）38284910（12）（发行）　38284923（总编室）　38284910（传真）
E-mail：cbs@shmtu.edu.cn　URL：http://www.pujiangpress.com
上海商务联西印刷有限公司印装
幅面尺寸：185 mm×260 mm　印张：24.25　字数：488 千字
2023 年 3 月第 1 版　2023 年 5 月第 1 次印刷
责任编辑：佟　金　封面设计：曾国铭
定价：88.00 元

# 编 委 会

**主　编**：王传林　殷文武

**副主编**：李　明　唐华民　范　昭　刘　斯　陈庆军

**编　委**（按姓氏拼音为序）：

毕　晔　陈　博　陈庆军　邓玖旭　杜　哲　范　昭
冯祖欣　郭　维　郭志涛　何　谱　康新兰　频
李　明　李广学　李其斌　李延森　李永武　刘　珵
刘　斯　罗淑君　吕新军　马方齐　苗冬滨　墙　华
覃玉珍　邵　标　双学琴　唐　甜　唐华民　王　冰
王　敬　王　威　王传林　王洪波　王欣欣　王治龙
韦德鹏　魏蜀一　吴　璇　吴红月　吴纪峰　吴彦领
肖时曦　谢增如　闫美花　殷文武　张利平　张岩斌
赵连泽　支海宁　朱平南　朱晓玲　庄鸿志　庄天从

**编写秘书**：李　明　赵连泽　冯祖欣　刘　珵

# 序

随着我国饲养宠物、参与野外旅游的人日益增多,人与动物的接触日益频繁,动物致伤事件时有发生。据不完全统计,我国每年约有4 000万人被猫狗咬伤,超过30万人被毒蛇咬伤,各类胡蜂、海蜇、蜱虫等动物致伤事件层出不穷。严重的动物致伤可造成过敏性休克、破伤风和狂犬病等致死性疾病,严重威胁人们的生命健康安全。

近年来,动物致伤的规范化防治受到了国家和地方卫生健康委员会等各级政府主管部门的高度重视。中华预防医学会、中国医学救援协会和中国疫苗行业协会等各类学术团体,结合我国动物致伤防治现状和热点需求,纷纷设计和举办了各种动物致伤防治培训活动,通过城市会等多种形式对全国各地从事动物致伤工作的骨干医务人员进行规范化防治能力进阶培养,取得了非常好的效果。常见的培训内容包括理论授课、典型案例讨论、技能工作坊、热点问题答疑等。

然而,目前我国还没有一本面向全国动物致伤从业者的标准化培训教材,这对广大医务人员系统性获取专门知识,提高临床救治能力和动物致伤专科水平产生了困惑。2021年8月6日,国家卫生健康委员会正式发布了我国首部《常见动物致伤诊疗规范(2021年版)》(以下简称《规范》),对犬咬伤、猫抓咬伤、啮齿动物致伤、蛇咬伤、猴咬伤、马咬伤、猪咬伤、禽类啄伤、胡蜂蜇伤、海蜇蜇伤、蚂蚁蜇伤、蜱咬伤、蜘蛛咬伤、石头鱼刺伤等14种常见动物致伤的规范诊治内容作出规定,成为我国动物致伤救治事业中的里程碑事件。该《规范》由国家卫生健康委员会组织全国专家共同制订形成,北京大学人民医院、国家创伤医学中心的王传林主任担任了规范编写组组长,中国疾病预防控制中心殷文武教授、北京大学第一医院刘斯教授、北京大学深圳医院范昭教授等多位知名专家参与了编写工作。《规范》一经发布,即在国内动物致伤临床和学术领域产生了重大影响。

基于此,《规范》编写组再次组织和协调了国内动物致伤领域的从业专家,以国家规范为蓝本,编写了本部培训教材,内容涉及动物致伤防治体系建设、信息化与数据库建设、动物致伤宣传与科普、动物致伤临床医护专业知识与技能、动物致伤热点问题与答疑等。本培训教材是目前动物致伤致病及其防治领域颇具权威性、实用性的图书,既可供全国各类动物致伤防治培训使用和参考,也可供相关院校选用。

科学在进步,学科在发展,"规范"与教材也必将随之而不断更新、完善。我们希望以本书的出版为契机,联合国内外从事这项工作的专家、学者,共同探索动物致伤致死领域尚未解决的难点、疑点,从而推动该学科的发展,及与之相关"规范"的修订、专著和教材的出版。

寥寥数语,权以为序。

编 者

2023 年 3 月 1 日

# 前言

动物致伤是危及人类生命健康及公共卫生安全的重要问题。随着我国经济和社会的快速健康发展，近年来，关爱动物、善待动物已逐步成为人们的共识，但随之而来的是动物致伤问题在国内时有发生，并由此日益受到重视；同时动物致伤防治在国内也迎来新的发展机遇：人民群众的健康意识和需求不断增长，国内动物致伤各类标准的制订和发布，动物致伤防治相关学术交流和研究活动日益活跃，我国动物致伤诊疗水平不断提升。

为了进一步提升基层地区的医务工作者（公卫医师＋临床医师）防治能力、决策能力、治疗水平，提高从事动物致伤救治医生的科研水平，推动我国动物致伤救治不断向权威化、均质化、专业化和规范化发展，中国动物致伤防治联盟组织力量编写了专业培训教材，定名为《动物致伤致病与规范化防治》。

《动物致伤致病与规范化防治》由王传林牵头，携手国内动物致伤领域的50余位专家，历时2年，在认真调研分析我国动物致伤发展概况及工作现状基础上，多方位了解基层真实情况，分析总结动物致伤诊疗核心技术，并进行意见征集和多番讨论、修改完善后制定，内容全面系统、丰富翔实，具有很强的可操作性和实用性。

本教材共包括三部分内容：动物致伤防治体系建设、动物致伤防治核心技术、常见类型动物致伤致病及规范化防治。每部分内容按反复讨论形成的规范进行撰写，体系建设层次分明，核心技术内容详尽，动物致伤致病及规范化防治分类清晰。教材内容既可以系统教学，也可用于实践培训。

编者希望本教材对提升动物致伤致病及其防治的医疗水平，推动该学科的学科建设起到一定的作用，使各级医疗机构对国内动物致伤防治有基本了解，同时还能为基层地区的医务工作者提供最先进、最实用的动物致伤防治急救知识，了解相关核心技术，使治病有据可循。

本书编写过程中，得到了国内诸多医疗机构、科研单位和企业的大力支持，不仅提供了大量数据和文件，还提出了宝贵的修改意见，在此一并予以感谢！

由于水平和时间所限，本书难免有疏漏、不足甚至错误之处，恳请国内外同行勘误与赐教！

# 目录

## 第一篇
## 动物致伤防治体系建设

**第一章　我国动物致伤防治概论** ········································· 003
　　第一节　我国动物致伤防治基本现状 ································· 003
　　第二节　我国动物致伤防治亟待解决的问题 ························ 004

**第二章　动物致伤防治中心及防治体系** ································ 007
　　第一节　动物致伤防治中心 ············································ 007
　　第二节　动物致伤防治体系 ············································ 016

**第三章　动物致伤专科门诊设置** ········································· 021
　　第一节　概述 ····························································· 021
　　第二节　设置原则 ······················································· 022
　　第三节　功能分区和布局 ·············································· 023
　　第四节　设备和设施 ···················································· 028
　　第五节　人员配置 ······················································· 030
　　第六节　管理制度 ······················································· 030
　　第七节　展望 ····························································· 033

**第四章　动物致伤专科医师临床基本功** ································ 034
　　第一节　概述 ····························································· 034
　　第二节　伤口处理 ······················································· 034
　　第三节　缝合技术 ······················································· 036
　　第四节　止血技术 ······················································· 038
　　第五节　包扎技术 ······················································· 040
　　第六节　固定复苏术 ···················································· 041

| 第五章 | 动物致伤专科护士临床基本功 | 042 |
|---|---|---|
| | 第一节　概述 | 042 |
| | 第二节　急诊外科护士须掌握的技能 | 044 |

| 第六章 | 动物致伤防治信息化建设 | 058 |
|---|---|---|
| | 第一节　概述 | 058 |
| | 第二节　动物致伤防治信息平台 | 060 |
| | 第三节　动物致伤防治信息化建设的意义 | 069 |
| | 第四节　动物致伤防治信息化建设的展望 | 070 |

| 第七章 | 动物致伤防治数据库建设 | 071 |
|---|---|---|
| | 第一节　概述 | 071 |
| | 第二节　动物致伤防治信息化管理建设目标 | 071 |
| | 第三节　数据库建设 | 072 |

| 第八章 | 动物致伤防治培训 | 079 |
|---|---|---|
| | 第一节　背景 | 079 |
| | 第二节　各级政府——制订重大方针政策 | 079 |
| | 第三节　医疗机构及学术团体——开展特色培训 | 081 |
| | 第四节　动物致伤防治培训的意义 | 085 |

| 第九章 | 动物致伤防治科普宣传 | 086 |
|---|---|---|
| | 第一节　概述 | 086 |
| | 第二节　动物致伤防治科普宣传的意义 | 086 |
| | 第三节　动物致伤防治科普宣传的途径 | 088 |

| 第十章 | 动物致伤防治相关政策法规 | 091 |
|---|---|---|
| | 第一节　概述 | 091 |
| | 第二节　传染病防治相关法律法规 | 092 |
| | 第三节　医疗卫生行业管理相关法律法规 | 100 |
| | 第四节　民事管理相关法律法规 | 109 |
| | 第五节　政务管理相关法律法规 | 110 |
| | 第六节　其他相关行业法律法规 | 111 |

# 第二篇
# 动物致伤防治核心技术

**第十一章　动物致伤后急诊急救技术** ·············· 119
　　第一节　清创术 ························ 119
　　第二节　呼吸支持技术 ···················· 122

**第十二章　动物致伤后冲洗清创技术** ·············· 127
　　第一节　概述 ························· 127
　　第二节　动物致伤伤口冲洗、清创的步骤 ·········· 128
　　第三节　特殊伤口的处理 ··················· 134

**第十三章　动物致伤后美容缝合技术** ·············· 137
　　第一节　概述 ························· 137
　　第二节　观念转变：颜面部动物致伤伤口推荐一期行美容缝合 ···· 137
　　第三节　颜面各部位动物致伤美容缝合伤口处置 ······ 141

**第十四章　动物致伤后疼痛管理技术** ·············· 146
　　第一节　概述 ························· 146
　　第二节　非甾体消炎镇痛药 ················· 146
　　第三节　对乙酰氨基酚 ···················· 147
　　第四节　阿片类药物 ····················· 148
　　第五节　复方镇痛药 ····················· 148

**第十五章　动物致伤后免疫防治技术** ·············· 150
　　第一节　概述 ························· 150
　　第二节　动物致伤后狂犬病免疫防治 ············· 150
　　第三节　动物致伤后破伤风免疫防治 ············· 156
　　第四节　毒蛇致伤后免疫防治技术 ·············· 159

**第十六章　动物致伤后 ICU 管理技术** ·············· 163
　　第一节　概述 ························· 163
　　第二节　动物致伤后感染性休克 ··············· 168
　　第三节　动物致伤后失血性休克 ··············· 175

## 第十七章　动物致伤后狂犬病预防技术 ······ 184

　　第一节　动物致伤患者伤口的评估及处理原则 ······ 184
　　第二节　动物致伤患者伤口的处理方法 ······ 185
　　第三节　狂犬病被动免疫制剂的注射技术 ······ 187
　　第四节　狂犬病疫苗预防接种技术 ······ 188
　　第五节　动物致伤后患者的健康教育及心理疏导 ······ 191

## 第十八章　动物致伤后的管理 ······ 194

　　第一节　概述 ······ 194
　　第二节　管理规范 ······ 194

## 第十九章　特殊人群动物致伤防治 ······ 202

　　第一节　概述 ······ 202
　　第二节　儿童动物致伤防治 ······ 202
　　第三节　老年人动物致伤防治 ······ 205
　　第四节　孕妇动物致伤防治 ······ 206
　　第五节　免疫功能受损人群动物致伤防治 ······ 207

# 第三篇
# 常见类型动物致伤致病及规范化防治

## 第二十章　犬致伤及规范化防治 ······ 213

　　第一节　概述 ······ 213
　　第二节　防治规范 ······ 214
　　第三节　犬咬伤后的疾病预防 ······ 218

## 第二十一章　猫致伤及规范化防治 ······ 220

　　第一节　概述 ······ 220
　　第二节　防治规范 ······ 221

## 第二十二章　毒蛇咬伤及规范化防治 ······ 228

　　第一节　概述 ······ 228
　　第二节　防治规范 ······ 228

| 第二十三章 | 啮齿动物致伤及规范化防治 | 247 |
|---|---|---|
| | 第一节 概述 | 247 |
| | 第二节 防治规范 | 247 |

| 第二十四章 | 海蜇蜇伤及规范化防治 | 255 |
|---|---|---|
| | 第一节 概述 | 255 |
| | 第二节 防治规范 | 256 |
| | 第三节 海蜇蜇伤的健康管理与疾病预防 | 263 |

| 第二十五章 | 胡蜂蜇伤及规范化防治 | 265 |
|---|---|---|
| | 第一节 概述 | 265 |
| | 第二节 防治规范 | 266 |
| | 第三节 预防要点 | 272 |

| 第二十六章 | 蚂蚁蜇伤及规范化防治 | 275 |
|---|---|---|
| | 第一节 概述 | 275 |
| | 第二节 防治规范 | 276 |

| 第二十七章 | 蜱虫致伤及规范化防治 | 285 |
|---|---|---|
| | 第一节 概述 | 285 |
| | 第二节 防治规范 | 286 |

| 第二十八章 | 猴致伤及规范化防治 | 293 |
|---|---|---|
| | 第一节 概述 | 293 |
| | 第二节 防治规范 | 293 |

| 第二十九章 | 蜘蛛咬伤及规范化防治 | 300 |
|---|---|---|
| | 第一节 概述 | 300 |
| | 第二节 蜘蛛毒的种类与中毒机制 | 301 |
| | 第三节 蜘蛛咬伤的临床表现与实验室检查 | 301 |
| | 第四节 蜘蛛咬伤的严重程度分级 | 302 |
| | 第五节 蜘蛛咬伤的诊断与鉴别诊断 | 303 |
| | 第六节 蜘蛛咬伤的救治 | 304 |
| | 第七节 国内常见毒蜘蛛的种类和分布 | 306 |

## 第三十章　马致伤及规范化防治 ········ 309
### 第一节　概述 ········ 309
### 第二节　防治规范 ········ 310

## 第三十一章　猪致伤及规范化防治 ········ 318
### 第一节　概述 ········ 318
### 第二节　临床表现 ········ 319
### 第三节　防治规范 ········ 322

## 第三十二章　禽类动物致伤及规范化防治 ········ 324
### 第一节　概述 ········ 324
### 第二节　损伤机制 ········ 324
### 第三节　临床表现 ········ 325
### 第四节　治疗规范 ········ 326
### 第五节　预防规范 ········ 328

## 第三十三章　人咬致伤及规范化防治 ········ 330
### 第一节　概述 ········ 330
### 第二节　诊断与鉴别诊断 ········ 331
### 第三节　防治规范 ········ 332

# 第四篇
# 动物致伤后狂犬病、破伤风防治核心热点问题

## 第三十四章　动物致伤后狂犬病规范化防治 ········ 341
### 第一节　概述 ········ 341
### 第二节　防治规范 ········ 342

## 第三十五章　动物致伤后破伤风规范化防治 ········ 351
### 第一节　概述 ········ 351
### 第二节　防治规范 ········ 351

## 第三十六章　动物致伤后狂犬病、破伤风防治核心热点问答 ········ 361
### 第一节　动物致伤后狂犬病防治核心热点 ········ 361
### 第二节　动物致伤后破伤风防治核心热点 ········ 365

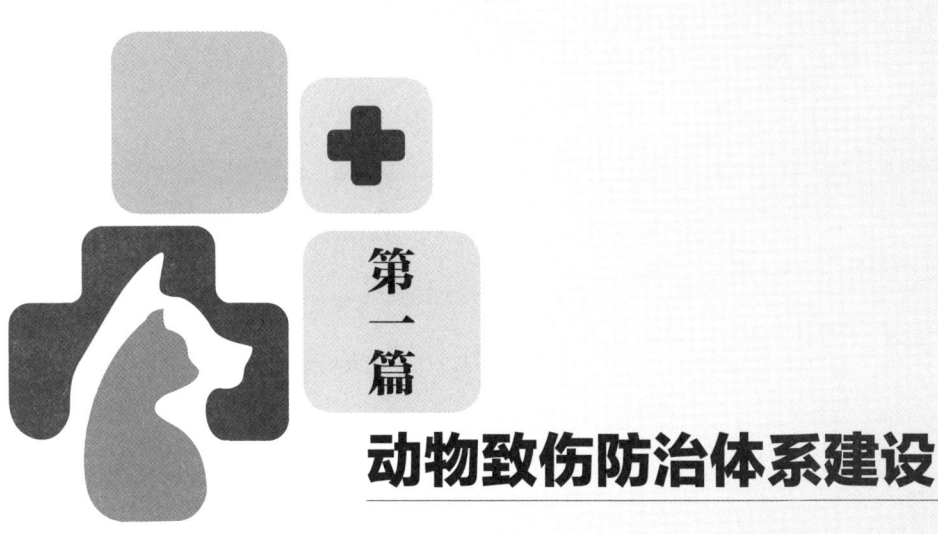

# 第一篇
# 动物致伤防治体系建设

# 第一章　我国动物致伤防治概论

## 第一节　我国动物致伤防治基本现状

动物致伤是危及人类生命健康及公共卫生安全的重要问题。我国动物致伤的现状为高致伤率、高致病率、高并发症率、高致死率。每年约有 4 000 万人被猫狗咬伤，毒蛇咬伤人数超过 30 万，胡蜂、海蜇、蜱虫等动物致伤事件时有发生，严重的可造成患者残疾甚至死亡。而破伤风、狂犬病等则是动物致伤后常出现的并发症。

随着我国经济和社会的快速健康发展，近年动物致伤问题在国内日益受到重视，人民群众的健康意识和需求也在不断增长。同时随着国内动物致伤各类标准的制订和发布，我国动物致伤诊疗水平不断提升，狂犬病暴露后预防处置和破伤风免疫预防方面的相关工作取得长足进展。

2012 年，我国已基本消除新生儿破伤风。2018 年，《中国破伤风免疫预防专家共识》问世，以变被动为主动、变盲目为精准为核心理念，强调早发现、强化干预、填补缺口，为国内临床医师开展破伤风免疫预防提供了指导性意见。2019 年，国家免疫规划专家咨询委员会审议并通过了我国首部《外伤后破伤风疫苗和被动免疫制剂使用指南》（以下简称《指南》），《指南》指出，外伤后破伤风预防的主要措施是使用破伤风疫苗（TTCV）进行主动免疫，并针对无 TTCV 免疫史者辅以被动免疫制剂。通过由上而下的破伤风防控体系建设，促进医疗机构工作人员破伤风免疫预防观念的转变。贯彻主动免疫为主、被动免疫为辅的免疫预防策略，不仅对扭转我国破伤风防控观念误区具有重要意义，还对我国非新生儿破伤风防控产生重大而深远的影响。

十余年来，我国狂犬病报告发病的最高峰为 2007 年，报告 3 300 例，而后逐年下降，2017 年报告的人狂犬病发病数下降至 516 例。2018 年 4 月，WHO 发布了 2018 年狂犬病疫苗立场文件，基于狂犬病相关研究的最新证据，更新了狂犬病暴露预防处置程序。人的狂犬病 99% 由犬咬伤传播，加强犬的管理、给犬接种狂犬病疫苗，是防控狂犬病的基础性和根本性策略。及时、规范的暴露后预防（post exposure prophylaxis，PEP）处置是预防狂犬病的最有效策略。为指导基层医疗机构做好狂犬病暴露预防处置，中国疾病预防控制中心国家免疫规划技术工作组狂犬病疫苗工作组及特邀专家，参考 WHO 的最新技术文件及国内外最新研究进展，发布《狂犬病暴露预防处置专家共识》。我国在狂犬病暴露后处置方面的积极工作已经促使狂犬病发病率显著下降，狂犬病疫情得到初步遏制，继续向实现"2030年消除犬传人的狂犬病"的目标持续推进。

然而，我国地域辽阔、人口众多、经济发展不平衡，不同地区各式各样的动物致伤事件多发、常见。动物伤害的预防与救治不规范、无流程、无团队。动物致伤领域科学体系迫切需要标准和规范。

# 第二节 我国动物致伤防治亟待解决的问题

## 一、重点问题

动物致伤不仅有患上狂犬病的风险，也可造成破伤风，其特点是：救治难度高、死亡率高、医疗费用高。

破伤风是一种严重的潜在致命性疾病，外伤后破伤风治疗难度大、费用高。如果不及时治疗，死亡率为100%，即使经过积极的医疗干预，死亡率也可达到30%~50%。

狂犬病是动物咬伤的常见问题，是全球危害性的疾病，在我国法定传染病中排名较高，2021年中国狂犬病发病率为0.0111/10万，死亡率为0.0106/10万。近年来，我国狂犬病疫情主要分布在华南、西南、华东等人口稠密地区，呈现"三多"的特征，即农村地区病例数较多，农民一般占病例总数的65%以上；男性病例数较多，约为女性的2倍；15岁以下儿童和50岁以上人群发病较多。

动物致伤常见的非住院急诊外伤诊治现状是疫苗预防率低、救治水平低、患者满意度低。

外伤后进行伤口处置和合理使用破伤风免疫制剂对预防破伤风感染至关重要。我国在外伤后破伤风预防中，长期忽视了主动免疫制剂的作用。目前，我国各级医疗机构中外伤后破伤风的免疫预防普遍只使用破伤风抗毒素（tetanus antitoxin，TAT）或人破伤风免疫球蛋白（human tetanus immunoglobulin，HTIG），这与WHO破伤风立场文件提出的最佳免疫策略不相符。尤其在乡镇和农村地区，免疫规划项目执行不规范，过度应用破伤风被动免疫制剂，缺乏系统的非新生儿破伤风流行病学监测和报告体系，因此误诊率和漏诊率较高。

近年来各地政府及医疗机构纷纷加大对动物致伤的重视程度，关联科室发展迅速，但由于起步晚、底子薄，因此仍存在救治经验不足、诊疗不规范、科普不专业、群众就医难等突出问题。

## 二、我国动物致伤防治的关键是基层建设防治体系

我国在多个疾病领域已建立了具有中国特色的疾病防治体系，但对于动物致伤和相关疾病的规范化救治仍缺乏足够的关注和有效的行动；基层地区的医务工作者（公卫医师与临床医师）是推动我国动物致伤防治的主力军。

动物致伤一线急诊科医务工作者处理动物致伤、急诊外科疾病时面临种种困难，如：①动物致伤相关专科救治知识亟待补充；②伴发的狂犬病与破伤风规范化防治水平有待提升；③基层医院狂犬病与破伤风疑似病例多学科会诊（multi-disciplinary treatment，MDT）困难；④国家没有针对狂犬病与破伤风防治的官方指南；⑤公众对非新生儿破伤风主动预防知识储备及接受程度不够。

动物伤害救治场所等基层机构缺乏统一的标准和工作流程，因此，迫切需要解决上述种种困难，既包括动物致伤的暴露后免疫预防，又要配备外科医生从事动物致伤后的外科处理，不断提高基层医生动物致伤接诊能力和救治水平。

## 三、我国动物致伤防治学科的展望

为了促进急危重症医疗卫生工作重点的稳步扎实下沉、努力做到全国急危重症医疗诊治技术均质化，从而针对性解决上述问题，《动物致伤致病与规范化防治》应运而生。

目前，国内外市场上适合我国基层地区的医务工作者进行动物致伤防治的选读教材并不多见，缺乏系统性梳理和总结性归纳。编者希望本教材可以指导医学专业人员通过相关培训，获得最先进、最实用的急诊急救知识，从免疫预防、清创缝合、康复治疗等学以致用；为各级医疗机构的相关临床实践提供一定的标准化指导和最新的诊疗指南、规范，使治病有据可循；强化公众的科普教育，使患者主动获取医疗健康知识，变被动为主动；提高全国各级医疗机构相关从业人员的防治能力、决策能力、治疗水平；降低动物致伤相关疾病（尤其是破伤风与狂犬病等）的发病率、病死率；助力医疗机构拓宽急诊医生技术水平，提高急诊医生科技产出。从而不断推动我国动物致伤救治不断向权威化、均质化、专业化和规范化发展。

## ◆ 参考文献 ◆

[1] 中华人民共和国国家卫生和健康委员会. 2017年全国法定传染病疫情概况[EB/OL]. (2018-02-26)[2021-11-21]. http://www.nhc.gov.cn/jkj/s3578/201802/de926bdb046749ab67b0a8e23d92q104.shtml.

[2] SONG M, TANG Q, WANG DM, et al. Epidemiological investigations of human rabies in China[J]. BMC Infect Dis, 2009(9): 210.

[3] 许真, 刘波, 殷文武, 等. 2006—2008年全国狂犬病流行病学监测分析[J]. 疾病监测, 2010, 25(5): 360-364.

[4] 周航, 满腾飞, 李群, 等. 2009年中国狂犬病监测分析[J]. 疾病监测, 2010, 25(12): 934-937, 957.

[5] 杨贵博, 王传林. 破伤风预防现状及常见误区[J]. 创伤外科杂志, 2014(1): 94-96.

（撰写者：李　明　校对者：王传林）

# 第二章 动物致伤防治中心及防治体系

## 第一节 动物致伤防治中心

动物致伤防治中心，是指医院将院前、院内与动物致伤相关的主要专业科室、辅助检查科室、职能相关部门集中前移到急诊功能区域，为加强和规范动物致伤防治而建立，旨在提供及时、全面、系统的监护、评估、诊断和医疗服务，进一步推动动物致伤防治体系建设，建立高效可行的工作机制。

### 一、硬件设施

（一）布局要求

设有就诊区、伤口处理区、预防接种区、候诊留观区、抢救区五大功能区，各功能区布局合理、相对独立、环境整洁、标志明显、光线明亮、空气流通，动物致伤防治中心功能区分布见图 2-1。

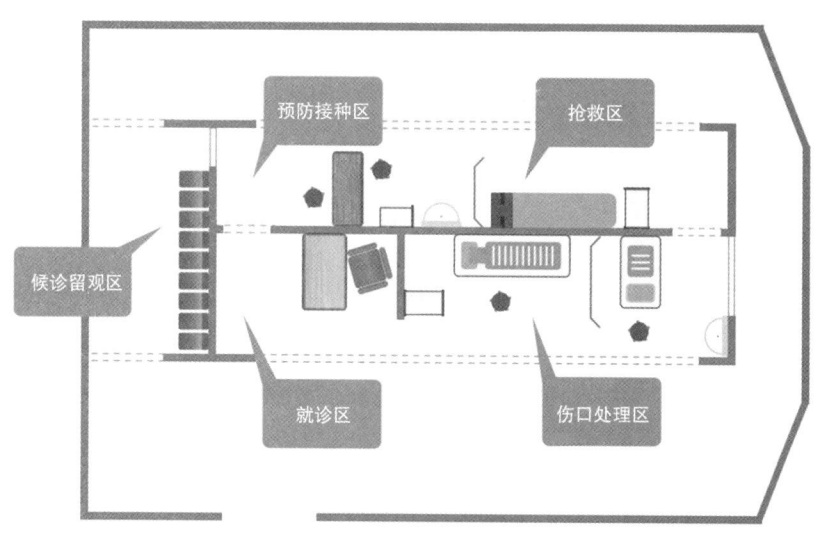

图 2-1 动物致伤防治中心功能区分布

## (二)伤口处理设施

配备国家医疗二类器械许可的专业伤口冲洗设备,专用的冲洗剂和消毒剂,犬伤处置室伤口处理设施见图2-2。

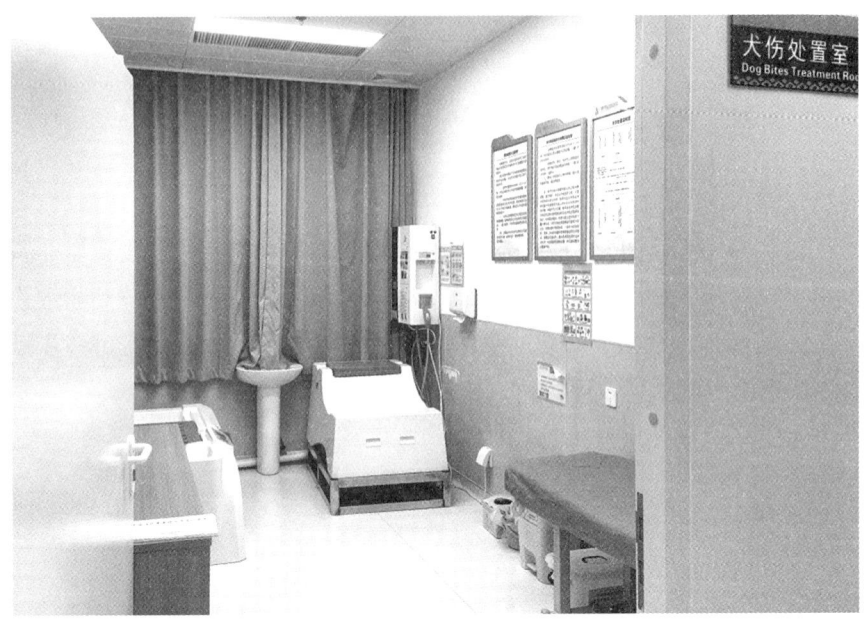

图2-2 犬伤处置室伤口处理设施

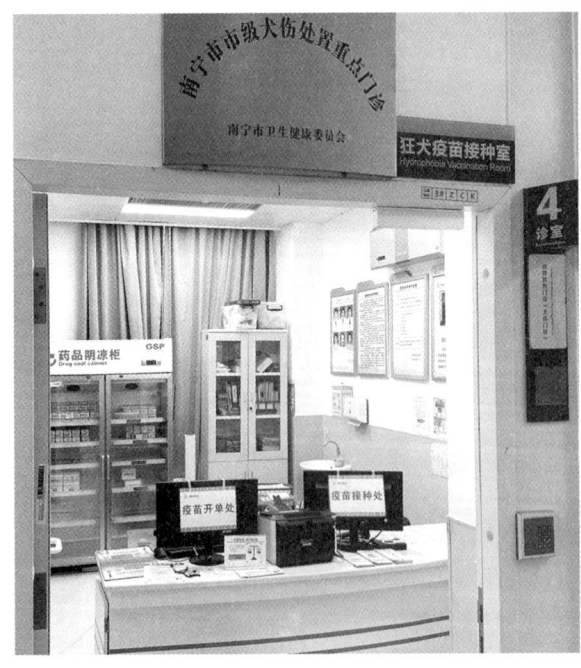

图2-3 预防接种设施

## (三)预防接种设施

配备电脑、接种台、污物桶、接种用座椅等预防接种设施,配备异常反应处置床、预防接种信息管理系统,预防接种设施见图2-3。

## (四)冷链设施

至少有1台用于疫苗及被动免疫制剂储藏的医用冰箱,冰箱有独立电源,冰箱冷冻室及冷藏室分别配备测温计;建立冷链设备档案,各种冷链设备账物相符;疫苗存放及冷链设备管理符合要求,冷链设施见图2-4。

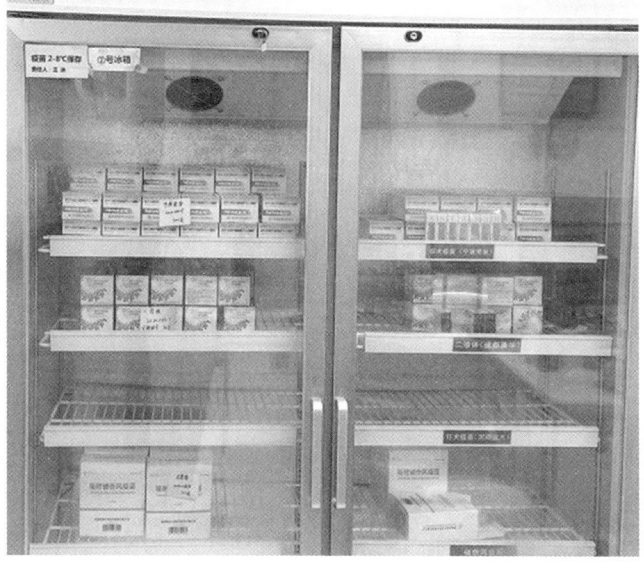

图 2-4　冷链设施

（五）急救药品和设备

配备 1∶1 000 肾上腺素及其他必要的急救药品和设备，抢救室见图 2-5。

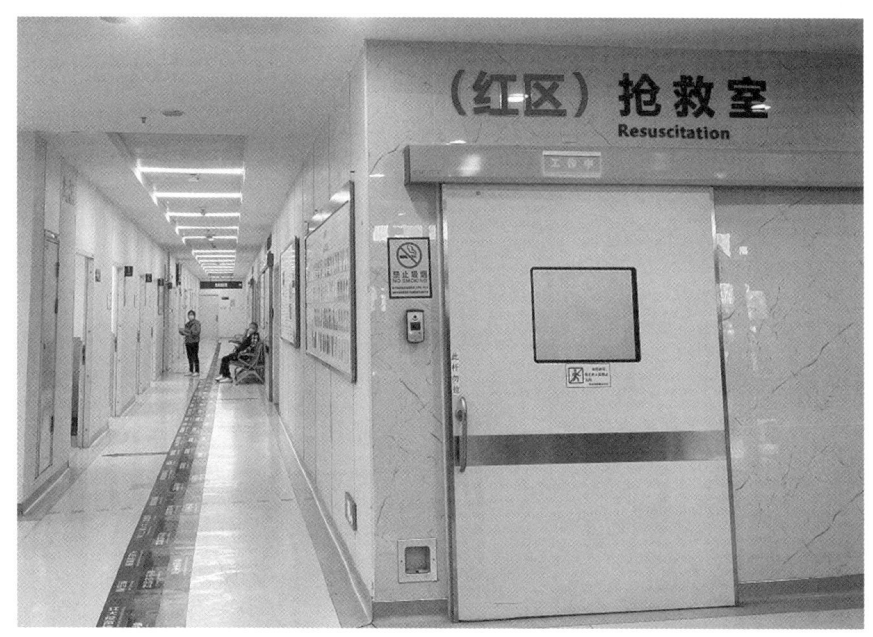

图 2-5　抢救室

## （六）消毒药品和设备

配备消毒液、紫外线灯等，定期消毒并记录，药品证件齐全，消毒药品和设备使用交接登记本见图 2-6。

(a) 接种室、伤口处置室紫外线灯使用登记本　　(b) 医疗废物交接登记本（犬伤处置重点门诊）

图 2-6　消毒药品和设备使用交接登记本

## （七）信息公示

设置有宣传画板见图 2-7，宣传动物致伤处置方法、疫苗品种、使用方法、不良反应、禁忌证、注意事项、生产企业及收费标准等，犬伤处置重点门诊预防接种公示牌见图 2-8。

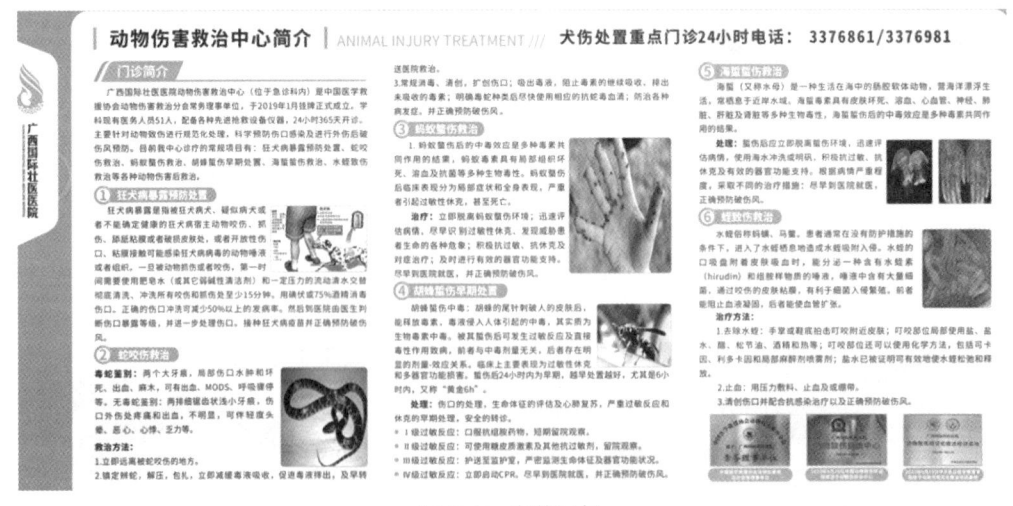

图 2-7　宣传画板

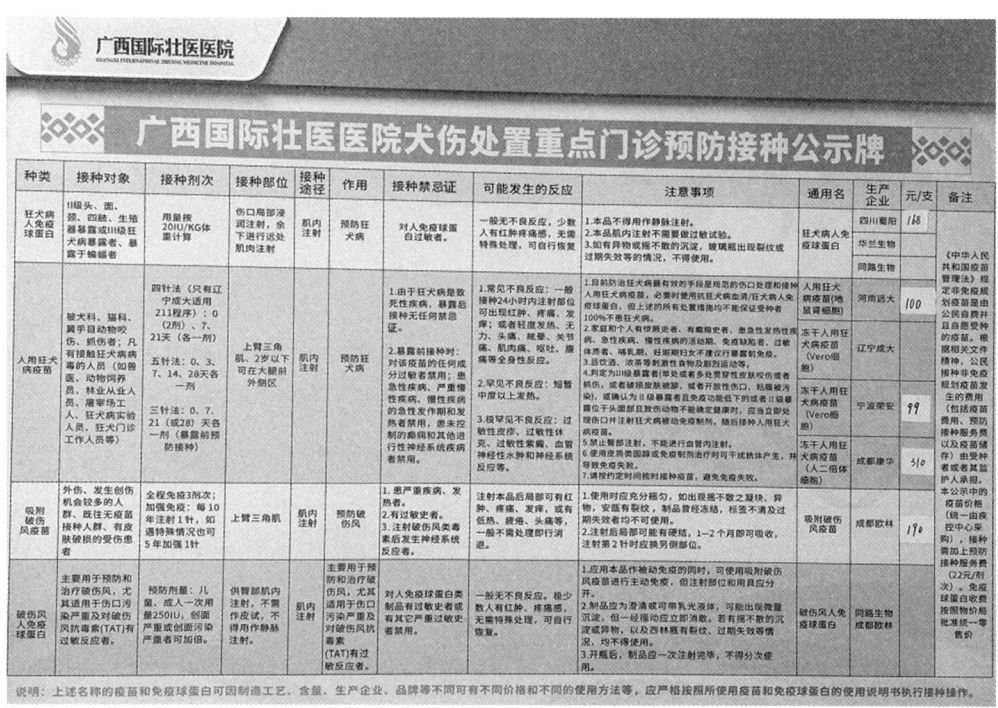

图 2-8 犬伤处置重点门诊预防接种公示牌

## 二、人员要求

### （一）人员数量

至少配备 3 名专（兼）职工作人员，其中 1 名为外科医生。

### （二）人员资质

动物致伤防治中心工作人员应具备有相应的执业资质；所有工作人员均要经过县级以上卫生行政部门或疾控机构组织的动物致伤防治、预防接种和异常反应处置等专业培训并考核合格。

## 三、工作要求

### （一）登记报告

详细登记动物致伤患者就诊情况、伤口处理过程、接种疫苗情况、动物致伤状况等，规范填写报表；登记、报表项目齐全，字迹清楚，并妥善管理保存，以备查验；

疫苗使用能按月统计工作情况，于每月指定日期前将上月报表给所在地县级疾控中心，县级疾控中心于每月指定日期前汇总报市级疾控中心，市级疾控中心于每月指定日期前汇总报省级疾控中心；逐步建立和完善动物致伤信息直报系统，并向动物致伤患者提供信息化服务，犬伤处置重点门诊疫苗登记见表2-1。

**表2-1　犬伤处置重点门诊疫苗登记**

| 编号 | 接种日期 | 受种人姓名 | 性别 | 出生日期 | 受种者或监护人电话号码 | 住址 | 接种疫苗名称 | 疫苗生产厂家 | 疫苗批号 | 接种剂次 | 接种剂量 | 接种部位 | 接种人员 | 备注 |
|---|---|---|---|---|---|---|---|---|---|---|---|---|---|---|
| | | | | | | | | | | | | | | |
| | | | | | | | | | | | | | | |
| | | | | | | | | | | | | | | |
| | | | | | | | | | | | | | | |
| | | | | | | | | | | | | | | |
| | | | | | | | | | | | | | | |
| | | | | | | | | | | | | | | |
| | | | | | | | | | | | | | | |
| | | | | | | | | | | | | | | |
| | | | | | | | | | | | | | | |
| | | | | | | | | | | | | | | |
| | | | | | | | | | | | | | | |
| | | | | | | | | | | | | | | |

（二）知情同意

门诊医师负责向受种者或其监护人进行预防处置知识宣传与相应处置措施的解释，同时说明常见的疫苗接种反应以及其他注意事项，并填写"疫苗接种知情同意书"；对Ⅲ级暴露者或按Ⅲ级暴露处置者，应告知须同时注射被动免疫制剂；无论暴露者是否接受疫苗接种和（或）被动免疫制剂注射，均须暴露者或其监护人签字确认，狂犬病破伤风预防处置知情同意书见图2-9。

# 狂犬病破伤风预防处置知情同意书
## 广西国际壮医医院急诊急救联动中心犬伤处置重点门诊

姓名：朱某　　　　性别：男　　　　年龄：　　岁　　　　病案号：

一、被可疑动物咬伤，立即正确地处理伤口，根据需要注射狂犬病人免疫球蛋白和严格按照要求全程接种狂犬病疫苗，同时根据免疫史、最后一针距今时间、伤口状况注射破伤风免疫球蛋白和破伤风疫苗，则能大大减少狂犬病、破伤风发病的风险。狂犬病人免疫球蛋白能特异地中和狂犬病毒，可立即起效。狂犬疫苗接种后刺激机体产生抗狂犬病毒的抗体。为安全有效地使用狂苗、狂免、破苗、破免，在您使用之前我们将有关信息告知于您，您可以根据自己的具体情况决定是否使用

| 分级 | 接触方式 | 暴露程度 | 医师建议 | 患者（监护人） |
|---|---|---|---|---|
| Ⅰ级 | 1. 接触或喂养动物<br>2. 完好的皮肤被舔 | 无 | □确认接触方式可靠则无须处置 | 同意（　）不同意（　） |
| Ⅱ级 | 1. 裸露的皮肤被轻咬<br>2. 无出血的轻微抓伤或擦伤 | 轻度 | □1. 处理伤口<br>□2. 接种狂犬病疫苗<br>□3. 破伤风疫苗 | 同意（　）不同意（　）<br>同意（　）不同意（　）<br>同意（　）不同意（　） |
| Ⅲ级 | 1. 单处或多处贯穿性皮肤咬伤或抓伤、接触蝙蝠<br>2. 破损皮肤被舔<br>3. 开放性伤口或黏膜被污染（Ⅱ级暴露于头面部、手部、生殖器及免疫功能缺陷者按Ⅲ级暴露处理） | 严重 | □1. 处理伤口<br>□2. 注射狂犬病的免疫球蛋白<br>□3. 注射狂犬病疫苗<br>□4. 注射破伤风疫苗 | 同意（　）不同意（　）<br>同意（　）不同意（　）<br>同意（　）不同意（　）<br>同意（　）不同意（　） |

①患者狂犬病疫苗全程接种史：无_____。
②暴露情况：犬，是否家养：是，致伤方式：咬伤，部位：右小腿，接种疫苗生产厂家_____。
③您的体重为___kg，注射足量狂犬病人免疫球蛋白__支，生产厂家_____批号_____。

二、狂犬病疫苗免疫程序
"五针法"程序　□　　　加强免疫　□　　　暴露前免疫　□

| 接种针次 | 第一针（0天） | 第二针（3天） | 第三针（7天） | 第四针（14天） | 第五针（28天） | 备注 |
|---|---|---|---|---|---|---|
| 程序接种日期 | 2020-05-27 | 2020-05-30 | 2020-06-03 | 2020-06-10 | 2020-06-24 | |
| 实际接种日期 | | | | | | |
| 狂犬疫苗批号 | | | | | | |
| 接种者签名 | | | | | | |

"五针法"程序接种时间为第0、3、7、14、28天接种；加强免疫程序为第0、3、7天接种；暴露前免疫程序为第0、7、21天接种。

三、破伤风疫苗免疫程序
无破伤风全程免疫史者须全程接种3剂次疫苗，有破伤风全程免疫接种者仅需加强接种1针。
接种程序：　全程接种　□　　　加强接种　□

| 针次 | 第一针（0天） | 第二针（28天） | 第三针（7月） | 备注 |
|---|---|---|---|---|
| 程序接种日期 | | | | |
| 实际接种时间 | | | | |
| 破伤风疫苗批号 | | | | |
| 接种者签名 | | | | |

本知情同意书一式两份（受种者和接种单位各持1份，接种完成后由医院回收）

图2-9　狂犬病破伤风预防处置知情同意书

## (三)现场伤口处置

按照《狂犬病暴露预防处置工作规范(2009年版)》及《狂犬病预防控制技术指南(2016版)》等要求,规范做好暴露后伤口处理、疫苗注射及被动免疫制剂注射;Ⅱ级暴露按Ⅲ级暴露处理、Ⅲ级暴露中严重复杂或特殊部位的伤口暴露者必须按要求注射被动免疫制剂;须告知受种者"接种疫苗后,须留观30分钟",并有相应记录。

## (四)接种异常反应处置和报告

能按照《全国疑似预防接种异常反应监测方案》开展异常反应的报告和处理工作;一旦发现疑似异常反应(AEFI),及时填写报告卡,并于24小时内报所在地疾控中心;发现严重AEFI事件应立即电话报告,接种疫苗异常反应登记见表2-2。

**表2-2 接种疫苗异常反应登记**

| 病案号: | | | |
|---|---|---|---|
| 姓名: | 性别: | 年龄: | 联系电话: |
| 接种疫苗名称: | 生产厂家: | | 疫苗批号: |
| 接种日期: 年 月 日 | | | 针次: |
| 异常反应情况: | | | |
| 处理情况: | | | |

经手人:_____ 日期:\_\_\_\_\_年\_\_\_月\_\_\_日

狂犬病疫苗与被动免疫制剂管理按照《疫苗管理法》和《预防接种工作规范》等有关规定,进行疫苗和被动免疫制剂的采购、供应,并建立真实、完整的购进、分发、供应记录,注明疫苗及被动免疫制剂的通用名称、生产企业、剂型、规格、批号、有效期、批准文号、(购销、分发)单位、数量、价格、(购销、分发)日期、产品包装以及外观质量、储存温度、运输条件、批签发合格证明编号或者合格证明、验收结论、验收人签名等；记录应当保存至超过疫苗和被动免疫制剂有效期 5 年；狂犬病疫苗及被动免疫制剂应存放在冷藏室内（2~8 ℃），并按照不同的厂家、批号、有效期分别放置，标志醒目，冰箱冷藏室配备测温计，每天对冰箱等冷链设备进行温度监测并详细记录 2 次，须有完整记录；狂犬病疫苗及其被动免疫制剂不应纳入"药占比"计算范畴，其使用须按照产品说明书及《狂犬病暴露预防处置工作规范（2009 年版）》，狂犬病人免疫球蛋白注射登记见表 2-3。

**表 2-3　狂犬病人免疫球蛋白注射登记**

| 基本信息 | 姓名：　　　　性别：　　　　年龄：　　　　体重： |
| --- | --- |
| | 家庭住址： |
| 身体健康状况 | T：　　℃　　R：　　次 / 分钟　　P：　　次 / 分钟　　BP：　　mmHg |
| | 有无过敏史： |
| | 有无重大疾病： |
| 伤口冲洗清创消毒情况 | |
| 伤口浸润注射情况 | 疫苗厂家：　　　　　　　　批号： |
| | |
| | |
| | |
| | |
| 注射后观察情况 | |
| 注射人员签名 | 医生签名：　　　　　　护士签名： |
| 备注 | |
| | 年　　月　　日 |

（五）消毒与医疗废弃物处理

按照《消毒管理办法》规定，建立严格的消毒制度，避免院内感染；认真贯彻执行《医疗废物管理条例》，一次性注射器材、一次性用品应"三证齐全"；严格按规定对伤口处理、接种疫苗和注射被动免疫制剂等相关医疗废弃物进行处置并有记录。

## 四、服务要求

（一）服务时间及内容

应 24 小时开诊；能开展伤口冲洗、外科清创、组织修复、感染控制及后期整形的规范化处置及研究；协助开展辖区狂犬病暴露预防处置规范化培训工作，协助辖区卫生行政部门处置动物致伤突发事件、严重不良反应等重大公共卫生事件；与 120、12320、114 等热线沟通，提供门诊电话和具体地址，并在门诊大门显著位置公示值班电话号码。

（二）其他

实行"知情、同意、自愿、自费"原则，向受种者或其监护人推荐和告知疫苗品种、免疫效果、不良反应、禁忌证以及其他注意事项、不得强制接种；能同时提供两种不同基质的人用狂犬病疫苗供受种者选择；有抗蛇毒血清制品，如抗五步蛇毒血清、抗眼镜蛇毒血清、抗蝮蛇毒血清、抗银环蛇毒血清等。

# 第二节　动物致伤防治体系

## 一、动物致伤防治管理体系建设

（一）成立省级动物致伤质控管理中心

《中国动物致伤诊治规范》收录了中国医学救援协会 2019 年 9 月至 2020 年 6 月

发布的30项动物致伤诊治系列团体标准，为医务人员的理论学习及临床实践提供了指导。省级动物致伤质控管理中心拟定动物致伤的质控程序、标准和计划；负责质控工作的实施；定期对外发布动物致伤处置考核方案、质控指标和考核结果；逐步组建行政区域动物致伤处置质控网络；指导各市（地）、县级质控机构开展工作；建立动物致伤相关的信息资料数据库。

（二）成立院内动物致伤防治中心委员会

设立"动物致伤防治中心委员会"，该委员会由主管院领导为主任，相关职能及专业科室等行政主任为委员组成，下设办公室，明确工作制度并负责动物致伤防治中心的日常管理；成立严重动物致伤的综合救治团队，并按照动物致伤相关疾病治疗指南、技术操作规范和临床路径，制订各类动物致伤相关救治预案和工作协调机制；与所在地医联体机构、院前急救中心和基层医疗卫生机构签订动物致伤患者协同救治协议，建立分工协作机制；对动物致伤防治中心医疗质量进行定期评议，提出持续改进意见，制订规划和提出发展建议；建立例会制度，特殊事件随时召开紧急会议讨论，提高动物致伤防治中心运行效率；建立专人负责动物致伤患者信息登记制度、诊疗数据记录、随访、健康宣教制度，并定期对动物致伤患者诊疗过程进行随访、统计、分析，总结提高医疗服务质量和加强患者安全的措施。

（三）加强动物致伤防治网点管理

按照辖区内人口数量与结构、医疗需求、医疗资源布局等情况，坚持区域协同、分级救治的原则，构建动物致伤防治体系，提高防治结合和健康管理能力。按照服务流程开展工作，依托动物致伤救治综合能力较强的三级医院和县级医院建立动物致伤防治中心，联合院前急救中心建立动物致伤救治网络，并建立制度化联动协作机制，签订协议，明确责任，实现信息共享，做到快速转运、救护协同、分级分流、处置及时。其他医疗机构根据服务半径、动物致伤患者需求，作为动物致伤救治点加入动物致伤救治网络。旨在提高动物致伤救治水平，确保动物致伤患者得到及时规范有效的救治。建立人员通、信息通、资源通和监督监管相互制约机制。

（四）坚持以改革创新激发动物致伤防治中心活力

围绕制约动物致伤领域的体制机制障碍，更加注重医改的系统集成、协同高效，推进卫生与健康领域的供给侧结构性改革，提高健康供给对需求变化的适应性和灵活性。同时，推进动物致伤领域理论创新、制度创新、管理创新、技术创新，增强动物致伤防治体系整体效能。坚持目标导向和问题导向相结合，加快补齐短板和弱项，把动物致伤防治体系建设得更加完善，进一步提高服务的公平性和可及性。

（五）加强动物致伤医保救助体系建设

深化动物致伤医疗保障制度改革，健全重大动物致伤医疗保险和救治制度，逐步将门诊医疗费用纳入基本医疗保险统筹基金支付范围，完善筹资分担和调整机制，巩固提高统筹层次，深入推进支付方式改革，充分发挥医保对医药服务的激励约束作用。

## 二、动物致伤救治体系建设

（一）院前救治体系建设

建立基于院前检伤分类结果的预警联动机制，实现院前急救与院内救治之间的无缝衔接；开展空中救援体系建设，及时转运和救治动物致伤患者；加强院前动物致伤救治流程、救治技术、信息化预警联动等内容培训，成立动物致伤救治培训专家团队，建立规范的培训及考核制度；定期举行院前动物致伤规范化救治培训和专项高拟真演练；协调医联体、院前急救中心、远程医疗等相关工作单位；充分利用"大平台"联动模式，建立院前、院内一体化救治信息网络。

（二）院内救治体系建设

调整、优化动物致伤患者院内诊治流程；协调解决动物致伤救治过程遇到的重大问题；组建动物致伤患者院内抢救小组，以质量效率改进与患者安全为中心，严格执行时间断面的医师责任制，以机制为抓手，建立长效机制，优化急诊急救流程，如动物致伤响应机制、动物致伤院内急救管理流程、动物致伤患者急诊入院收治及管理流程、动物致伤紧急手术指征、急诊严重动物致伤急救管理流程、动物致伤患者影像学检查流程、严重动物致伤患者急诊介入检查及治疗流程、严重动物致伤损伤性控制手术流程、严重动物致伤患者紧急输血及大量输血流程等；组建动物致伤感染控制小组，根据国家《医院感染管理制度》及操作规范，制订符合动物致伤的医院感染管理规章制度和工作流程，制订动物致伤救治的医院感染监测和报告制度，开展动物致伤救治相关工作人员感染管理知识培训；组建动物致伤救治服务保障小组，为院内动物致伤患者诊治提供相关保障，包括场地、设备、仪器、药品等。

（三）动物致伤预防体系建设

党的十八大以来，党中央明确了新时代卫生与健康工作方针，要求把预防为主摆在更加突出位置，推动卫生与健康事业发展从治病为中心向以人民健康为中心转变，建立政府、社会、个人共同行动的体制机制，强化每个人是自己健康第一责任人，推进健康中国建设人人参与、人人尽责、人人共享。动物致伤预防体系建设是保护人民健康，保障公共卫生安全、维护经济社会稳定的重要保障，改善动物致伤预防体系具有时代性、必要性和紧迫性。

1. 建立稳定的动物致伤设备投入机制

改善动物致伤预防基础条件，完善动物致伤服务项目，如对犬、猫、猴等哺乳类动物咬伤的伤口冲洗专业设备配置，治疗蛇咬伤的抗蛇毒血清冷链保存等。

2. 建立动物致伤多部门防控机制

多部门需要密切配合，积极开展动物致伤防治各项工作。公安部门要采取措施，加强犬、猫等宠物管理；加强致伤动物源头管理，畜牧兽医要做好动物免疫和犬类狂犬病疫情监测；药监部门负责人用狂犬病疫苗。

3. 加强动物致伤法制保障体系建设

完善公共卫生法律法规，针对性地推进动物致伤预防法律制定和修订工作，尤其是宠物科学管理，健全权责明确、程序规范、执行有力的动物致伤防控执法机制。

4. 加强与疾病预防控制中心协作

健全疾病预防控制中心与城乡社区的联动工作机制，创新医防协同机制。

5. 加强动物致伤预防人才队伍建设

强化基层卫生人员动物致伤知识储备和培训演练，深入开展动物致伤应急知识宣教。

6. 加大动物致伤相关知识宣教

通过网络化动物致伤急救培训以及动物致伤急救 App 在线培训方法对社会大众进行急救知识普及；充分利用广播、电视、报纸、网络等媒体，大力宣传动物致伤防治知识，发放动物致伤防范手册，加强大众对动物致伤危害性的认识，提高大众自我防范意识，知晓被动物致伤后及时规范的处理措施。

◆ 参考文献 ◆

[1] 周航，李昱，陈瑞丰，等. 狂犬病预防控制技术指南（2016 版）[J]. 中华流行病学杂志，2016, 37(2): 139-163.

[2] 中华人民共和国卫生部，国家食品药品监督管理局. 全国疑似预防接种异常反应监测方案 [J]. 中国疫苗和免疫，2011, 17(1): 72-81.

[3] 全国人大常委会办公厅. 中华人民共和国疫苗管理法 [M]. 北京：中国民主法制出版社，2019.

[4] 国务院第十次常务会议. 医疗废物管理条例 [J]. 中华人民共和国卫生部公报，2003(4): 4-7.

[5] 王传林，陈庆军. 中国动物致伤诊治规范 [M]. 北京：中国标准出版社，2020.

[6] 胡香春,王旭初,陈燕娟. 杭州市城区动物致伤人群的分布特征[J]. 浙江预防医学,2013, 25(6): 41-42, 44.

[7] 何多多,张玉强,张颖,等. 医院感染管理10项制度[J]. 中华医院感染学杂志,2005(2): 173-175.

[8] 何梅,罗成,颜芳,等. 381例动物致伤病例分析[J]. 公共卫生与预防医学,2010, 21(5): 92-93.

[9] 王军. 狂犬病暴露预防处置工作规范(2009年版)[J]. 中国工作犬业,2010, 178(2): 60-61.

(撰写者:闫美花　王　冰　韦德鹏　覃玉珍　唐　甜　唐华民　校对者:庄天从)

# 第三章　动物致伤专科门诊设置

## 第一节　概述

### 一、动物致伤专科门诊设置要点

近年来，随着人们生活水平的提高，饲养宠物、旅游、户外活动的人数日益增多，人与动物的接触机会逐渐增加，被动物致伤的风险也一直在升高。动物致伤已经成为严重威胁人们健康的主要公共卫生问题。

规范的预防处置可以有效降低动物致伤后的致病率、致伤率和致死率。而建立科学、规范、标准、可及的专科预防处置门诊，是保障预防和治疗动物致伤工作的前提和基础，是促进和提高动物致伤防治水平、降低致伤后人群发病风险的防治场所，其建设和管理直接影响动物致伤后的防治效果。

### 二、动物致伤专科门诊设置现状

由于受到各种条件的限制，动物致伤专科门诊建设水平参差不齐，真正达到标准要求的不多，主要表现在以下方面。

（1）无独立的场所。目前我国各级医疗机构对动物致伤的重视程度不够，认为动物致伤是其他科室的兼职工作。动物致伤专科门诊大多数依托于狂犬病暴露预防处置门诊，而狂犬病暴露预防处置门诊又大多数依托在急诊科、外科或预防接种门诊等其他的科室中，并没有独立的场所。

（2）名称不统一。例如犬伤门诊、动物咬伤科、狂犬病暴露预防处置门诊、动物蜇伤科等各种名称均有。

（3）硬件设施不足。布局不合理、分区不明确，存在场所交叉共用情况；伤口处置方面的硬件配置不完备，特别是冲洗设备简陋；冷链设备配置不规范。

（4）人员配备不均衡。专职人员数量不足，多数为兼职人员，人员学历和职称配置不平衡。

（5）服务能力有待提升。24小时服务率低；免疫预防处置规范化程度不够，伤口处置能力不足，主要表现在重度、复杂伤口处置能力相对欠缺。

（6）相关管理制度不完善。网络信息化水平相对滞后等。

## 第二节　设置原则

动物致伤专科门诊设置应遵循以下原则。

（1）各地区各级医疗机构设置动物致伤专科门诊应结合所在地卫生行政部门的规划和医疗机构设置情况，依据其服务范围、人口、疫情状况、地域划分和实际工作需要，按照就近、及时、高效的原则合理布局。

（2）符合《中华人民共和国传染病防治法》《中华人民共和国疫苗管理法》《疫苗流通和预防接种管理条例（2016年版）》《预防接种工作规范（2016年版）》《疫苗储存和运输管理规范（2017年版）》《狂犬病暴露预防处置工作规范（2009年版）》《狂犬病暴露预防控制技术指南（2016年）》《常见动物致伤诊疗规范（2021年版）》等相关文件要求。

（3）动物致伤门诊实行申报审核制。具有医疗机构执业许可证，符合动物致伤门诊条件的应向所在地的县级卫生行政部门提出申请，县级卫生行政部门按照设置要求组织专家进行考核验收，对验收合格者由县级卫生行政部门审核并报市级卫生行政部门备案并向社会公布。

（4）各级卫生行政部门要加强对动物致伤门诊资质的监督管理，每3年进行一次复核，对考核后达不到要求的限期整改，整改后达不到要求的予以撤销。

（5）门诊须独立设置，建筑面积应满足工作需要，一般不能少于200㎡，提供24小时开诊服务。医疗机构要设置有药房、检验科、B超室、放射科等相关的辅助科室。

（6）能够识别和处理常见动物致伤，能够提供2种不同细胞基质的人用狂犬病疫苗、破伤风疫苗、狂犬病和破伤风被动免疫制剂，具备重度、复杂伤口处置能力和过敏性休克抢救能力。

（7）实现门诊信息化管理，有专（兼）职人员负责网络信息管理。具有远程医疗服务，与上级医院（医共体或医联体）建立双向转诊制度。

（8）医疗卫生机构要加大开展动物致伤规范化防治培训，不断提高动物致伤的服务水平，普及动物致伤防治科普宣传和教育。

## 第三节 功能分区和布局

用房室内地面硬化，有不低于 1.5 m 的墙裙且容易消洗。环境整洁、光线明亮、空气流通，与医疗门诊、病房分开，避免交叉感染，符合院感要求。

门诊布局要合理，并且有明显标志。分为候诊区、接诊室（就诊区）、伤口处置室、候种区、预防接种室（注射室）、留观区，AEFI 处置室（抢救室）、冷链室、健教室、储存室、更衣室、医废处置室等功能区域。设置相应的辅助科室。某医疗机构动物致伤专科门诊的分区和布局见图 3-1。

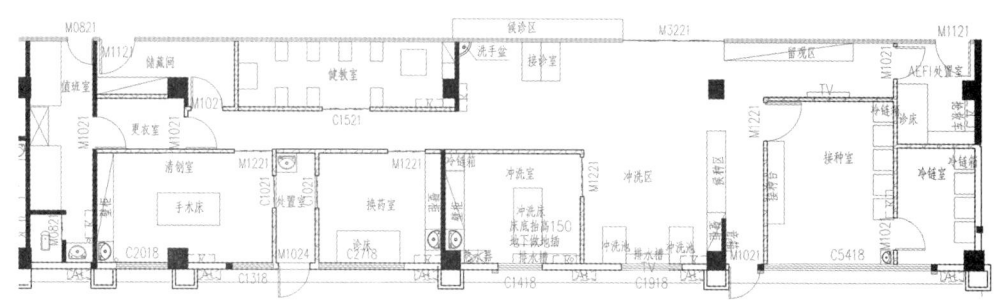

图 3-1 某医疗机构动物致伤专科门诊的分区和布局

## 一、候诊区

候诊区是患者和家属等待就诊的地方，候诊区见图 3-2。

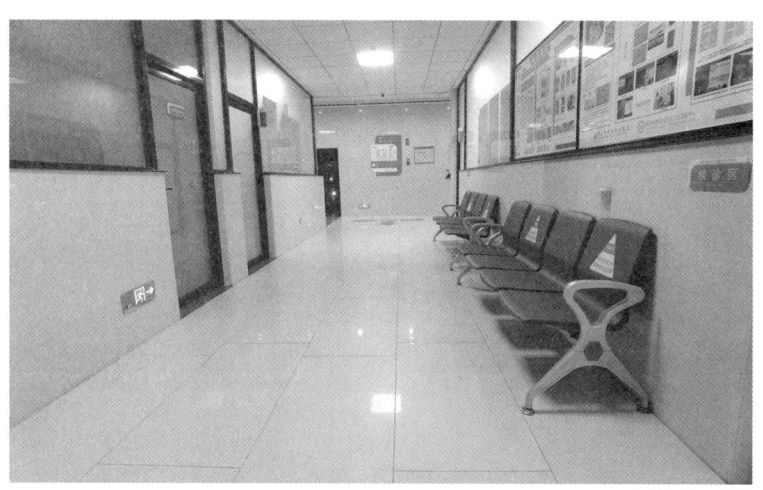

图 3-2 候诊区

## 二、接诊室（就诊区）

接诊室（就诊区）要包括接诊、咨询、登记、诊疗等功能区，接诊室（就诊区）见图 3-3。

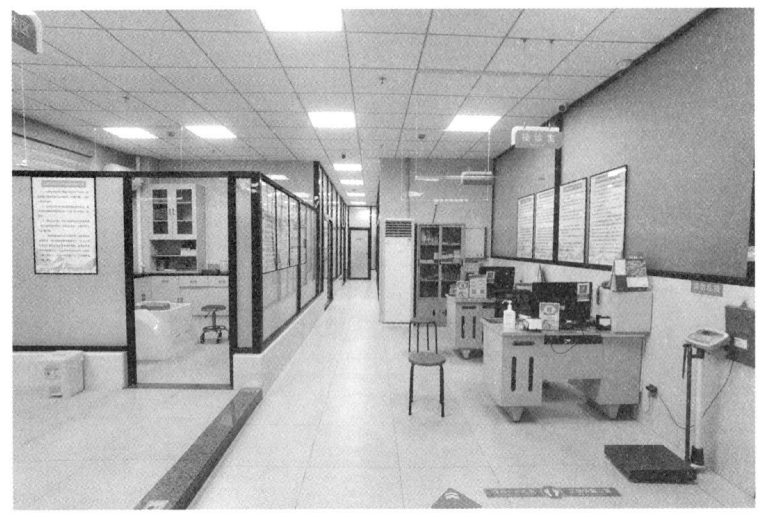

图 3-3　接诊室（就诊区）

## 三、伤口处置室

伤口处置室一般不低于 15 m$^2$，具备伤口冲洗、清创、缝合、注射狂犬病被动免疫制剂等功能，每次处理伤口后应清理消毒，伤口处置室见图 3-4。

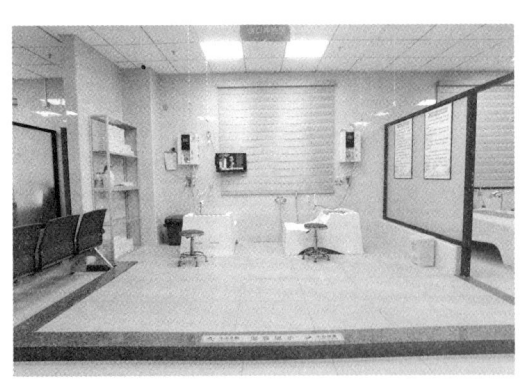
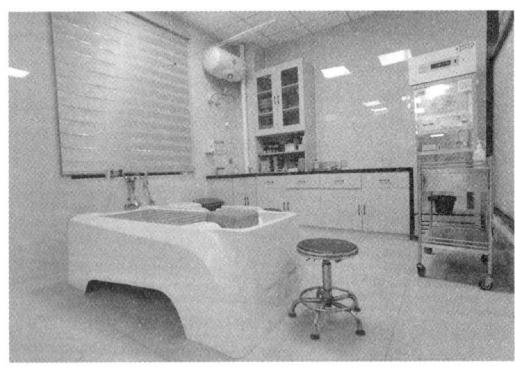

（a）　　　　　　　　　　　　　　　（b）

图 3-4　伤口处置室

## 四、候种区

候种区是等待接种疫苗和被动免疫制剂等药品注射的区域,候种区见图 3-5。

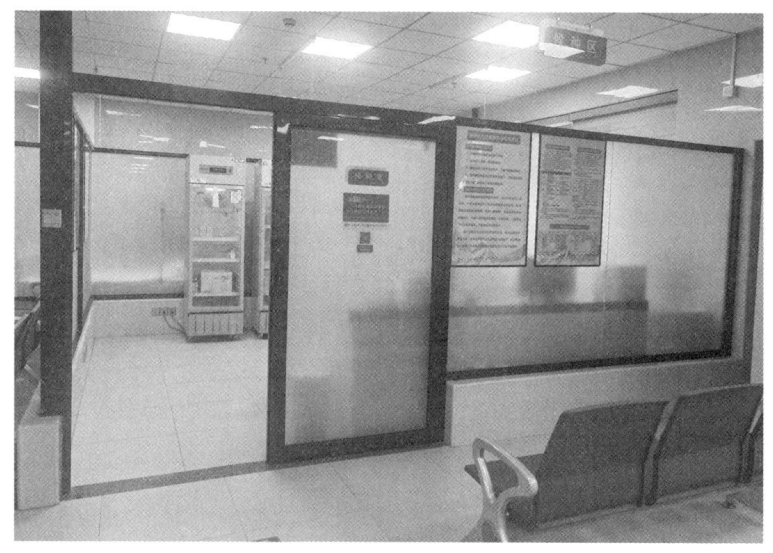

图 3-5 候种区

## 五、预防接种室(注射室)

预防接种室(注射室)一般不低于 30 m²,是用于疫苗的接种和被动免疫制剂等药品注射的区域,预防接种室(注射室)见图 3-6。

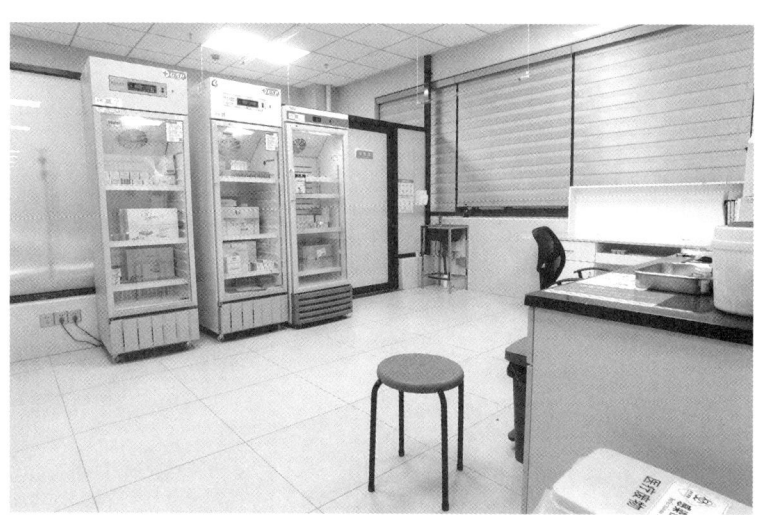

图 3-6 预防接种室(注射室)

## 六、留观区

留观区用于疫苗接种和被动免疫制剂等药品注射后的留置观察，留观区见图3-7。

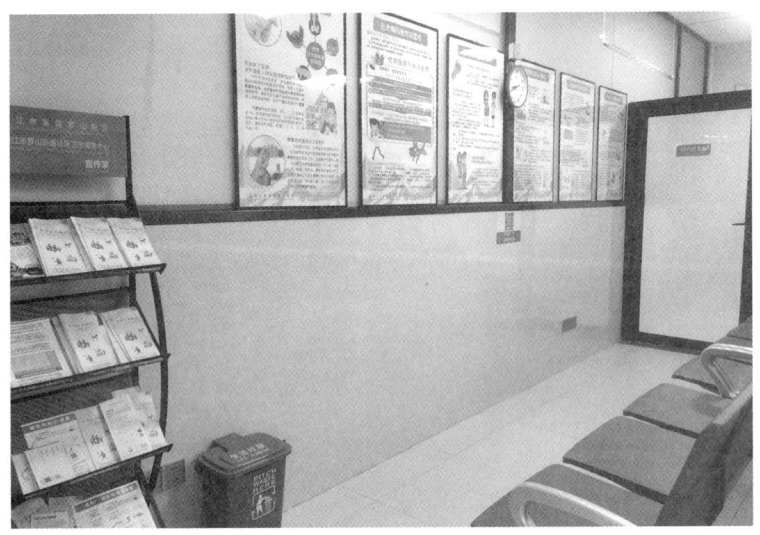

图 3-7　留观区

## 七、AEFI 处置室（抢救室）

AEFI处置室（抢救室）用于疫苗接种和被动免疫制剂等药品注射过程中或接种、注射后可能出现的严重不良反应的处置或抢救，AEFI处置室（抢救室）见图3-8。

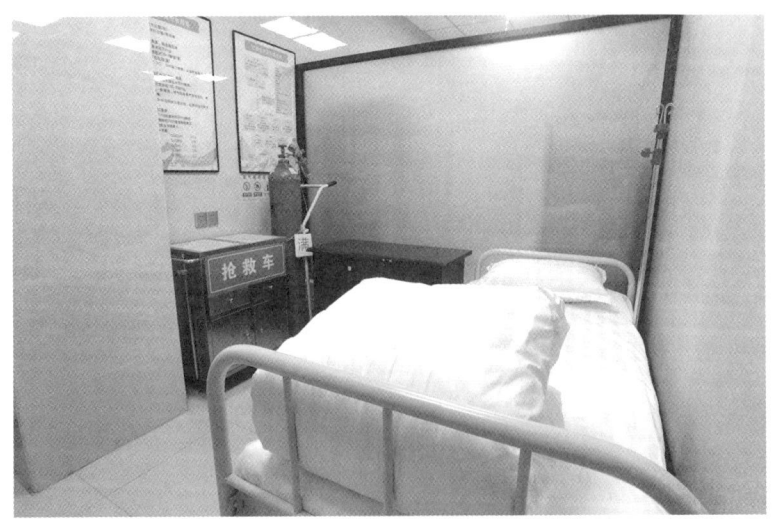

图 3-8　AEFI 处置室（抢救室）

## 八、冷链室

冷链室专用于疫苗、被动免疫制剂等药品的冷链储存。

## 九、健教室

健教室用于开展动物致伤防治科普宣传和教育,以及心理咨询,健教室见图3-9。

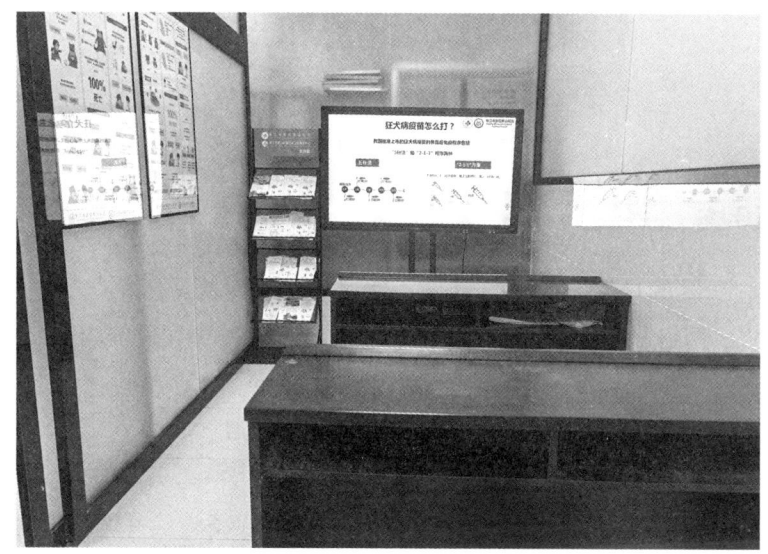

图3-9 健教室

## 十、储藏室

储藏室用于医用相关材料和文书资料的储存。

## 十一、更衣室

更衣室用于医护人员工作前后更换衣服。

## 十二、医废处置室

医废处置室用于存放医疗废物。

## 十三、辅助科室

辅助科室用于开展破伤风抗体检测、狂犬病毒抗体检测等。

# 第四节 设备和设施

## 一、公共设施

公共设施包括候诊椅、诊桌、诊床、就诊椅、观察椅、体重秤、空调、资料柜、电脑、打印机、网络、备用电源等能满足日常工作需求的基本设施。

## 二、伤口处置设备

配置要能够满足外科伤口处置最基本要求，主要设备包括冷（热）水可调节流动水源、可手持冲洗器具、高低水池、流动的处置车、治疗盘、消毒盘、消毒缸、探针、镊子、手术刀、手术剪、医用缝合针线、无菌干棉球、无棉纱布（透气性敷料）、污物桶等。如条件允许，可使用专业冲洗设备和冲洗液。

## 三、预防接种设施

应配置接种台、流动的处置车、消毒盘、消毒缸、镊子、治疗盘、污物桶、一次性注射器、注射器毁形器或安全盒、无菌棉签、污物桶、计时钟、生物制剂注射及疫苗注射所必备器材等。

## 四、冷链设施

配置医用（2~8 ℃）冰箱或医用（2~8 ℃）冰柜、测温计、除湿机、冷链温度监控设备、信息化追溯管理设备（扫描枪、身份证读卡器）等。

接种台可配备 1 台小冰箱或冷藏包，用于存放随时取用的疫苗。

## 五、疫苗和被动免疫制剂储备

备有足够的人用狂犬病疫苗、破伤风疫苗、狂犬病和破伤风被动免疫制剂及抗蛇毒血清等。

## 六、消毒及抢救设施

### （一）消毒药品及器械

20% 皂水（或其他弱碱性清洗剂）、稀碘伏（0.025%~0.050%）、苯扎氯铵（0.005%~0.010%）、75% 医用乙醇、0.9% 氯化钠等用于伤口清洗及消毒。84 消毒液、空气消毒机、紫外线消毒设备用于环境和物表消杀。

### （二）抢救器械与药品

设置急救药品柜，并确保急救药品在有效期内。

备有抢救床、心电监护仪、AED（自动体外除颤仪）、心电图机、快速血糖仪、简易呼吸器、麻醉咽喉器、氧气瓶、瞳孔笔、体温计、听诊器、血压计、压舌板、鼻导管、吸氧面罩、各型号一次性注射器、输液器等抢救器械。

配备 1∶1 000 肾上腺素 5 支、去甲肾上腺素 10 支、盐酸异丙嗪 5 支、氢化可的松注射液 5 支、地塞米松注射液 5 支、西地兰 5 支、重酒石酸间羟胺 5 支、洛贝林 5 支、尼可刹米 5 支、地西泮注射液 5 支、胺碘酮注射液 2 支、苯海拉明注射液 5 支、葡萄糖酸钙注射液 5 支、50% 葡萄糖注射液 5 支、0.9% 氯化钠注射液 5 袋、5% 葡萄糖注射液 5 瓶等急救药物。

## 七、健康教育设施

动物致伤防治科普宣传栏、折页、电视、图册、公众号等。

伤口处置设施和预防接种设施是必备的，冷链设施是保证疫苗和被动免疫制剂质量和效力的必要设备。随时准备好抢救设施和药品可以有效应对动物致伤、接种疫苗和注射被动免疫制剂等药品后可能发生过敏性休克的风险。

## 第五节 人员配置

门诊根据工作量配备工作人员，人员相对固定，应具备大专以上学历，中级职称以上医师至少1名。正常工作日原则上不少于2名，节假日和夜间至少1名。负责咨询登记、伤口处理、预防接种工作。

由于动物致伤后伤口处理的复杂性，医务人员须由依法取得执业资格的外科或全科医师和护士担任，应经过县级卫生行政部门的预防接种、外科伤口处置、动物致伤防治和过敏反应处置等专业培训，掌握门诊工作规范、伤口处理技巧和疫苗接种技能，考核合格，持证上岗。

## 第六节 管理制度

### 一、门诊工作职责

门诊应健全工作制度、岗位职责，明确处置程序，做好优质服务。按照《狂犬病暴露预防处置工作规范（2009年版）》《狂犬病暴露预防控制技术指南（2016年）》《常见动物致伤诊疗规范（2021年版）》要求，规范做好暴露后伤口处理、疫苗接种、被动免疫制剂注射，以及开展暴露前疫苗接种工作。

按照《预防接种工作规范（2016年版）》要求，坚持知情同意制度和门诊登记报告制度，规范开展预防处置工作，认真执行《疫苗流通和预防接种管理条例（2016年版）》《医疗废物处理条例》，加强疫苗、被动免疫制剂和注射器材的管理，建立异常事件处置机制，做好疫苗预防接种异常反应的报告与处理工作，确保门诊安全运转。

### 二、登记制度

门诊应详细询问就诊者被动物致伤的情况、伤口处理过程、接种疫苗及被动免疫制剂使用情况、致伤动物状况等。做好就诊者的门诊信息登记，登记项目应齐全，字迹要清晰，能按上级要求及时上报各种报表，并妥善管理保存，以备查验。

疫苗和被动免疫制剂出入库登记账册、测温记录本、知情同意书、门诊登记表、疫苗批签发证明及各种报表等要记录完整。门诊各种相关资料实行档案化管理，分类建档。接种登记表等患者接种相关重要资料应长期保存，一般要求保存年限应超过疫苗或被动免疫制剂失效期后 5 年。

### 三、知情同意制度

接诊医生负责向就诊者或其监护人进行预防处置知识宣传与相应处置措施的解释，同时说明常见的疫苗接种与被动免疫制剂注射反应以及其他注意事项，并将情况记录在知情同意书或医疗文书上，无论就诊者是否接受，均须就诊者本人或其监护人签字确认。

知情同意书一式两份，患者和处置门诊各保存一份。相关资料处置门诊需妥善保管，存留 5 年。

### 四、报告制度

门诊人员须掌握常见接种异常反应处置技能、技巧，按照《预防接种工作规范（2016 年版）》开展预防接种异常反应的报告和处理工作。建立疑似预防接种异常反应（AEFI）报告卡、个案调查表，做好登记，并及时上报各种报表。

一旦发现 AEFI，应按照《预防接种工作规范（2016 年版）》及时填写报告卡，于 24 小时内报所在地疾病预防控制机构，并配合疾病预防控制机构做好调查处置工作。如发现怀疑与预防接种有关的死亡、严重残疾、群体性 AEFI、对社会有重大影响的 AEFI 时，应在 2 小时内进行报告。

### 五、疫苗与被动免疫制剂管理制度

疫苗的采购、使用要严格执行《疫苗流通和预防接种管理条例（2016 年版）》及其他相关管理规定。要按照《预防接种工作规范（2016 年版）》要求，建立真实、完整的疫苗和生物制剂购进、分发、供应记录，记录应当注明疫苗和被动免疫制剂的通用名称、生产企业、剂型、规格、批号、有效期、批准文号、单位（购销、分发）、数量、价格、日期（购销、分发）、产品包装以及外观质量、储存温度、运输条件、批签发合格证明编号或者合格证明、验收结论、验收人签名等要素。

疫苗和被动免疫制剂应存放在医用冰箱冷藏室内（2~8 ℃），疫苗与箱壁、疫苗与疫苗之间应留有 1~2 cm 的空隙，不应放置冰箱门内搁架上，并按照不同的厂家、批号、效期分别放置，标志醒目。

门诊应当配备有冷链温度监控设备，医用冰箱冷藏室分别配备测温计，建立疫苗出入库登记账册及测温记录本，并有规范的温度记录，每日上下午 2 次记录冰箱温度，间隔不少于 6 h。

门诊疫苗管理要建立信息化追溯系统管理，每日登记疫苗的出入库、库存及报废和使用情况。实现全部疫苗全过程可追溯，做到来源可查、去向可追、责任可究。

## 六、消毒与医疗废弃物处理制度

按照《消毒管理办法》《医院消毒卫生标准》（GB15982-2012）和《医疗机构消毒技术规范》（WS/T367-2012）规定建立严格的消毒制度，定期对空气、物表、医疗用品和器械等进行消毒，避免院内感染。

要认真贯彻执行《医疗废物管理条例》，一次性注射器材、一次性用品应"三证"齐全，严格按规定对伤口处理、接种疫苗和注射被动免疫制剂等相关医疗废弃物进行处置并记录。

## 七、宣传教育制度

门诊内应悬挂有关动物致伤防治知识的宣传图画，积极开展动物致伤预防知识健康宣传与咨询活动，普及动物致伤防治知识。

## 八、双向转诊制度

与上级医疗机构建立严重动物致伤患者处置制度和严重动物致伤合作治疗与转诊机制，保证有指定医院和相应的专科医生收治严重动物致伤患者。

## 九、信息公示制度

门诊应在显著位置悬挂"动物致伤门诊"标志，相应场所张贴或悬挂工作人员职责、工作制度、工作流程、处置流程、服务时间、接种注意事项、疫苗介绍及收费标准、社会监督及咨询、投诉电话等。

接种区和留观区应张贴留观提示，告知接种后必须留观 30 min，无异常方可离开。

# 第七节 展望

## 一、加强信息平台建设

目前,我国各级医疗机构无法建立互联互通的信息化共享系统,建设动物致伤防治现代化信息技术网络平台,利用动物致伤大数据库和人工智能技术推动动物致伤学科的发展和科技创新是重要工作之一。

## 二、共建区域性动物致伤体系

在未来,规范化的动物致伤门诊建设后,将继续向着区域性动物致伤防治中心建设目标发展。提升区域内动物致伤的防治能力,进一步推进区域性动物致伤防治体系建设,构建一套科学、规范、合理、标准的体系对于区域性动物致伤防治的稳定发展具有重要的现实意义。

加强动物致伤专科门诊建设工作,需与各级相关职能管理部门建立高效完善协调机制,针对动物致伤的防治策略制订具有针对性的长效动物致伤防治策略及相关措施,共同构建科学、高效的综合防疫控制管理体系,建立可持续发展的工作模式,大力开展动物致伤防治的宣传教育工作,增强人民群众的动物致伤防治意识。开展动物致伤专科门诊工作人员专业技能培训知识,加强考核工作以便提高门诊规范处置率,最大程度降低动物致伤的发病率。

随着国家卫健委2021年8月6日首版《常见动物致伤诊疗规范(2021年版)》的发布和推广,各地政府及医疗机构纷纷加大对动物致伤防治的重视,为促进我国动物致伤防治事业的快速发展起到了推动作用,这将进一步规范我国动物致伤诊疗工作,最大程度确保患者得到规范化、高水平、同质化救治水平,进而切实保障国民生命健康。

(撰写者:庄天从 校对者:唐华民)

# 第四章 动物致伤专科医师临床基本功

## 第一节 概述

动物致伤尤其是猫、犬等动物致伤的特点常常表现为咬伤和损伤，类型包括刺破、撕脱、裂伤、擦伤等。此外，在躲避动物扑咬的过程中还会发生跌倒等情况，导致关节扭伤、骨折等合并损伤的出现。因此，对于动物致伤患者，除了按照相关的暴露后免疫诊疗方案处理，还应当按照外科处理的基本原则处理伤口及合并损伤。

## 第二节 伤口处理

伤口是皮肤及软组织系统的正常结构和功能受到破坏。急性伤口具有正常的生理功能，会通过伤口愈合的预期阶段愈合，而慢性伤口是指生理功能受损的伤口。

为确保通过预期阶段恰当愈合，创面床需要保证良好的血供、无坏死组织、无感染且保持湿润。如果伤口敷料能消除死腔、控制伤口渗出、防止细菌过度生长、保证适当的液体平衡、经济有效且易于患者和（或）护理人员操作，则可能促进愈合。由肉芽组织形成和上皮化证实伤口正在逐步愈合，则可闭合或覆盖伤口。所有伤口均有微生物定植，但并非所有伤口都会发生感染。

伤口如有失活组织、污染或残留缝合材料，则进一步处理前须清创。急性创伤性伤口可能有不规则的坏死组织边缘或伤口内有异物，裂开的手术伤口可能有感染性渗出物、肠污染物、坏死的肌肉或筋膜。这些物质会刺激产生异常的金属蛋白酶，并消耗愈合所需的局部物质，从而妨碍伤口愈合。慢性伤口的特征包括失活组织积聚、血管生成减少、组织角化过度、渗出和生物膜形成（即伤口表面细菌过度生长），这些特征会妨碍机体对促进伤口愈合的刺激产生充分的细胞应答。大多数伤口通常需要计划连续清创，以恢复最佳的伤口愈合环境。对于不能耐受连续清创的少数患者，酶清创或生物（蛆虫）清创可能有助于增加"无抗生素日数"，同时降低治疗难度。这些干预措施在连续清创期间可能也有益,开放性骨折伤口见图4-1。

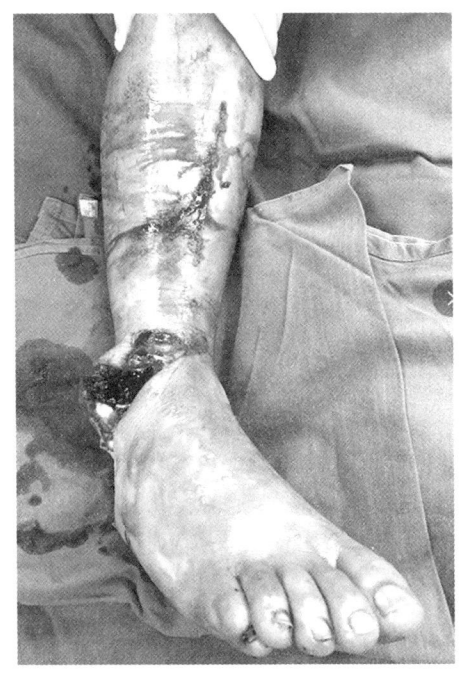

图4-1 开放性骨折伤口

## 一、冲洗

液体冲洗对减少细菌负荷和去除松散的异物非常重要,应为常规伤口处理的一部分。可在任何环境中使用注射器或橡皮球进行低压冲洗,而高压冲洗(如脉冲冲洗)通常在手术时通过市售专业设备完成。低压冲洗通常足以去除大多数伤口表面的物质。对于高度污染的伤口,使用更高压力冲洗减少细菌负荷的益处可能超过邻近组织可能受损的风险。尽管较高压力冲洗可能导致局部组织损伤和增加组织水肿,但尚无具体数据支持发生组织损伤或阻碍伤口愈合(非改善伤口愈合)的压力临界值。

## 二、清创

锐性切除清创是用手术刀或其他锐性器械(如剪刀或刮匙)去除失活组织和积聚的碎屑(生物膜)。对慢性伤口进行锐性切除清创能降低细菌负荷,并刺激伤口收缩和上皮化。手术清创特别适用于去除大面积坏死组织,且只要有感染证据(蜂窝织炎、脓毒症),均须行手术清创。手术清创也适用于处理慢性不愈合伤口,以去除感染组织、处理潜行伤口边缘或获取深层组织进行培养和病理学检查。在恰当的临床情况下,连续手术清创可以增加愈合可能。

## 三、伤口填充

有较大软组织缺损的伤口在完好的健康皮肤表面和伤口基底之间可能有死腔。伤口填充是基本标准治疗。填充伴较大死腔或潜行的伤口对于减少生理性死腔、吸收渗出物/血清肿以及降低感染风险非常重要。填充也可以作为计划连续清创之间的有效临时敷料技术。传统纱布敷料常用于填充伤口,以辅助持续清除创面床上的失活组织。纱布用生理盐水或自来水润湿后置于伤口中,再覆盖多层干纱布。湿润的纱布逐渐变干,会与表面组织粘连,更换敷料时表面组织也就会被一同除去。应频繁更换敷料以保证纱布不会完全干透,可每天更换 2~3 次。纱布敷料的缺点是移除敷料时可能会同时移除正在生长的肉芽组织,造成再次损伤。因此,当所有坏死组织已去除、肉芽组织出现时,应停用这种敷料。处理有较大死腔的伤口时,可采用负压创面治疗替代纱布敷料。许多用作伤口局部敷料的材料(泡沫、藻酸盐、水凝胶)可以制成伤口的形状,有助于伤口填充。

## 四、伤口敷料

如果应用合适的伤口敷料且更换得当,敷料会对伤口愈合速度、伤口修复后的皮肤强度和功能,以及所形成瘢痕的美观产生重要影响。没有哪种敷料适用于所有伤口;临床医生应当评估具体伤口,并视情况选择最合适的敷料。选择急性和慢性伤口敷料时,应考虑引流水平/湿度平衡。相对湿润的创面床明确有利于愈合,而过度湿润则有害,会导致浸渍。理想的伤口敷料在保持适当湿度的同时,可吸走多余的引流液。敷料通常每日或隔日更换 1 次,以避免破坏伤口愈合环境。有些敷料可能会在某些方面阻碍伤口愈合,应慎用。

## 五、伤口闭合

一期闭合是指对急性手术切口或外伤伤口进行适当的伤口准备后,用缝线和(或)缝钉直接缝合。延迟一期闭合是指伤口处理一段时间后再缝合,即将伤口有意开放一段时间,再用缝线和(或)缝钉直接缝合。二期愈合是指将伤口有意保持开放,经过一段时间,肉芽组织填充伤口,最终上皮形成,这一过程中不采用外部手段将皮肤边缘对合,负压创面治疗可能有助于二期愈合过程。

# 第三节 缝合技术

本节主要介绍皮肤小伤口的缝合技术。处理轻微撕裂伤时应首先进行伤口评估与准备,伤口评估包括:确定损伤机制、损伤的时间、识别可能的污染物或异物、评估伤口的范围、评估伤口周围的神经血管损害或肌腱损伤、是否需要预防破伤风感染、识别可能影响愈合的危险因素。伤口较深、边缘没有适当对齐时会导致瘢痕过度形成,此时适合缝合。患者身上干净的未感染撕裂伤可在损伤后最迟 18 h 内进行一期闭合，面部伤口可在损伤后最迟 24 h 内进行一期闭合。对于没有感染征象、没有感染危险因素且伤口边缘容易对合的特定患者，面部伤口可在损伤后最迟 48~72 h 内闭合。

不进行伤口一期闭合的主要原因是为了避免伤口感染。对于外来碎屑严重污染且不能完全清除的伤口、受到感染的组织或就医较迟的不影响美观的伤口，可在适当清创后通过肉芽组织形成来修复（二期愈合）。此外，有影响伤口愈合危险因素（如免疫功能受损、外周动脉疾病和糖尿病）的患者，根据伤口出现的时间（如 > 18 h）或伤口部位（如手部或足部）可能需要延迟一期闭合。可能不适合缝线缝合的情况包括：①动物咬伤，尤其是在不影响美观的部位（如手部和足部）；②不能进行有效冲洗的深部刺伤；③采用缝线缝合将导致缝合处张力过大的伤口，在这种情况下，二期愈合并进行后期瘢痕修复术可能是一个更好的办法；④有活动性出血的伤口，尤其是动脉出血（头皮伤口除外）时，应确切止血，这样血液才不会聚集为皮下血肿并形成潜在感染灶，妨碍良好愈合；⑤预期可愈合而不会形成明显瘢痕的浅表伤口，例如仅累及表皮的撕裂伤或擦伤，缝合这些伤口有可能增加瘢痕形成和感染风险。

伤口冲洗、异物清除和坏死组织清创术是预防组织感染的主要措施，应根据临床情况为患者个体化选择缝线材料类型。大多数无并发症的伤口采用单纯间断缝合，为了适当愈合，伤口边缘必须外翻。缝合伤口所需的缝线数量视撕裂伤的长度、形状和位置而异。一般而言，缝线间的距离应正好能保持伤口对合缘不产生缝隙。缝合技术主要包括：间断缝合、皮内连续缝合、垂直褥式缝合、水平褥式缝合。单纯间断缝合是缝合大多数无并发症伤口的标准技术。连续缝合用于经皮快速关闭较长的伤口，最好仅用于感染风险低且边缘易对齐的伤口。垂直褥式缝合适用于存在张力的伤口和边缘易陷入或折入伤口内部的伤口。水平褥式缝合也可用于皮肤张力较高的区域以便让伤口外翻。对一例破伤风患者伤口行异物清除见图 4-2。

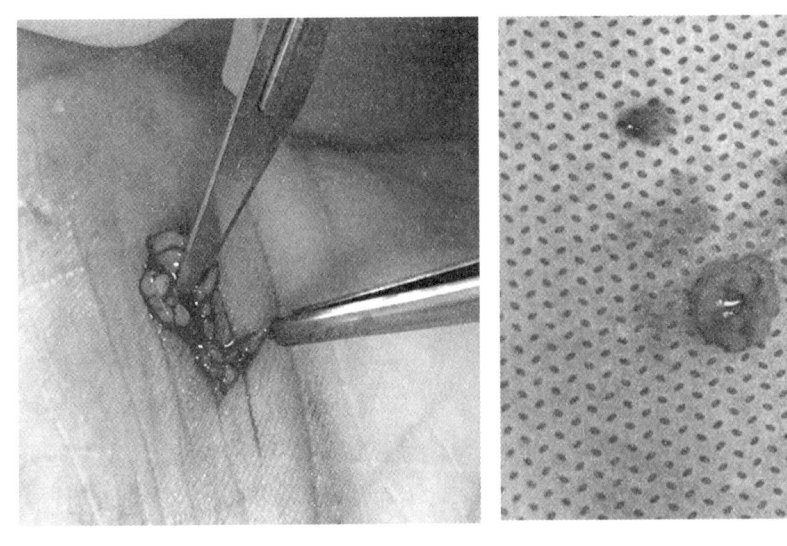

(a) (b)

图 4-2 对一例破伤风患者伤口行异物清除

缝合完成后给予敷料包扎,敷料应保留 24 h,之后大部分的伤口可暴露于空气中。采用不可吸收缝线(如尼龙和聚丙烯)缝合的伤口,24 h 后可用温和的肥皂和清水或稀释一半的过氧化氢溶液轻柔地清洗,防止线结上结痂。抗生素软膏亦可用于伤口,叮嘱患者于家中每日 2 次使用软膏直到拆线。术后按照指南要求预防破伤风感染。术后根据不同解剖部位拆线。严重污染的伤口应在缝合后 48~72 h 随诊。

## 第四节 止血技术

成人的血液质量约占其体质量的 8%,失血总量为总血量的 20% 以上时,可导致失血性休克。当出血量达到总血量的 40% 时,则可危及生命。各种出血中,以动脉出血最为危险,其特点是伤口呈喷射状搏动性向外涌出鲜红色的血液,如伤口持续向外溢出暗红色的血液,则为静脉出血,而毛细血管损伤则是伤口向外渗出鲜红色的血液。急救止血过程中,各种止血方法可单独应用,也可联合应用,达到快速、可靠、安全的止血目的。急救止血能够快速、有效地控制外出血,减少血容量丢失,避免低血容量休克发生,主要适用于周围血管创伤性出血,主要操作技术有指压止血法、加压包扎止血法、填塞止血法和止血带止血法。

## 一、指压止血法

指压止血法是一种简单有效的临时性止血方法，主要针对动脉出血，它根据动脉的走向，在出血伤口的近心端，用指压住动脉处，向骨骼方向加压，达到临时止血的目的。指压止血法适用于头部、颈部、四肢的动脉出血，依据出血部位的不同，可采用头顶出血压迫法、头颈部出血压迫法、面部出血压迫法、头皮出血压迫法、腋窝和肩部出血压迫法、上臂出血压迫法、前臂出血压迫法、手部出血压迫法、手指出血压迫法、下肢出血压迫法、足部出血压迫法。

## 二、加压包扎止血法

加压包扎止血法多用于静脉出血和毛细血管出血。用消毒纱布或干净的毛巾、布块折叠成比伤口稍大的纱垫盖住伤口，再用绷带或折成条状的布带或三角巾紧紧包扎，其松紧度以能达到止血目的为宜。

## 三、填塞止血法

填塞止血法适用于广泛而深层的软组织创伤，如腹股沟或腋窝等部位活动性出血，以及内脏实质性脏器破裂（如肝粉碎性破裂出血），可用灭菌纱布或子宫垫填塞伤口，外加包扎固定。外部加压敷料应超出伤口至少 5 cm。

## 四、止血带止血法

止血带止血法一般适用于四肢大动脉的出血，并常常在采用加压包扎不能有效止血的情况下才选用止血带。止血带的类型包括橡皮管止血带、弹性橡皮带、充气止血带。止血带应用要注意：止血带不可直接缠在皮肤上，止血带的相应部位要有衬垫，如三角巾、毛巾、衣服等均可；止血带绕扎部位：标准位置上肢为上臂上 1/3，下肢为大腿中、上 1/3。近年也有资料显示，止血带可打在伤口近端 5 cm 位置，避开关节处，但要求止血带宽度至少 2.5 cm；原则上应尽量缩短使用止血带的时间，通常可允许 1 h，目前也有资料显示 2 h 内；成人上肢止血带压力不高于 300 mmHg，下肢不高于 500 mmHg，儿童减半。如病情危急需持续应用，可松开止血带（局部加压包扎）1~2 min 继续应用，再次应用时必须改变止血带放置位置；止血带的解除要在输液、输血和准备好有效的止血手段后,在密切观察下缓慢放松止血带。若止血带缠扎过久,组织已发生明显广泛坏死时,在截肢前不宜放松止血带;应用止血带的时间和部位要求有明显记录及标志。

## 第五节 包扎技术

包扎的目的包括:①保护伤口;②减少污染;③压迫止血;④固定骨折、关节、敷料;⑤减轻伤者疼痛。包扎主要适用于头面部、躯干及四肢开放性损伤。头颅外伤伴脑组织外露、胸腹部开放性损伤伴脏器外露及骨断端外露的伤口需特殊方式包扎。特殊原因需开放、暴露的伤口不能包扎,如颜面部烧伤等。局部骨折并伴有神经损伤症状的伤口禁忌行加压包扎。

包扎技术主要包括绷带包扎及三角巾包扎(进行包扎前,均应以无菌敷料覆盖伤口及创面,包扎关节固定时应使其处于功能位)。绷带的正确持法:左手持绷带头,右手持绷带卷,以绷带外面贴近包扎部位。绷带包扎的顺序:注意"三点一走行",即绷带起点、终点、着力点及缠绕走行,通常遵循由左到右,由远心端向近心端的顺序缠绕。

特殊伤口的包扎处理主要包括:①存在较大异物的伤口包扎。先将两打敷料置于异物两侧,再用棉垫覆盖敷料及伤口周围,尽量使其挤靠住异物使其无法活动,然后用绷带将棉垫加压固定牢固(如异物过长、过大影响抢救及转运,可由专业救援人员切割)。②腹部脏器溢出的伤口包扎。协助伤者仰卧屈膝位,在脱出脏器表面覆盖生理盐水纱垫,用碗、盆等器皿扣住脱出的内脏,再用宽胶布或三角巾固定(如急救现场无生理盐水纱垫,可用干净的塑料袋或保鲜膜替代)。脑组织外露也可应用此方法包扎。③伴有创伤性气胸的伤口包扎。协助伤者半卧位,检查伤者呼吸情况及气管位置,判断是否存在开放性气胸;检查伤者胸壁、颈根部皮肤有无皮下气肿及捻发感,判断是否存在张力性气胸。须立即在呼气末密封伤口,可用无菌敷料加塑料薄膜及宽胶布封闭三边,外部用棉垫加压包扎。④伴有肢体离断伤的伤口包扎。大量敷料覆盖肢体断端,采取回返加压包扎,以宽胶布自肢端向心端拉紧粘贴;离断肢体用无菌敷料包裹,外套塑料袋,放入另一装满冰块的塑料袋中保存。⑤伴有颅底骨折的伤口包扎。头颅外伤者伴鼻腔、耳道流出较大量淡红色液体,高度怀疑颅底骨折存在。只包扎头部其他部位伤口,以无菌敷料擦拭耳道及鼻孔,禁忌压迫、填塞伤者鼻腔及耳道。⑥

开放性骨折伴骨断端外露的伤口包扎。禁止现场复位还纳、冲洗、上药。无菌敷料覆盖伤口及骨折端绷带包扎，包扎过程中应适度牵引防止骨折端反复异常活动。

## 第六节　固定复苏术

固定的目的是稳定骨折断端，防止骨折断端移位；缓解疼痛；减少出血；便于搬运。固定复苏术主要适用于脊柱、骨盆、四肢及肋骨骨折；关节脱位及软组织严重挫裂伤。如伴有出血及开放性伤口存在，应先行伤口包扎、止血，然后固定。如伤者有心脏骤停、休克、昏迷、窒息等情况，应先行心肺复苏、抗休克、开放呼吸道等处理，后期行急救固定。

四肢长骨的固定可采用三角巾配合夹板固定。对于颈椎骨折，首选颈托固定。伤者平卧，颈椎处于中立位，以双手拇指置于伤者前额，食指置于耳前，其余三指置于头部后方，抱紧伤者头部，避免旋转、过伸及过曲，可沿身体纵轴方向轻柔复位，助手协助放置颈托。如需移动，则应有专人保持此颈椎位置，多人同时搬运，保持"同轴性"移动，置于担架上后，颈部两侧放置沙袋固定头部。胸腰椎骨折固定时伤者仰卧，多人协作，保持脊柱"同轴性"，置于硬质担架上，以至少四条宽带式三角巾横行固定。骨盆骨折固定时将一条带状三角巾的中段放于腰骶部，绕髋前至腹部打结；协助伤者轻度屈膝，膝下垫软垫，另取两条带式三角巾于膝部及踝部横行固定。或用一张宽20~30 cm的床单从伤者膝下传至股骨大转子位置，两端旋拧，最后用三角巾、胶布或者电线扎带固定。

当怀疑患者脊柱骨折、骨盆骨折、大腿或小腿骨折，应就地固定，切忌随便移动伤者。固定应力求稳定牢固，采用超关节固定，固定材料的长度应超过固定两端的上、下两个关节。夹板不要直接接触皮肤，应先用毛巾等软物垫在夹板与皮肤之间，尤其在肢体弯曲处等间隙较大的地方，要适当加厚垫衬。固定要松紧适中。

（撰写者：邓玖旭　校对者：康　新）

# 第五章 动物致伤专科护士临床基本功

## 第一节 概述

动物致伤患者的护理一是做好外伤处置,二是预防狂犬病和破伤风等主要疾病,因此,动物致伤专科护士需要掌握急诊外科护士所必备的专业知识和技术。

外科护理工作性质特殊,其中急诊外科是收治外科急、危、重症患者的场所,患者起病急,病情复杂多变,因此更加要求急诊外科护士具备良好的素质,才能适应现代护理工作的需要。

### 一、要有全面的专业知识和技术

动物致伤专科护士必须掌握丰富的理论知识,抢救要点,抢救程序及各种药品摆放、剂量、方法、不良反应及作用原理、配伍禁忌等,过硬的专业知识是做好急诊工作的重要前提。在掌握护理专业理论基础上对各种抢救器械熟练操作,掌握各种程序及技能,如心肺复苏、心电监护、吸氧止血、测量生命体征等,动作娴熟敏捷、正确、忙而不乱,以赢得抢救生命的宝贵时间。

### 二、要有奉献的精神和高度的责任感

急诊外科工作繁重、紧张、辛苦,非一般人所能承受,因此动物致伤专科护士应不怕脏、不怕累,以高度的责任感了解和满足患者的心理需求,从繁重的护理工作中提升自身的价值,获得成就感,还应满怀同情心,为抢救患者生命、减轻患者痛苦而努力工作。

### 三、要有团队精神

动物致伤专科护士应作为一个团体,和医生共同努力、积极配合、齐心协力抢救患者,及时有效沟通、分工合作,使患者得到及时救治,脱离危险。

## 四、要有急救意识

急诊外科收治的患者大多急、危、重症，患者起病急，病情复杂多变，急救意识是护士对患者特有的病情时刻保持警惕和对患者抢救过程时间性的一种特殊反映。面对种种急救患者，护士必须敏锐准确判断，及时施行适当的救治措施。

## 五、要有良好的身体和心理素质

急诊护士是体力劳动者，又是脑力劳动者，扶、抬、拉、背患者常需要护士辅助或独立完成，并且护士除完成日常轮班工作外，遇有大抢救或意外事故时还要加班加点，没有健康的体魄，无法胜任急诊工作。

## 六、要有高度的法律意识

随着社会的发展，国家法律法规的健全，人们的法律观念日益增强，对医疗服务质量、护理安全要求不断提高，护士也应增强法律、法规意识，依法执业。

急诊外科作为普通的门急诊科室，处置的一般为外伤或多发性创伤，车祸造成的脏器或者皮肤软组织，包括骨关节血管神经损伤等疾病。由于急诊外科工作的特殊性，急诊外科护士应熟练掌握止血、包扎、换药、拆线、伤员的初步固定等基本技能。接下来具体介绍止血、包扎、换药、拆线、固定以及清创缝合术的术中配合与转运传染病患者的操作技术。

## 第二节 急诊外科护士须掌握的技能

### 一、止血

(一)概述

1. 失血表现

一般正常成人全身血量占体质量的7%~8%,例如体质量60 kg的人,全身血量为4 200~4 800 mL。患者生命体征平稳的情况下,先止血、包扎,再行妥善固定,最后采用正确的搬运方法及时转运。生命体征不平稳时,应同时建立静脉通路,不同失血量的临床表现见表5-1。

表5-1 不同失血量的临床表现

| 失血量 | 临床表现 |
| --- | --- |
| 轻度≤10%(约400 mL) | 头昏、交感神经兴奋症状或无任何反应 |
| 中度20%左右(约800 mL) | 可出现失血性休克的症状,如血压下降、脉搏细速、肢端厥冷、意识模糊等 |
| 重度≥30%(1 200 mL) | 可出现严重失血性休克 |

2. 出血的类型

(1)根据是否为开放性创伤可分为外出血和内出血。

外出血:体表可见到。血管破裂后,血液经皮肤损伤处流出体外。

内出血:体表见不到。血液由破裂的血管流入组织、脏器或体腔内。

(2)根据出血的血管种类可分为动脉出血、静脉出血和毛细血管出血。

动脉出血:出血速度快,呈喷涌状,颜色鲜红。

静脉出血:出血速度较慢,呈暗红色。

毛细血管出血:血液慢慢渗出,呈鲜红色。

(二)操作方法

物品准备:无菌敷料、绷带、止血带(充气式或橡皮)等。

1. 指压法

指压法是指抢救者用手指把出血部位近端的动脉血管压在骨骼上，使血管闭塞、血流中断而达到止血目的，这是一种快速、有效的首选止血方法。止住血后，应根据具体情况换用其他有效的止血方法，如填塞止血法、止血带止血法等。这种方法仅是一种临时的，用于动脉出血的止血方法。

1）头顶部出血

压迫同侧耳屏前方颧弓根部的搏动点（颞浅动脉），将动脉压向颞骨。头顶部出血止血法见图5-1。

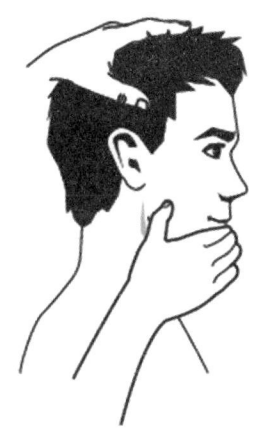

图5-1 头顶部出血止血法

2）颜面部出血

压迫同侧下颌骨下缘、咬肌前缘的搏动点（面动脉），将动脉压向下颌骨。颜面部出血止血法见图5-2。

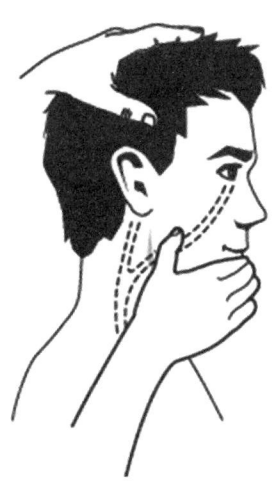

图5-2 颜面部出血止血法

3）头颈部出血

用拇指或其他四指压迫同侧气管外侧与胸锁乳突肌前缘中点之间的强搏动点（颈总动脉）用力压向第五颈椎横突处。应注意禁止同时压迫双侧颈总动脉，以免引起脑缺氧。头颈部出血止血法见图5-3。

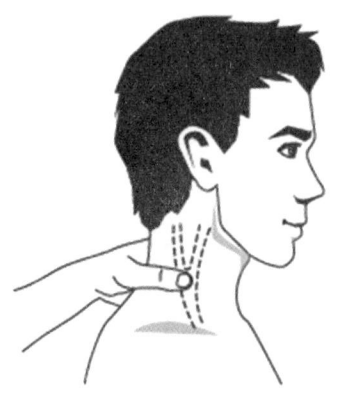

图 5-3 头颈部出血止血法

4）肩部腋部出血

压迫同侧锁骨上窝中部的搏动点（锁骨下动脉），将动脉压向第1肋骨。肩部腋部出血止血法见图5-4。

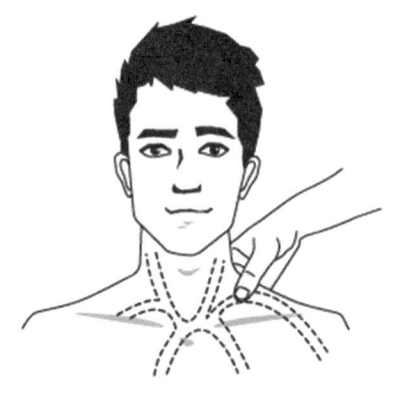

图 5-4 肩部腋部出血止血法

5）上鼻出血

外展上肢90°，在腋窝中点用拇指将腋动脉压向肱骨头。

6）前臂出血

压迫肱二头肌内侧沟中部的搏动点（肱动脉），将动脉压向肱骨干。前臂出血止血法见图5-5。

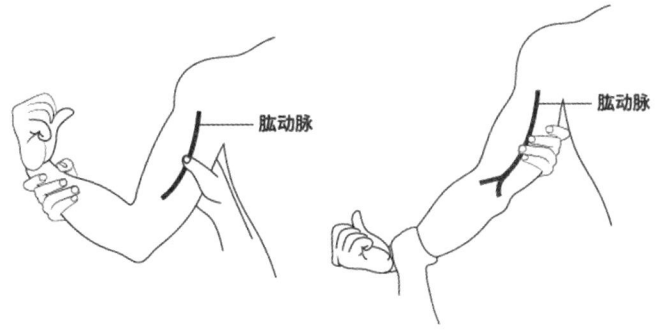

图 5-5 前臂出血止血法

7）大腿出血

压迫腹股沟中点稍下部的强搏动点（股动脉），用力将动脉压向耻骨上支。大腿出血止血法见图 5-6。

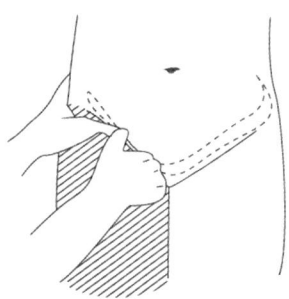

图 5-6 大腿出血止血法

8）小腿出血

在腘窝中部压迫腘动脉。

9）足部出血

压迫足背中部近脚腕处的搏动点（胫前动脉）和足跟内侧与内踝之间的搏动点（胫后动脉）。足部出血止血法见图 5-7。

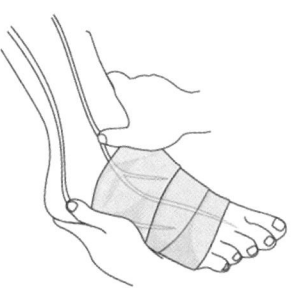

图 5-7 足部出血止血法

第一篇　动物致伤防治体系建设

## 2. 加压包扎止血法

将无菌敷料或衬垫覆盖在伤口上，用手或其他物体在包扎伤口的敷料上施以压力，一般需要 5~15 min 起效，同时将受伤部位抬高也有利于止血。此法适用于小动脉，中小静脉或毛细血管出血。加压包扎止血法见图 5-8。

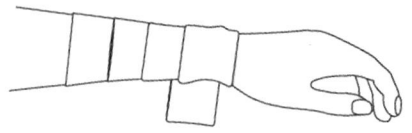

图 5-8 加压包扎止血法

## 3. 填塞止血法

用凡士林纱布或无菌纱布条填入创口或体腔内，达到临时止血目的。多用于体腔或肢体深部血管出血（如鼻腔出血）。

## 4. 钳夹、结扎、缝合止血法

借助止血钳、缝针缝线，夹住出血血管并结扎，达到止血目的。多用于大血管出血，需要器械和外科技术（如消化道出血做胃镜）。钳夹、结扎、缝合止血法见图 5-9。

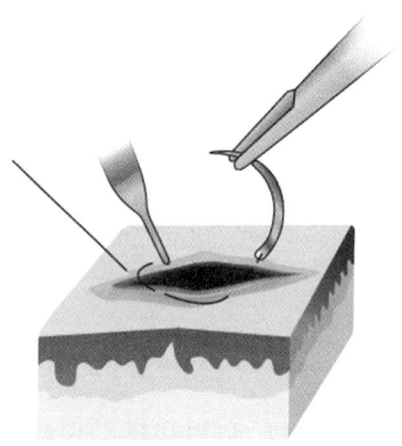

图 5-9 钳夹、结扎、缝合止血法

## 5. 止血带止血法

止血带止血法适用于四肢较大动脉的出血，用加压包扎或其他方法不能有效止血时。

1）止血方法

（1）橡皮止血带止血法。①位置：上肢在上臂的上 1/3，下肢在大腿的中上部；止血带部位要加衬垫，松紧适度（伤口不出血或远端动脉搏动消失为度）。止血带止血法见图 5-10。②适用于四肢较大动脉出血。

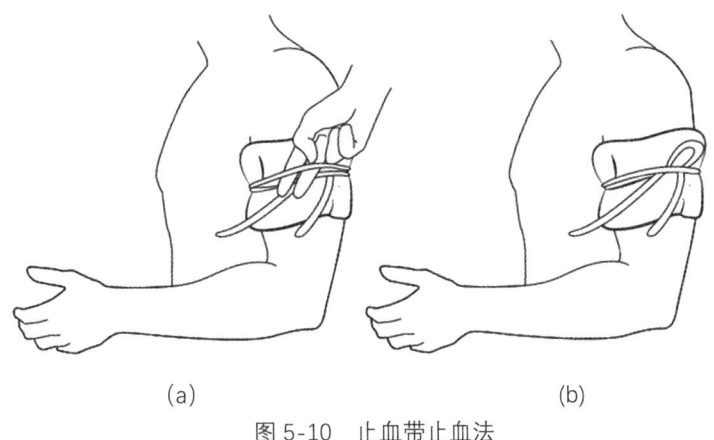

图 5-10 止血带止血法

（2）充气止血带止血法。此法是根据血压计原理设计，有压力表指示压力的大小，压力均匀，止血效果较好。将袖带绑在伤口的近心端，充气后起到止血的作用。气囊充气压力上肢 250~300 mmHg，下肢 300~500 mmHg。持续时间为 1.0~1.5 h，第 2 次时间相应缩短。

2）注意事项

①部位准确。止血带应扎在伤口的近心端，并尽量靠近伤口。②压力适当。止血带的标准压力为上肢 250~300 mmHg，下肢 300~500 mmHg。无压力表时以刚达到远端动脉搏动消失、出血停止，止血带最松状态为宜。③下加衬垫。止血带不能直接扎在皮肤上，应加衬垫后再扎止血带，以防勒伤皮肤。④控制时间。上止血带的时间不应超过 5 h，以防出现"止血带休克"甚至急性肾衰竭。⑤定时放松。应每隔 0.5~1.0 h 放松一次，每次放松 2~3 min，再在稍高的平面上扎止血带，不可在同一平面上反复缚扎。⑥标记明显。做明显标记，注明上止血带时间，以便后续处理。

## 二、包扎

### （一）概述

1. 目的

保护伤口、减少污染、固定敷料、药品和骨折位置、压迫止血及减轻疼痛等。

2. 适应证

体表各部位的伤口除采用暴露疗法者，一般均需包扎。

3. 禁忌证

厌氧菌感染、犬咬伤需暴露的伤口。

（二）操作方法

1.绷带包扎

1）环形包扎法

用绷带环形缠绕。适用于粗细均匀部位，如颈、腕、胸、腹等。环形包扎法见图5-11。

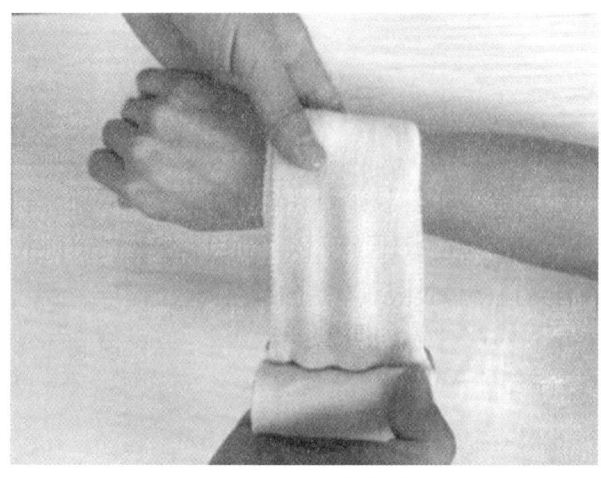

图 5-11　环形包扎法

2）蛇形包扎法

用绷带以环形法缠绕 3~4 圈，后斜旋上升缠绕，各周互不遮盖。适用于夹板固定。蛇形包扎法见图 5-12。

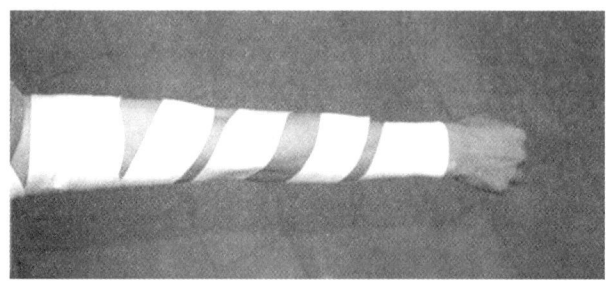

图 5-12　蛇形包扎法

3）螺旋形包扎法

用绷带环形缠绕 3~4 圈，然后稍微倾斜螺旋向上缠绕，每周遮盖上一周 1/3~1/2。适用于包扎直径基本相同的部位如上臂、手指、躯干、大腿等。螺旋形包扎法见图 5-13。

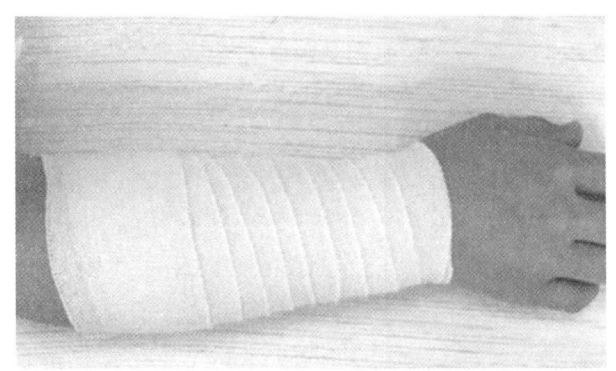

图 5-13 螺旋形包扎法

4）螺旋反折包扎法

用绷带以环形法缠绕 3~4 圈，以螺旋的方式，每周反折一次，每周遮盖上一周的 1/3 或 1/2。适用于直径大小不等的部位，如前臂、小腿等。螺旋反折包扎法见图 5-14。

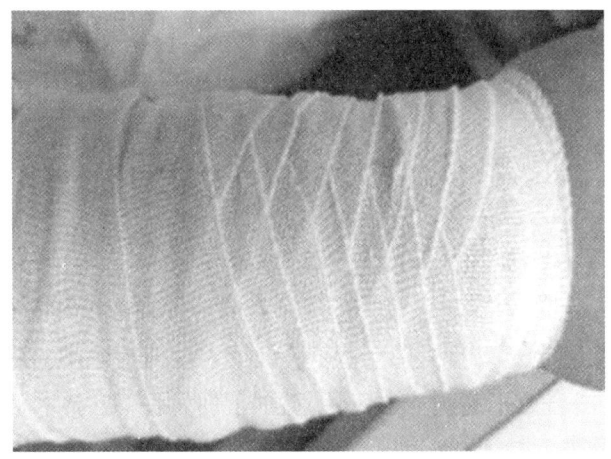

图 5-14 螺旋反折包扎法

5)"8"字形包扎法

将绷带环自下而上，再自上而下，重复做"8"字形旋转缠绕，每周遮盖上一周 1/3~1/2。适用于直径不一致的部位或屈曲的关节如肩、髋、膝等。"8"字形包扎法见图 5-15。

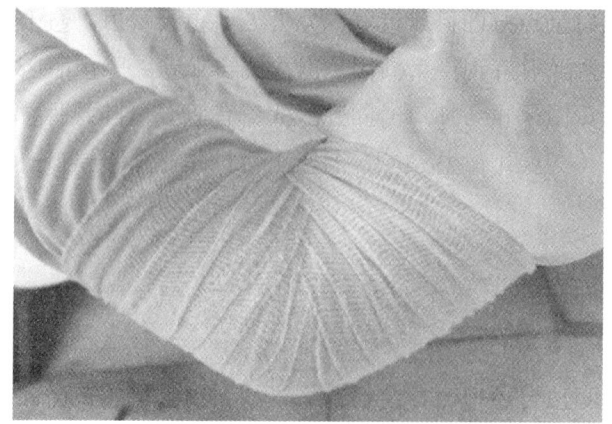

图 5-15 "8"字形包扎法

6）回返式包扎法

用绷带以环形法缠绕 3~4 圈，将绷带反转 90°，反复来回反折，第一道在中央，以后每道依次向左右延伸，直到伤口全部覆盖。适用于头顶部、指端、截肢残端。回返式包扎法见图 5-16。

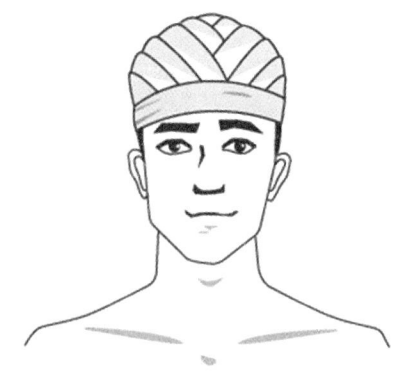

图 5-16 回返式包扎法

2. 三角巾包扎时的注意事项

（1）包扎伤口前，应先清创并盖上消毒敷料，再行包扎。

（2）包扎要牢固，松紧适宜，过紧会影响局部血液循环，过松易致敷料脱落或移动。

（3）包扎时伤肢保持功能位，皮肤皱褶处与骨隆突处要用棉垫或纱布做衬垫。

（4）包扎方向应从远心端向近心端，以帮助静脉血液回流。包扎四肢时，应将指（趾）端外露，以便观察血液循环。

## 三、换药

### （一）目的

检查伤口，清除伤口分泌物，去除伤口内异物和坏死组织，通畅引流，控制感染，促进伤口愈合。

### （二）适应证

（1）手术后无菌的伤口，如无特殊反应，3~5 d 后第一次换药；如切口情况良好，张力不大，可酌情拆除部分或全部缝线；张力大的伤口，一般在术后 7~9 d 拆线。

（2）感染伤口，分泌物较多，应每天换药 1 次。

（3）新鲜肉芽创面，隔 1~2 d 换药 1 次。

（4）严重感染或置引流的伤口及粪瘘等，应根据其引流量的多少，决定换药的次数。

（5）烟卷引流伤口，每日换药 1~2 次，并在术后 12~24 h 转动烟卷，并适时拔除引流。橡皮膜引流，常在术后 48 h 内拔除。

（6）橡皮管引流伤口，术后 2~3 d 换药，引流 3~7 d 更换或拔除。

### （三）准备工作

换药前半小时内不要扫地，避免室内尘土飞扬；了解患者的伤口情况，穿工作服，洗净双手。

物品准备。无菌治疗碗 2 个，盛无菌敷料；弯盘 1 个，放污染敷料；镊子 2 把；剪刀 1 把；备碘伏棉球、干棉球、纱布、引流条、盐水、胶布等。

让患者采取舒适的卧位或坐位，利于暴露创口，冬天应注意保暖。

### （四）操作方法

（1）用手取下外层敷料（勿用镊子），再用镊子取下内层敷料。与伤口粘住的最里层敷料，应先用盐水浸湿后再揭去，以免损伤肉芽组织或引起创面出血。

（2）用两把镊子操作，一把镊子接触伤口，另一把接触敷料。用酒精棉球清洁伤口周围皮肤，用盐水棉球清洁创面，轻沾吸去分泌物。清洗时由内向外，棉球的一面用过后，可翻过来用另一面，然后弃去。

（3）分泌物较多且创面较深时，宜用生理盐水冲洗。

（4）高出皮肤或不健康的肉芽组织，可用剪刀剪平，再用生理盐水冲洗，肉芽组织有较明显水肿时，可用高渗盐水湿敷。

（5）一般创面可用消毒雷夫诺尔纱布覆盖，必要时用引流物，上面加盖纱布或棉垫，包扎固定。

## 四、拆线

（一）概述

拆线是外科手术中的最后一步，是指把手术伤口的缝合线拆除掉，伤口才能长好。拆线不是小事，非同小可，尤其是整形外科，一定要予重视。其中，拆线的时间表，是重中之重。

拆线的时间，要根据切开部位、局部血液供应情况、患者年龄来决定。一般头面部、颈部术后 4~5 d 拆线，下腹部、会阴部术后 6~7 d 拆线，胸部、上腹部、背部、臀部术后 7~9 d 拆线，四肢手术 10~12 d 拆线（关节处可适当延长），减张缝合 14 d 拆线。青少年患者可适当缩短拆线的时间，切口张力较大、糖尿病患者、有慢性疾病者、年老、营养不良的患者可延迟拆线时间，也可根据患者的实际情况采用间隔拆线。电刀切口，应推迟 1~2 d 拆线。眼袋手术、面部瘢痕切除手术，在手术后 4~6 d 拆线。乳房手术，在手术后 7~10 d 拆线。关节部位及复合组织游离移植手术，在手术后 10~14 d 拆线。重睑手术、除皱手术，在手术后 7 d 左右拆线。

（二）适应证

（1）无菌手术切口，局部及全身无异常表现，已到拆线时间，切口愈合良好者。
（2）伤口术后有红、肿、热、痛等明显感染者，应提前拆线。

（三）禁忌证

遇有下列情况，应延迟拆线：①严重贫血、消瘦，轻度恶病质者。②严重失水或水电解质紊乱尚未纠正者。③老年患者及婴幼儿。④咳嗽没有控制时，胸、腹部切口应延迟拆线。

（四）准备工作

无菌换药包，小镊子 2 把，拆线剪刀及无菌敷料等。

（五）操作方法

（1）取下切口上的敷料，用碘伏由切口向周围消毒皮肤一遍。

(2）用镊子将线头提起，将埋在皮内的线段拉出针眼之外少许，在该处用剪刀剪断，用镊子向剪线侧拉出缝线。

(3）再用碘伏消毒皮肤一遍后覆盖纱布，胶布固定。

## 五、固定

（一）概述

1. 目的

及时正确的固定有助于减少伤部活动，减轻疼痛，预防休克，避免神经、血管、骨骼及软组织的再损伤。

2. 适应证

所有四肢骨折均应进行固定。

（二）操作方法

1. 上臂骨折固定

两块夹板分别置于上臂的后外侧和前内侧，两条绷带在骨折的上、下端固定，使肘关节屈曲90°，用上肢悬吊包扎法将上肢悬吊于胸前。

2. 前臂骨折固定

伤肢屈曲90°，拇指在上。两块夹板分别置于前臂内、外侧，三条绷带固定骨折的上、下端和手掌部，再将上肢悬吊于胸前。

3. 大腿骨折固定

两块夹板分别置于大腿的外侧和内侧，用绷带分别在骨折的上下端、腋下、腰部和关节上下打结固定，足部用"8"字形固定，使脚与小腿呈直角功能位。

4. 小腿骨折固定

两块夹板分别置于小腿的内、外侧，用绷带分别在骨折的上下端和关节上下打结固定，足部用"8"字形固定，使脚与小腿呈直角功能位。

（三）注意事项

（1）如有伤口和出血，应先止血和包扎，再行骨折固定。若有休克征象，应先行抗休克处理。

（2）夹板不可直接与皮肤接触，其间要加衬垫。

（3）固定应松紧度适宜、牢固可靠，但不影响血液循环。

（4）固定后避免不必要的搬动。

## 六、清创缝合术

### （一）适应证

新鲜创伤伤口。

### （二）禁忌证

化脓感染伤口不宜缝合。

### （三）准备工作

（1）器械准备消毒钳、持针器、镊子（有齿及无齿镊）、缝合线、剪刀、引流条或橡皮膜、外用生理盐水、纱布、棉垫、绷带、胶布、碘伏等。

（2）手术者洗手，戴手套。

### （四）操作方法

1. 清洗去污

①用无菌纱布覆盖伤口。②剪去毛发，除去伤口周围的污垢油腻，用外用生理盐水清洗伤口周围皮肤。

2. 伤口的处理

①常规麻醉后，消毒伤口周围的皮肤，取掉覆盖伤口的纱布，铺无菌巾。换手套，穿无菌手术衣。②检查伤口，清除血凝块和异物。③切除失去活力的组织。④必要时可扩大伤口，以便处理深部创伤组织。⑤伤口内彻底止血。⑥最后，再次用无菌生理盐水和双氧水反复冲洗伤口。皮管引流伤口，术后 2~3 d 换药，引流 3~7 d 更换或拔除。

## 七、转运传染病患者的防护与消毒隔离

传染病是由各种病原微生物所引起的一组疾病，最显著的特点之一是在一定条件下可传染他人，有的尚可在人群中传播引起流行，在转运传染病患者的过程中为减少传播和扩散，避免连续的传染环节，应当制订一系列特殊转运流程，以备不时之需。

1. 工作分区

清洁区、半污染区、污染区。污染区应具备黄色垃圾桶、利器盒、快速手消毒剂等。

2. 转运、消毒人员的防护

工作服、防护口罩、一次性外科口罩、隔离衣、手套。

3. 转运

（1）将患者安置舒适体位，进行心电血氧血压监测，遵医嘱给予吸氧、抽血、开放静脉通路。

（2）填写流行病调查表。

（3）配合医生转运，准备转用物品（患者病例、氧气瓶、简易呼吸器、转运监护仪）；制订转运路线，电话通知保安室，疏导其他患者及人员；通知电梯，安排专梯转运，并督促转运后进行终末消毒；转运过程中，密切观察患者病情变化。

4. 终末消毒

（1）环境消毒。用 1 000~2 000 mg/L 含氯消毒液喷洒，重点喷洒内门把手、窗户开关、座椅扶手、地面等患者易污染的部位，喷洒一遍后再用消毒液擦拭表面及拖地一遍，作用 30 min 后对易腐蚀的物品用清水清洗或擦拭。

（2）物体表面消毒。物品用 0.2%~0.5% 过氧乙酸溶液或 1 000~2 000 mg/L 有效氯消毒液浸泡、喷洒加擦拭消毒，作用 30 min 后对易腐蚀的物品用清水清洗或擦拭。

（3）患者排泄物的消毒。患者的排泄物（粪便、尿液、呕吐物）、分泌物、胸腹水及残剩血液等。①每 1 000 mL 液体污染物加入优氯净 40 g 或 10% 次氯酸钠原液 250 mL 混匀后作用表面 2 h 以上。黏稠污物、残剩血液使用消毒剂量和作用时间加倍。②成形粪便用 5 000 mg/L 有效氯 2 份加于 1 份粪便中混匀后作用 2 h 以上。便器、痰具用 5 000 mg/L 以上有效氯消毒液或 0.5%~1.0% 过氧乙酸浸泡 60 min 再清洗，浸泡时消毒液要漫过容器。

（4）医疗垃圾的处理。医疗垃圾的处理按上级卫生部门最新规定执行。所有医疗垃圾与传染病患者的生活垃圾一律用黄色垃圾袋封闭，不能立即焚烧的污染废弃物应经消毒剂处理后入黄色垃圾袋封闭，送垃圾房按医疗垃圾处理。使用后的注射器、输液器装入黄色垃圾袋封闭，各类针头、锐器放置防渗漏、防穿刺的利器盒中带回中心按医疗垃圾统一处理。

急诊外科的特殊性，决定了急诊外科护士应具备的不同于门诊其他科室的特殊基本技能，无菌观念、操作技能、沟通技巧都是成为急诊外科护士的基本技能，因此必须掌握。

（撰写者：苗冬滨　校对者：刘　斯）

# 第六章　动物致伤防治信息化建设

## 第一节　概述

信息技术的发展是当今世界发展的战略重点，是衡量经济发展和社会进步的重要标志。自"十二五"开始，国家明确提出加强医疗卫生领域的信息化建设。在"十三五"期间，建设以电子病历为核心的临床信息化系统，加速医疗信息系统的互联互通、多层级医院协同发展成为政策关注的重点。2020年，新冠病毒感染疫情更催化了医疗卫生信息平台一体化、标准化建设需求。在大数据、人工智能等新一代信息技术加持下，以"普惠民生"为核心的医疗信息化工作将步入以患者为中心的智慧生态医疗阶段。

### 一、信息化建设核心内容

医疗信息化建设涵盖设施层、数据层、业务层三大核心内容。设施层包含信息化相关硬件（如服务器、交换机、终端、存储设备）以及新一代 AI 信息技术等；数据层的重点是数据的收集、处理、共享和应用，在保障数据安全的前提下，实现数据的互联互通；业务层主要涉及医疗服务、医技服务、移动医疗、医疗管理、合理用药、运营管理、医疗协同、便民服务等多类别业务，其设计的关键是优化流程管理和提升患者体验。

### 二、信息化建设核心价值

信息化建设以提升患者的就医体验为核心价值。信息化建设可实现对人才、技术、数据等资源要素的整合，优化院内信息化业务流程，减轻医护人员冗余工作，进一步缓解患者"看病难、看病贵"难题，提高患者诊前、诊中、诊后就医体验。

## 三、信息化建设衍生数据价值

信息化建设将医疗各类信息进行集成化管理,通过数据分析平台、数据库等信息技术建立集成数据中心,对各业务层级提供数据交换服务,满足医疗临床信息、医疗服务信息、医疗管理信息的共享和协同应用。中国动物致伤防治联盟数据中心见图6-1,门诊中心界面见图6-2。

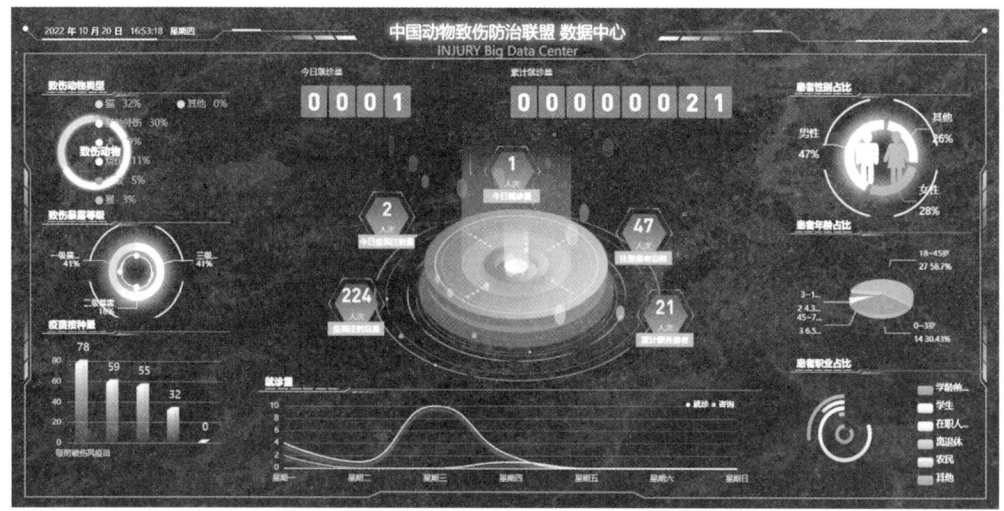

图6-1　中国动物致伤防治联盟数据中心

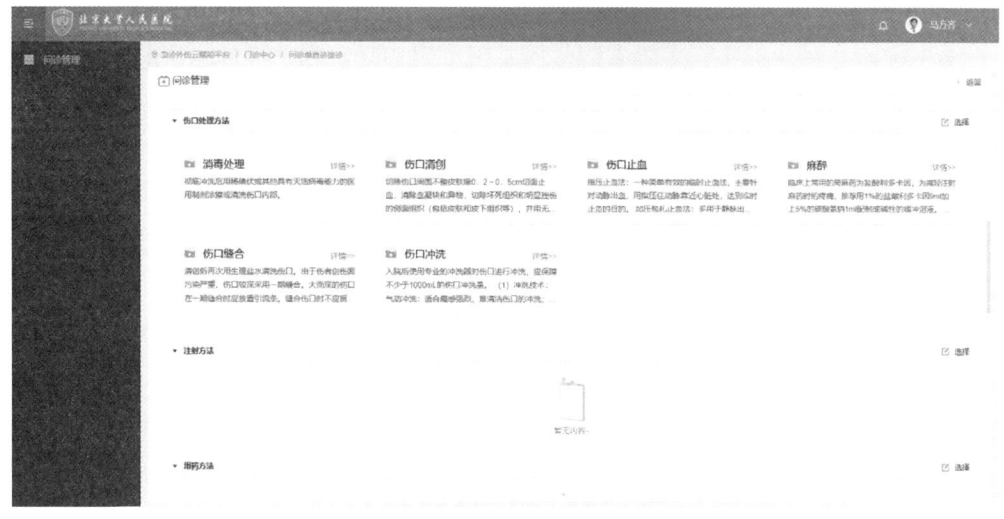

图6-2　门诊中心界面

# 第二节 动物致伤防治信息平台

## 一、动物致伤防治信息平台建设的背景

为改变当前动物治伤和相关疾病的救治不规范、科普不专业、群众就医体验差等现状，广泛提高各地区医疗机构和医护人员处理急诊外伤、动物致伤及关联的破伤风、狂犬病等疾病的诊疗水平，最大程度确保患者得到规范化、同质化救治，中国动物致伤防治联盟在全国组织开展区域性动物致伤防治体系的同时，也开展动物致伤专病信息化建设工作，目的是实现信息共享、互联互通、深度挖掘、驱动创新，探索全新的数据驱动医疗体系发展新模式。

## 二、动物致伤防治信息类型

### （一）个人健康档案信息

个人健康档案信息主要分为个人身份信息、基本健康状况、伤病史三类。

个人身份信息：包括姓名、性别、身份证号、出生日期、家庭住址等。个人身份信息是识别个体的关键判别标志。

基本健康状况：主要收集患者的身体基本健康信息，包括家族病史、基础病、抗过敏史等信息，用于医生诊断和制订治疗方案。

伤病史：包括既往病史以及诊治、恢复、随访、结局等信息。

按照《中华人民共和国个人信息保护法》相关规定，个人健康档案信息属于个人隐私，需要做好信息保护工作。查询和利用个人健康档案信息必须遵守相关的保密法律。

### （二）动物致伤诊疗信息

为了准确详细记录患者在医院内的救治情况，需要记录患者从入院到出院的所有检查、诊断、治疗、结局、过往病史等医疗相关的信息，主要包括基础信息、诊治信息和患者随访信息。

基础信息：动物致伤种类及基本情况、致伤部位、致伤原因、伤口评估、检查信息、用药信息、救治科室与医生信息等。

诊治信息：外伤处理、狂犬病主被动免疫、破伤风主被动免疫、基础疾病信息、并发症状况等。

患者随访信息：伤口愈合进程、过敏反应、感染情况、狂犬病免疫规范完成情况、破伤风免疫规范完成情况等。

## 三、动物致伤防治信息平台

### （一）临床信息收集系统

在保证临床数据的安全可用的条件下，临床信息收集系统以患者为核心，借助患者终端收集患者病例数据，并建立专病数据库，可服务于后续的病情诊断和处理、医学研究等活动。患者终端界面见图6-3，专病数据库界面见图6-4。

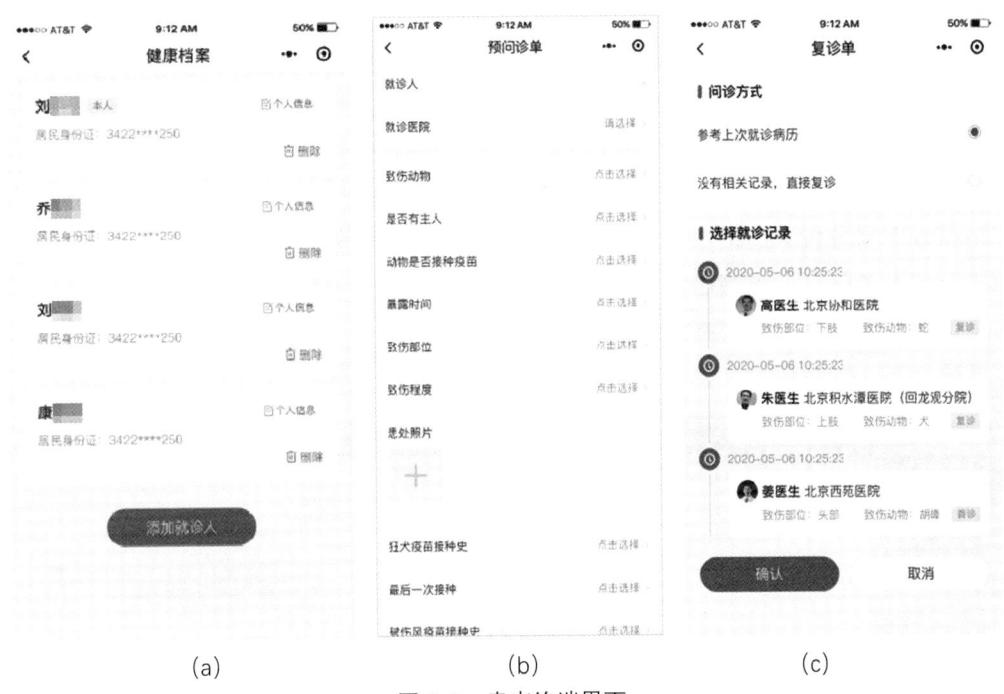

图6-3　患者终端界面

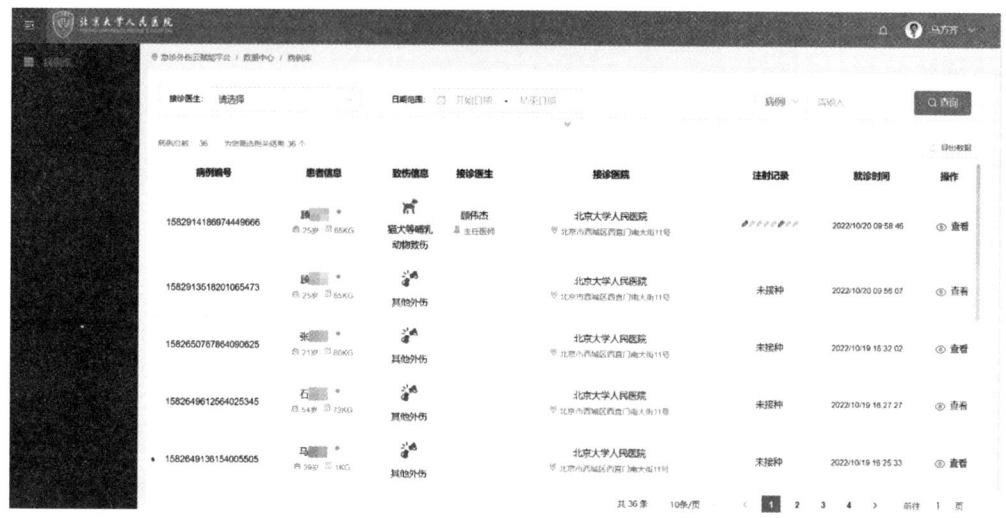

图 6-4　专病数据库界面

临床信息收集系统围绕诊前、诊中、诊后的医疗服务流程，通过患者终端、医护工作站实现快速问诊，打破诊疗服务的空间限制，使患者获得便捷的诊疗咨询与服务，医患随访医护端界面见图 6-5，医患随访患者端界面见图 6-6；通过数据采集、录入，提供具有连续性的可靠、可追溯、可识别的数据来源，患者病例信息界面见图 6-7，支持知识查询与分析，门诊中心——诊疗方案管理界面见图 6-8；基于已有数据库，匹配或收集患者信息，提高诊疗过程中的服务质量与服务效率；基于数据信息提供一体化的辅助性临床决策，提高诊疗精度与速度，提供监测与提醒服务，患者接种疫苗时间提醒界面见图 6-9。

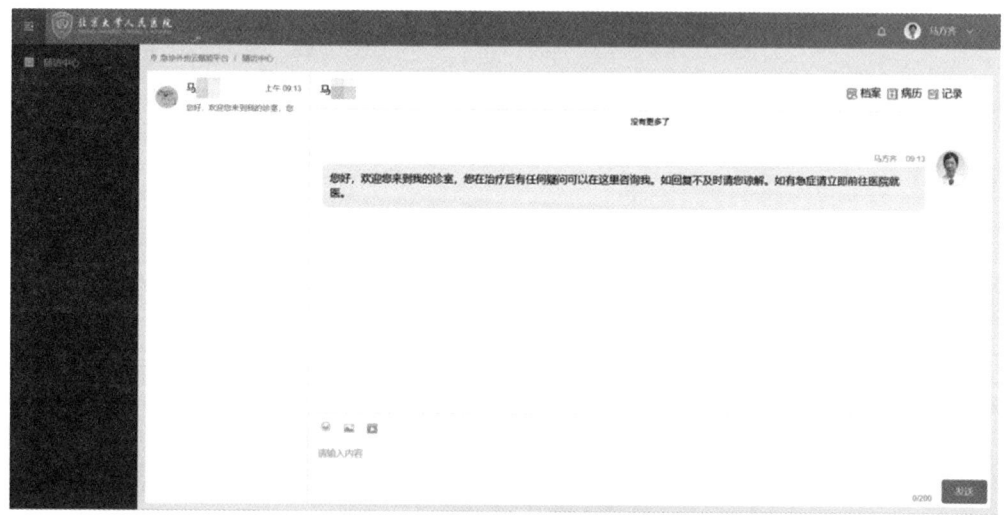

图 6-5　医患随访医护端界面

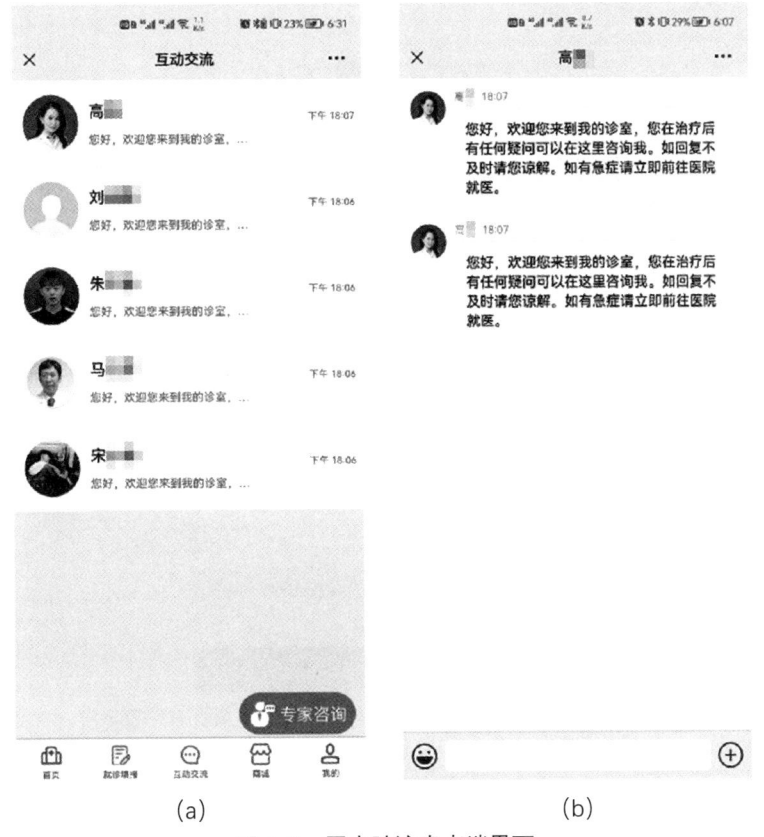

图 6-6 医患随访患者端界面

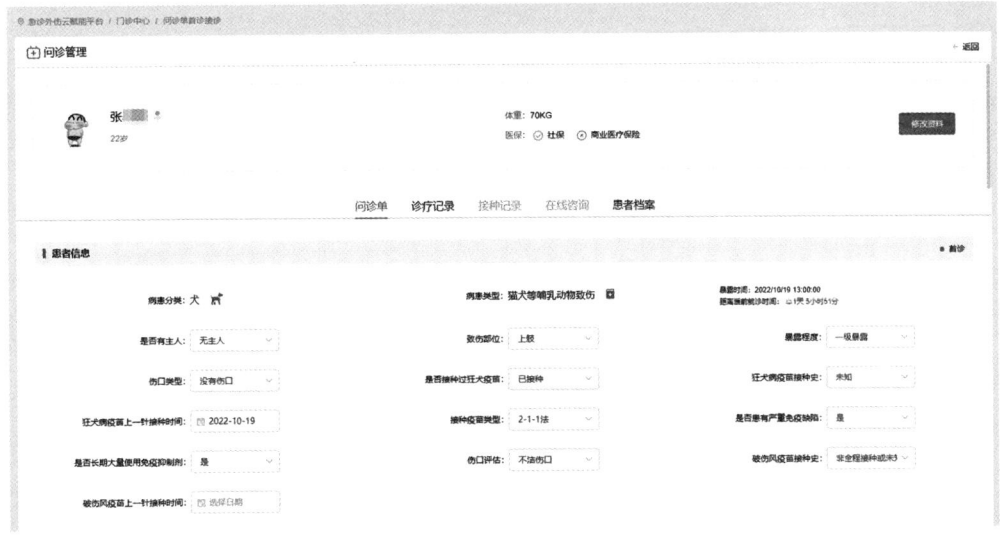

图 6-7 患者病例信息界面

第一篇 动物致伤防治体系建设

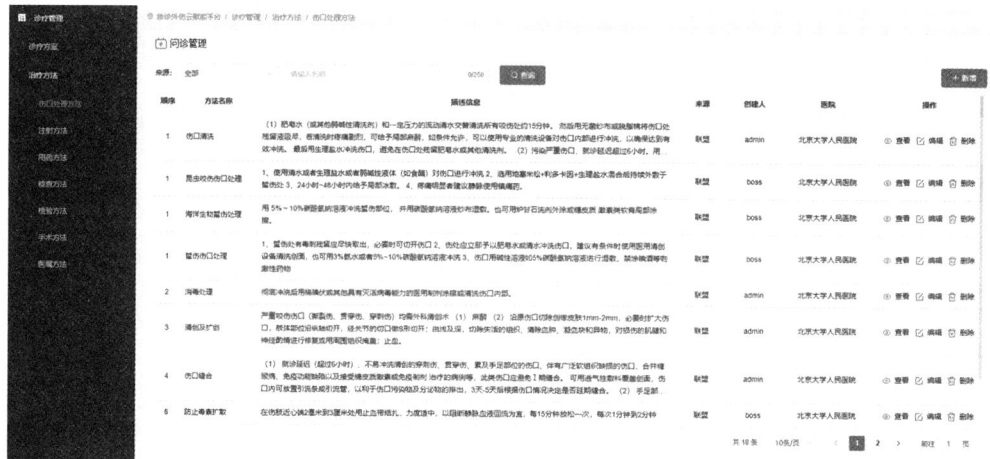

图 6-8 门诊中心——诊疗方案管理界面

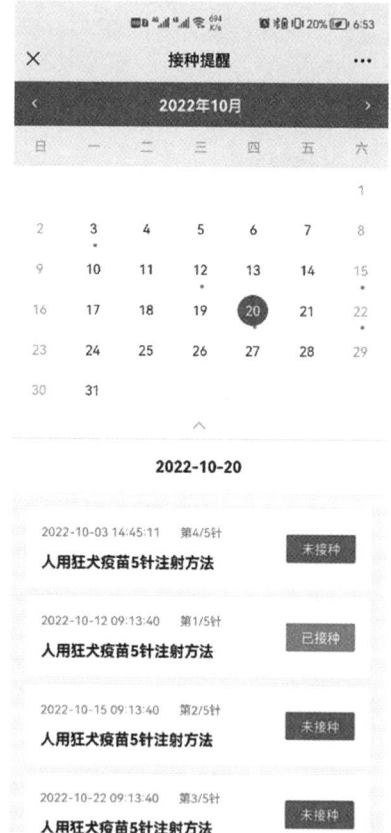

图 6-9 患者接种疫苗时间提醒界面

## （二）临床决策支持系统

动物致伤信息平台临床决策支持系统基于人工智能、深度学习等技术，结合医学知识、临床案例和患者病情，辅助医生分析病历，制订准确有效的治疗方案，具备减少医疗差错、提高医疗效率、控制医疗费用支出等优势。临床决策支持系统的核心内容是以知识中心的数据作为基础，并进一步构建医学知识图谱为决策依据，实现医学知识查询、诊疗方案推荐、辅助临床教学、检查结果解读、合理用药等业务功能。知识中心界面见图6-10，药品库界面见图6-11。

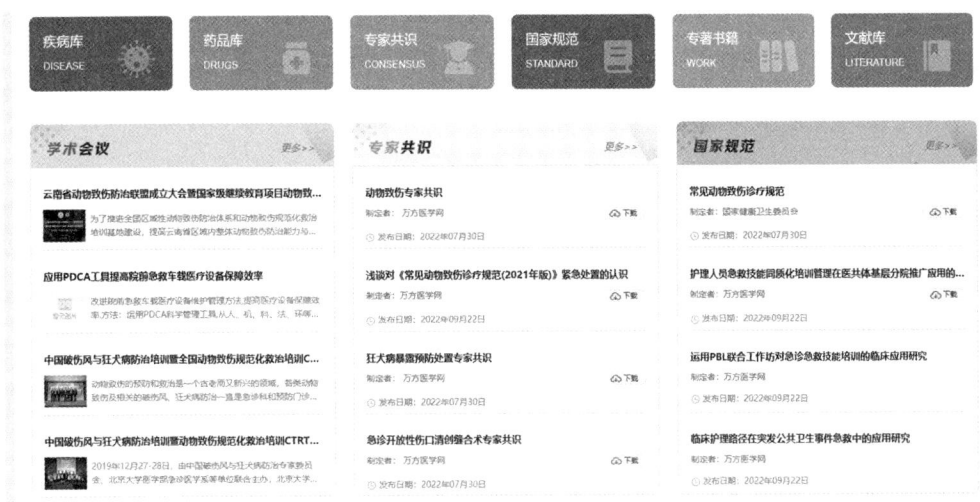

图 6-10　知识中心界面

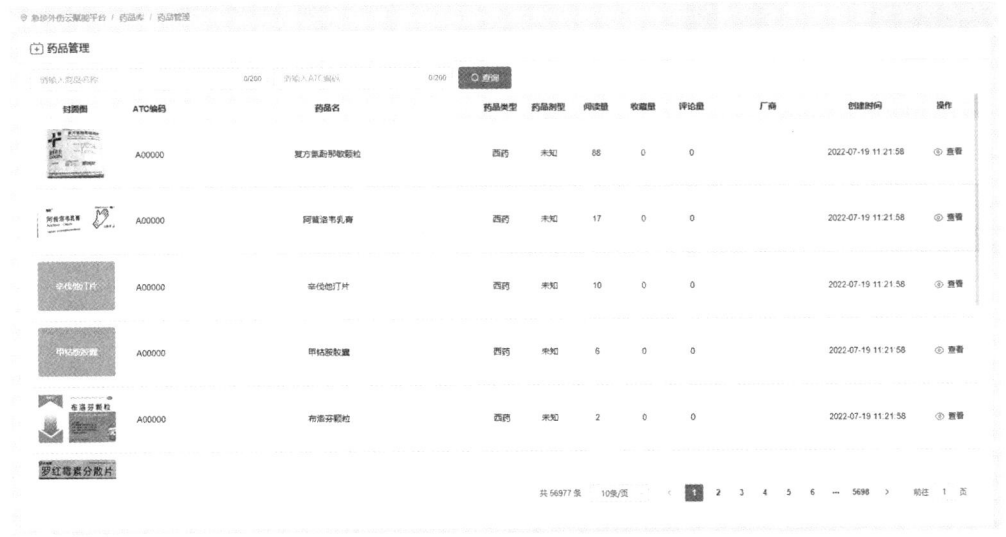

图 6-11　药品库界面

## （三）区域医疗信息化建设支持系统

国家卫生健康委统计数据显示，我国省、市、县级区域卫生信息平台建设率分别达到100%、62.8%和46.4%，其中省级区域卫生信息平台建设比较均衡，市级平台东部地区发展明显较快，县级平台东部与中部地区基本持平，西部地区仍处于较落后状态。在平台基础功能建设方面，目前建设率较高的基础功能点主要集中于各级平台间的数据交换共享以及平台的日常管理。区域医疗信息化建设的思路是以医疗数据为核心，打通区域医疗信息互联互通渠道，将院内与院外的医疗数据整合到医疗信息平台当中，通过医疗数据中心，在数据信息安全防护保障体系下实现各级医疗机构的信息共享，使更多的人民群众可以享受优质的医疗资源。

## （四）衍生服务系统

### 1. 个人数据中心

个人数据中心提供科室临床工作数据的实时统计、专病病例数据的收集工具，建立个人专属临床数据库，并进一步提供数据分析、数据挖掘、技术支持等服务。医护接诊数据中心界面见图6-12。

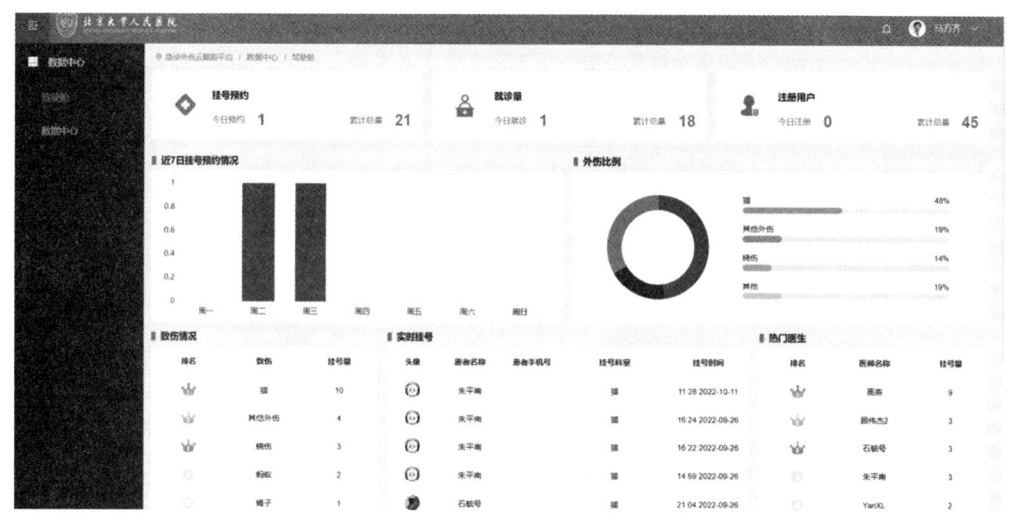

图6-12 医护接诊数据中心界面

### 2. 科研中心

动物致伤信息平台借助医疗信息数据中心推送相关医学领域前沿科研成果，根据特定临床方向挖掘研究热点，为科研思路提供指导，助力科研项目申报和立项。使用者借助平台工具建立个人专属临床病例数据库，完成数据收集。使用者通过平台实现科研项目全过程管理，同时提供专属实验技术支持，提升科研创新能力和科研成果产出。科研中心界面见图6-13。

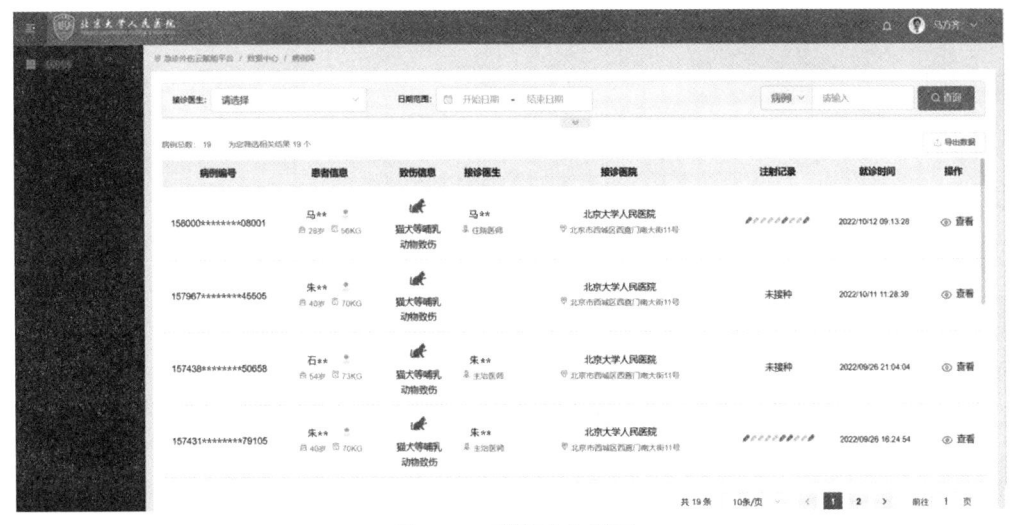

图6-13 科研中心界面

3.患者健康服务系统

患者健康服务系统是为患者和大众设计的线上服务平台，提供便捷就医、科普宣传、医患随访等服务。急诊外伤患者就医服务中心界面见图6-14。

便捷就医：患者可在个人端查看附近可接诊医院及相关科室信息；患者根据医生的医嘱在平台设置复诊提醒，防止错过最佳诊疗时间。患者就诊个人中心界面见图6-15，便捷就医界面见图6-16。

科普宣传：科普最新医疗健康知识，提升大众的医疗基础知识和防护意识技能。科普宣传界面见图6-17。

医患随访：建立患者与医生之间便捷沟通渠道，实现诊前咨询和诊后随访。该工具满足病情稳定的慢性病患者的就医需求，减少线下就医的次数，节省就医成本，提高就诊效率。

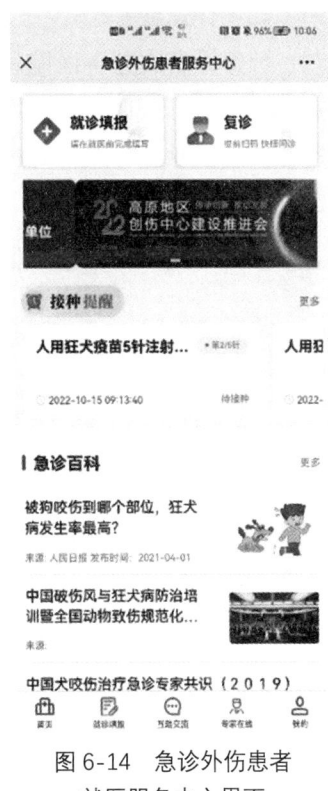

图6-14 急诊外伤患者
就医服务中心界面

第一篇 动物致伤防治体系建设 067

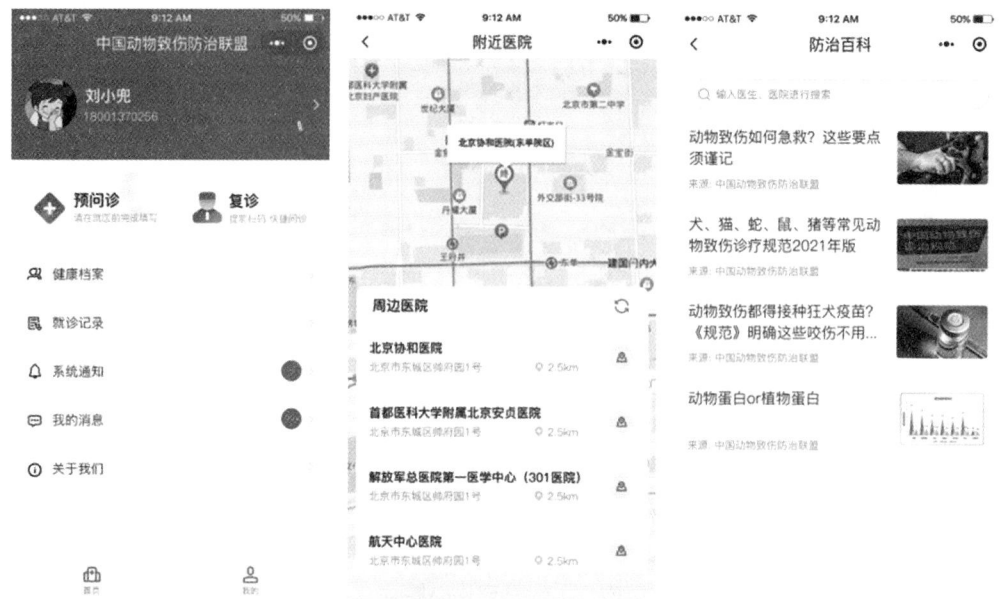

图 6-15 患者就诊个人中心界面　　图 6-16 便捷就医界面　　图 6-17 科普宣传界面

### 4. 硬件设备支撑

智慧设备支持各医院科室开展在线培训，及时获取专业资讯、学术讲座、手术直播。使用者可获取专科领域专家的在线服务、远程医疗指导等，借助信息平台丰富的资源，以云赋能方式将先进的医疗理念和医疗技术向一线基层医务人员输出。智慧大屏界面见图6-18。

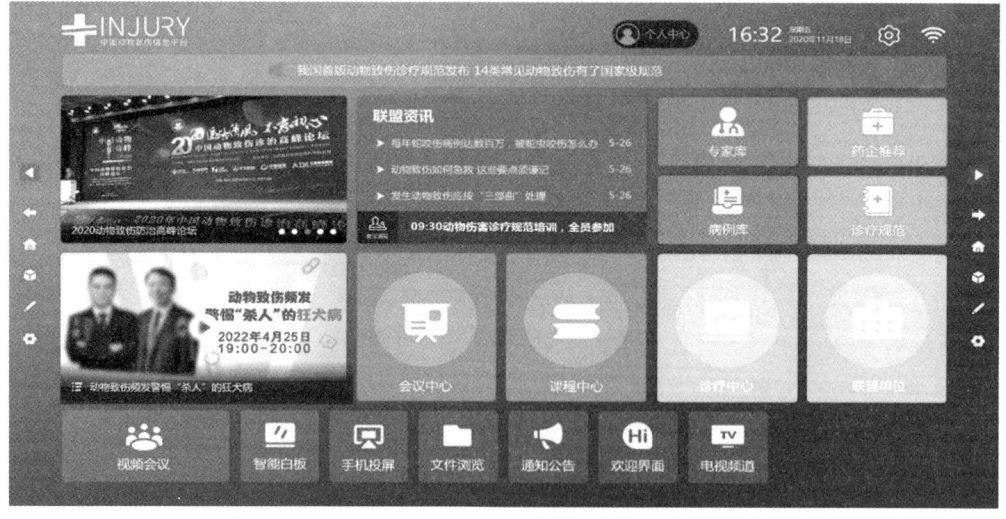

图 6-18　智慧大屏界面

## 第三节 动物致伤防治信息化建设的意义

动物致伤信息系统建设的主要目标是提升医务人员在动物致伤救治过程中的规范化操作，有效地支持医院对动物致伤患者的管理，提高医疗资源使用率，辅助医务人员的日程工作，支持医务人员的临床技能提升和科研创新。因此，动物致伤信息系统对提高诊治效率、规范医院管理、增加经济效益等多方面都有着重要作用。

（一）建立信息管理系统，实现全院信息共享

建立医院信息管理系统的核心任务是借助信息技术建立线上的医疗服务体系，提升医院的医疗服务和管理水平，加强医院对患者就诊全流程的信息化管理，实现患者在医院就诊流程信息（包括挂号、诊断、检查、检验、治疗、手术、护理、用药等）在全院内的共享，使医疗服务更加快速、准确，服务质量更高、更优，提升医院医疗服务的综合能力。

（二）集成化数据中心，赋能临床科研创新

建立全院统一的信息与知识库，为全院医务人员提供临床诊疗规范、合理用药指导、临床路径等集成展示和决策支持功能。以信息技术统一管理医疗数据，提供智能化数据采集工具，结构化、智能化书写病例和报告。基于大数据分析与挖掘功能，集成患者信息，利用知识库实现医疗决策，并为医务人员医疗管理和临床科研工作提供服务。

（三）全流程医疗数据交互，支持医疗决策

建设信息化管理系统，建立全院多维度的医疗知识库，包括病情症状、患者体征、诊疗决策、检查检验、治疗方案、合理用药等相关的知识内容，为医疗决策提供支持服务，实现诊断、检查、检验、治疗、手术、护理等全流程的数据跟踪和闭环管理，并对全流程的数据全程实时管控与核查。

## 第四节 动物致伤防治信息化建设的展望

随着信息技术的发展，医疗领域的信息化产品和解决方案不再只注重院内信息化建设，更加偏重服务整个医疗服务的过程。这就意味着全流程的信息化服务需要具备服务"诊前、诊中、诊后"的能力，辅助医疗机构做好诊前的健康管理、慢病预防，诊中的医疗决策以及诊后的远程医护。以"互联网＋医疗"的模式推动传统医疗服务格局进行改革，在以改善患者就医体验的核心理念下，利用信息技术实现医疗资源的共建共享，扩大健康医疗服务的覆盖范围，提升医院的服务质量并降低医疗成本。

动物致伤信息化建设的核心任务是向医院、医生、患者等不同群体提供有针对性的服务，提升医院对动物致伤的综合防治能力，提升医生对动物致伤诊治的临床技能和科研创新。未来，动物致伤信息化建设将不断升级以患者为中心的医疗服务模式，基于互联网、云计算、4K 视频、VR/MR 虚拟现实、大数据、AI、知识图谱等信息技术，推动医疗服务与信息技术进一步融合和医疗资源的整合，推动全民健康管理信息化建设。

（撰写者：王治龙　朱平南　马方齐　双学琴　王欣欣　校对者：李　明）

# 第七章 动物致伤防治数据库建设

## 第一节 概述

各类动物致伤及相关的破伤风、狂犬病的预防和救治一直是急诊科和免疫预防门诊最重要的工作内容之一，提高各级医疗机构规范化防治该类疾病的防治能力至关重要。该系统旨在通过现代化信息科学技术，打造以动物致伤专病综合防治为核心，以智能图像信息采集识别技术为特色，以远程会诊提升边远基层地区专病防治能力为需求，以专病监测、技术培训和科学研究为主体的特色鲜明、功能完善的信息平台，实现我国不同地区动物致伤疾病规范化、同质化、专业化防治的目的。本系统将适用于各级医院急诊外科、动物致伤防治中心、狂犬病暴露后预防处置门诊、边远地区和基层医院。

## 第二节 动物致伤防治信息化管理建设目标

信息化管理是顺应目前信息化技术水平发展、提高不同地区医疗机构规范化、同质化、专业化防治能力。它的主要目标是强化医疗诊治监测分析，实现各级医疗机构社会化监督，建立规范化动物致伤防治管理体系，推进基层医疗救治技术业务协同互助，为决策提供及时、准确、可靠的信息依据，提高医务防治工作的前瞻性和针对性，促进《"健康中国2030"规划纲要》践行发展。

（1）制订统一信息资源管理规范，拓宽数据获取渠道，整合不同类型动物致伤和相关疾病信息系统数据、企业单位数据和互联网抓取数据，构建汇聚式一体化数据库，为平台打下坚实稳固的数据基础。

（2）梳理各相关系统数据资源的关联性，编制数据资源目录，建立信息资源交换管理标准体系，在可行性的基础上实现数据信息共享，推进信息公开。

(3)在大数据分析监测的基础上,分析我国动物致伤防治和相关疾病的现状及发展趋势、提出相关政策建议。

# 第三节 数据库建设

## 一、背景

为了保证所收集的数据质量,结果的准确可靠、真实可信,需要建立数据库的规范化管理模式。

## 二、数据库建设的要求

### (一)临床试验数据管理系统的基本要求

1. 系统可靠性

系统可靠性是指系统在规定条件下、规定时间内,实现规定功能的能力。临床试验数据管理系统必须经过基于风险的考虑,以保证数据完整、安全和可信,并减少因系统或过程的问题而产生错误的可能性。

计算机化的数据管理系统必须进行严谨的设计和验证,并形成验证总结报告以备监管机构的核查需要,从而证明管理系统的可靠性。

2. 数据的可溯源性

数据管理系统必须具备可以为数据提供可溯源性(traceability)的性能。

数据的稽查轨迹(audit trail),即从第一次的数据录入以及每一次的更改、删除或增加,都必须保留在数据库系统中。稽查轨迹应包括更改的日期、时间、更改人、更改原因、更改前数据值、更改后数据值。此稽查轨迹为系统保护,不允许任何人为的修改和编辑。稽查轨迹记录应存档并可查询。

3. 数据管理系统的权限管理

数据管理系统必须有完善的系统权限管理。数据管理需要制订标准作业程序(standard operating procedures,SOP)进行权限控制(access control)与管理。对数据管理系统中不同人员或角色授予不同的权限，只有经过授权的人员才允许操作（记录、修改等），并应采取适当的方法来监控和防止未获得授权的人为操作。

电子签名（electronic signature）是电子化管理系统权限管理的一种手段。对于电子化管理系统来说，系统的每个用户都应具有个人账户，系统要求在开始数据操作之前先登录账户，完成后退出系统；用户只能用自己的密码工作，密码不得共用，也不能让其他人员访问登录；密码应当定期更改；离开工作站时应终止与主机的连接，计算机长时间空闲时实行自行断开连接；短时间暂停工作时，应当有自动保护程序来防止未经授权的数据操作，如在输入密码前采用屏幕保护措施。

### （二）试验数据的标准化

数据标准化的意义在于：标准化的数据格式是数据管理系统与医院建立医疗信息互通性的基础；便于治疗药物的安全性数据共享；方便元数据（metadata）的存储和监管部门的视察，为不同系统和运用程序之间数据的整合提供统一的技术标准；为审评机构提供方便，从而缩短审批周期；有助于数据质量的提升，可以更快地提供更高质量的数据。

### （三）医学术语标准

1. 国际医学用语词典（medical dictionary for regulatory activities，MedDRA）

MedDRA作为新药注册用医学术语集，适用于政府注册管辖下所有的医疗和诊断产品的安全报告。在临床研究、不良反应的自发性报告、注册报告、受政府注册管理的产品信息中都需要用到MedDRA。

MedDRA包含5级术语，分别是系统器官分类（system organ class，SOC）、高级别组术语（high level group term，HLGT）、高级别术语（high level term，HLT）、首选术语（preferred term，PT）和低级别术语（low level term，LLT）。

2. 世界卫生组织药物词典

世界卫生组织药物词典是医药产品方面最综合的电子词典，为WHO国际药物监测项目的重要组成部分。世界卫生组织药物词典采用解剖学、治疗学及化学分类系统对药物进行分类，一般被用于对临床试验报告中的合并用药、上市后不良反应报告以及其他来源的报告中提及的药品进行编码和分析。

世界卫生组织药物词典包括4种：世界卫生组织药物词典（WHO drug dictionary，WHO-DD）、世界卫生组织药物词典增强版（WHO drug dictionary enhanced，WHO-DDE）、世界卫生组织草药词典（WHO herbal dictionary，WHO-HD）和综合词典（combined dictionary）。

### 3. WHOART 术语集

WHOART 是一个精确度较高的用于编码与药物治疗过程中的临床信息的术语集，涵盖了几乎所有不良反应报告所需的医学术语，可以以行列表的形式打印出来。由于新药和新的适应证会产生新的不良反应术语，术语集的结构灵活可变，允许在保留术语集结构的基础上纳入新的术语，同时又不丢失之前术语间的关系。

WHOART 包含 4 级术语，分别是系统器官分类（system organ class，SOC）、高级术语（high level term，HT）、首选术语（preferred term，PT）和收录术语（included terms，IT）。

## 三、数据库的维护

### （一）数据管理人员的资质及培训

负责数据库的数据管理人员必须经过药物临床试验质量管理规范（good clinical practice，GCP）、相关法律法规、相关 SOP，以及数据管理的专业培训，以确保其具备工作要求的适当资质。

数据管理专业培训应包括但不局限于：数据库的 SOP 和部门政策；数据管理系统及相关的计算机软件的应用与操作能力的培训；法规和行业标准〔GCP、中华人民共和国国家食品药品监督管理总局（China food and drug administration，CFDA）法规和指导原则、人用药品注册技术要求国际协调会（international conference on harmonization of technical requirements for registration of pharmaceuticals for human use，ICH）指导原则等〕；保密性、隐私和数据安全性培训。

数据管理人员都必须保存完整的培训记录以备核查，培训记录须提供课程名称、培训师名称、课程的日期、完成状况、受训人员及其主管的签名。如果是基于网络的培训，系统应提供培训证明，标明课程的名称、受训人员姓名，以及完成培训的时间。

数据库的数据管理人员还应该通过继续教育不断提升专业素质，以保障数据管理工作的高质量完成。

### （二）数据备份与恢复

在整个研究的数据管理过程中，应及时备份数据库。通常是在另外一台独立的计算机上进行备份，并根据工作进度每周对备份文件进行同步更新。最终数据集将以只读光盘形式备份，必要时未锁定数据集也可进行光盘备份。

当数据库发生不可修复的损坏时，应使用最近一次备份的数据库进行恢复，并补充录入相应数据。

相关计算机必须具有相应的有效防病毒设置，包括防火墙、杀病毒软件等。

（三）数据保存

数据保存的目的是保证数据的安全性、完整性和可及性。保证数据的安全性主要是防止数据可能受到物理破坏或毁损。在进行临床试验的过程中，把所有收集到的原始数据［如病例报告表（case report form，CRF）和电子数据］存储在安全的地方，诸如受控的房间，保证相应的温度、湿度，具有完善的消防措施，防火带锁文档柜。这些原始文档是追踪到原始数据审核路径的一部分，应如同电子审核路径对数据库的任何修改或备份所做记录一样，进行严格保护。数据保存期限应按照法规的特定要求执行。

数据的内容及其被录入数据库的时间、录入者和数据在数据库中所有的修改历史都需要保存完整。

保证数据的可及性是指用户在需要时能够自如登录和获取数据，以及数据库中的数据可以按照需要及时传输。

## 四、数据保密及受试者的个人隐私保护

（一）数据保密

数据保密是平台在使用过程中必须遵守的基本原则，参与平台使用的医院应建立适当的程序保证数据库的保密性，包括建立及签署保密协议以规范相应人员的行为，以及建立保密系统以防止数据库的泄密。

（二）受试者的个人隐私保护

患者的个人隐私应得到充分的保护，受保护医疗信息包含：姓名、生日、单位、住址；身份证/驾照等证件号；电话号码、传真、电子邮件；医疗保险号、病历档案、账户；生物识别（指纹、视网膜、声音等）；照片；爱好、信仰等。

个人隐私的保护措施在设计数据库时就应在技术层面考虑，在不影响数据的完整性和不违反GCP原则的条件下尽可能不包括上述受保护医疗信息，比如数据库不应包括受试者的全名，而应以特定代码指代。

## 五、数据质量的保障及评估

数据的质量不仅直接影响患者治疗数据的客观性和可靠性，更关系到研究报告，

以及整个研究的结论。建立和实施质量保障和评估措施对于保证临床试验数据的质量是非常关键的。

### （一）质量保障

质量保障需要确定组织机构，明确从事数据管理工作人员应该具备的资质要求、责任和权限等；质量保障必须具备一定的资源，包括人员、设备、设施、资金、技术和方法等；为保证组织机构按预定要求进行，SOP 的制订非常重要，因 SOP 是数据管理人员工作的行为规范和准则，明确规定各项工作由哪个部门、团队或个人做，怎样做，使用何种方法做，在何种环境条件下做等；质量保障还应有机制确保它能被遵照执行、工作人员不执行规范或操作失控时得到警告，内部质量审核和稽查等是常用的机制，保证质量持续改善。

质量保障和改善来源于质量控制（quality control，QC）、质量保证（quality assurance，QA）和纠正预防措施（corrective action and preventive action，CAPA）等活动。

1. 质量控制

ICH E6 将质量控制定义为"质量保证系统内所采取的操作技术和活动，以查证与临床试验有关的活动都符合质量要求。"

数据库数据的质量控制适用于数据处理的每一个方面，如临床研究机构、数据监察、计算机系统生命周期过程和数据的管理过程。

1）参研中心和质量控制

所有参研人员应具有资质并受到培训，制订质量控制程序。

2）系统的生命周期过程和质量控制

在系统生命周期的每一步都需执行质量控制，以确保所有要求都被记录、测试和满足。

系统验证过程：确保系统遵循确定的程序进行验证，且记录完整准确。

变更控制：系统的生命周期过程中所有的变更都须评估和测试。

3）数据管理过程和质量控制

通常从数据的收集开始，确保全部数据管理工作的质量，考虑的因素包括数据收集环境和培训等；质量控制核查举例；数据录入系统；数据有效范围核查；逻辑核查；安全性核查。

在数据管理中，数据管理员的两个不同工作性质决定了两种质量控制方式：过程质控（in-process QC）和实时在线质控（on-line QC）。

对于设计工作的质量控制，如 CRF 设计、数据库的设计以及逻辑检验的建立等，一般多采用过程质控的方法，过程质控可以保证设计过程中每个阶段的质量都是可靠的。例如，逻辑检验的质量控制就是通过录入不同的测试数据来检查该逻辑检验的计算机程序能否正确地捕捉到"问题"数据。如果不能,则该逻辑检验需要修改并再次测试,直到正确为止。

2. 质量保证

1)标准操作程序(SOP)

SOP 是为达到均一性,完成一个特定职责而制订的详细书面说明。制订 SOP 的意义在于尽可能控制各种主、客观因素对研究结果的影响,尽可能降低研究的误差或偏差,并确保研究资料的真实可靠,以提高研究结果的质量。

一般来说,数据管理的 SOP 可能会包括以下内容:数据管理计划;数据库的建立与设计;逻辑检验的建立;数据录入;数据核查与清理;外部电子数据的管理;医学编码;严重不良事件(serious adverse event,SAE);数据库的质量控制;数据库的锁定与解锁;数据的保存与归档;数据的安全性;人员培训等。

SOP 的建立应能覆盖数据管理的所有过程,但重要的是对所建立的 SOP 的遵守。SOP 制订不会一步到位,需要在实践中不断地完善和发展。

2)稽查

申办者还应设立稽查部门,由不直接涉及研究的人员定期对质量体系的依从性进行系统性检查,以判定研究的执行、数据的记录、分析和报告是否与已批准的试验方案、SOP 以及 GCP 相一致,了解误解或错误发生的原因,并提出预防及改正的建议。数据管理稽查要求稽查人员不但要具有稽查的经验,而且要熟悉数据管理的过程以及相应的计算机程序,特别要熟悉监管部门对于临床试验数据的标准和要求。

数据管理稽查是评价整个数据管理的质量系统,它包括三个层次:具有符合监管部门要求的数据管理 SOP;应提供书面文件记录对 SOP 的遵守情况(如遵守数据库锁定 SOP 时产生的过程记录);在以上基础上,还有其他客观的证据支持数据处理过程能够产生可信赖的高质量数据,并可用于统计分析和申报等。

对于研究数据的稽查,一般关注 3 个部分:数据、统计分析数据、研究报告。

与数据管理稽查有关的文件主要有:数据管理员的简历和培训记录、数据管理各岗位的描述与要求、数据管理计划、数据核查清理的记录和清单、数据库的变更控制记录、逻辑检验的变更控制记录等。

数据稽查的主要内容包括数据管理过程的合规性和数据的完整性等。

3)纠正和预防措施(CAPA)系统

根本原因的分析以及纠正和预防措施是质量系统的基础,CAPA 是质量持续改善的核心。

纠正措施是指针对已存在的不符合或不期望的现象,消除其根本原因所采取的措施,防止重复出现(recurrence)。预防措施是指针对潜在的不符合或潜在不期望的现象,消除其原因所采取的措施,防止其发生(occurrence)。

深刻了解数据管理系统和数据管理工作过程有利于建立有效的CAPA系统，从而加强质量管理体系，保证数据管理所有过程的产出都是符合临床试验的目的，确保受试者安全以及数据的完整性。衡量CAPA系统内的某个系统或某个过程是否符合试验目的，需要全面了解数据管理相关的投入、产出、控制和资源等。对一个临床试验质量管理体系的有效性和效果的评估，包括定义相关的评价措施以及反馈。

（二）质量评估

真实、准确、完整和可靠是保证数据库数据质量的基本原则，良好的数据质量应该达到以下要求。

ALCOA：可归因性（attributable），易读性（legible），同时性（contemporaneous），原始性（original），准确性（accurate）。

ALCOA+：完整性（complete），一致性（consistent），持久性（enduring），可获得性（available when needed）。

评估数据质量的指标可以包括录入和报告数据的时间；监查员或稽查员确认有问题的观测的数量，或纠正的数量；解决质疑问题所需的时间；CRF审核所需时间；数据错误的数量。

临床试验中所收集的数据的错误必须尽可能少，使其能支持该临床试验得出的发现或结论。通过发现临床试验数据在转录、转移和处理中的错误，对数据质量进行定量，并评估其对临床试验结果正确性的影响是必要的。

发现错误的主要方法有源数据核查确认、逻辑检验、数据核实、汇总统计、CRF与数据库核对等。

评估数据质量最常用的方法是计算错误数据的发生率，即错误率。错误率＝发现的错误数／所检查的数据项总和×100%。

（撰写者：王欣欣　校对者：李　明）

# 第八章　动物致伤防治培训

## 第一节　背景

动物致伤防治在我国是一个新兴领域，近年来研究发展迅速。动物致伤的规范化防治主要涉及外伤的处置、主被动免疫制剂的使用、过敏反应的急救处理、重症患者的抢救与监护、动物致伤患者的护理、动物致伤患者的康复、高危动物源性烈性传染病的预警和应急反应、动物致伤及相关疾病的流行病学监测、免疫评价和新型防治技术的科研创新等多个方面。

我国在多个疾病领域已建立了具有中国特色的疾病防治体系，动物致伤等急诊外伤的会议相继开展，但基层医生鲜有机会能够参与其中，对于动物致伤和相关疾病的规范化救治仍缺乏足够的关注和有效的行动。基层地区的医务工作者（公卫医师＋临床医师）是推动我国动物致伤防治的主力军，然而动物致伤一线急诊科医务工作者处理动物致伤、急诊外科疾病时却面临种种困难，例如动物致伤相关专科救治知识、动物伤害救治场所缺乏等；基层机构没有统一的标准和工作流程等；基层医务工作者迫切需要国家政府机构发挥引领作用，医疗机构和相关学术团队发挥桥梁与纽带作用，提高基层医务人员动物致伤疾病的规范化防治能力和医疗救治水平，推动我国动物致伤救治不断向权威化、均质化、专业化和规范化发展。

## 第二节　各级政府——制订重大方针政策

目前，我国已颁布重大方针政策支持动物致伤诊疗展开相关工作，对推行基层规范化诊疗工作高度重视。国家卫健委批准全力开展《关于委托开展动物致伤诊疗相关工作函》：委托中国医学救援协会编制动物知识培训教材，制订培训计划，根据相关工作安排，开展动物致伤规范化诊疗培训，提高全国特别是贫困地区的动物致伤诊疗水平，降低动物致伤及动物致伤后相关疾病发生率、致残率和病死率，国家重大方针政策——国家卫健委工作函见图 8-1。中国疾病预防控制中心提出要积极开展外伤后破伤风流行病学和疾病经济负担专题调研等，国家重大方针政策——中国 CDC 红头文件见图 8-2。

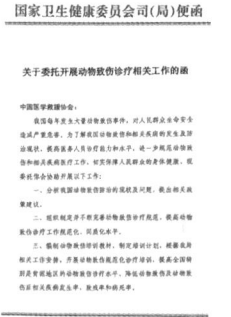
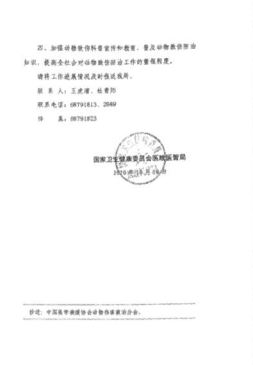

图 8-1　国家重大方针政策——国家卫健委工作函

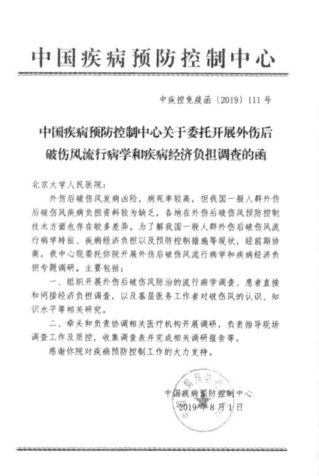

图 8-2　国家重大方针政策——中国 CDC 红头文件

# 第三节 医疗机构及学术团体——开展特色培训

为了落实国家卫生健康委员会相关工作要求,进一步推动我国动物致伤防治事业发展,各级医疗机构和学术团体举办了全国动物伤害救治高峰论坛、开展动物致伤防治培训教学、参与多家权威媒体主题宣传等系列活动,充分发挥桥梁与纽带作用,推动了我国动物致伤救治不断向权威化、均质化、专业化和规范化发展,动物致伤防治培训见图8-3。

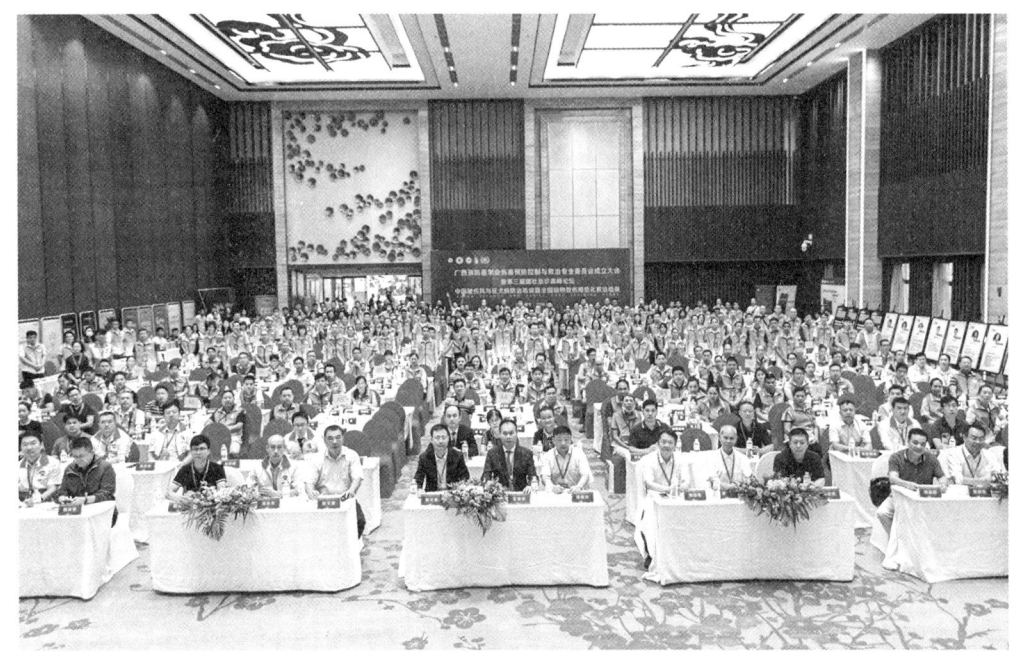

图8-3 动物致伤防治培训

## 一、动物致伤规范化救治培训基地

中国动物致伤防治联盟联合中华急诊医学培训工程在各地区创建"动物致伤规范化救治培训基地",联合全国众多教学医院的师资力量和教育资源及相关团体,开展线上(PC端和移动端)教育和线下会议培训,开展具有自身特色的基层规范化培训和急诊医学进阶教育,中国破伤风与狂犬病防治培训(CT & RT)见图8-4。线下培训以理论+实操相结合的培训方式为特色,培训内容涵盖了我国急诊(外)科、犬伤门诊、免疫接种门诊的大部分工作内容。

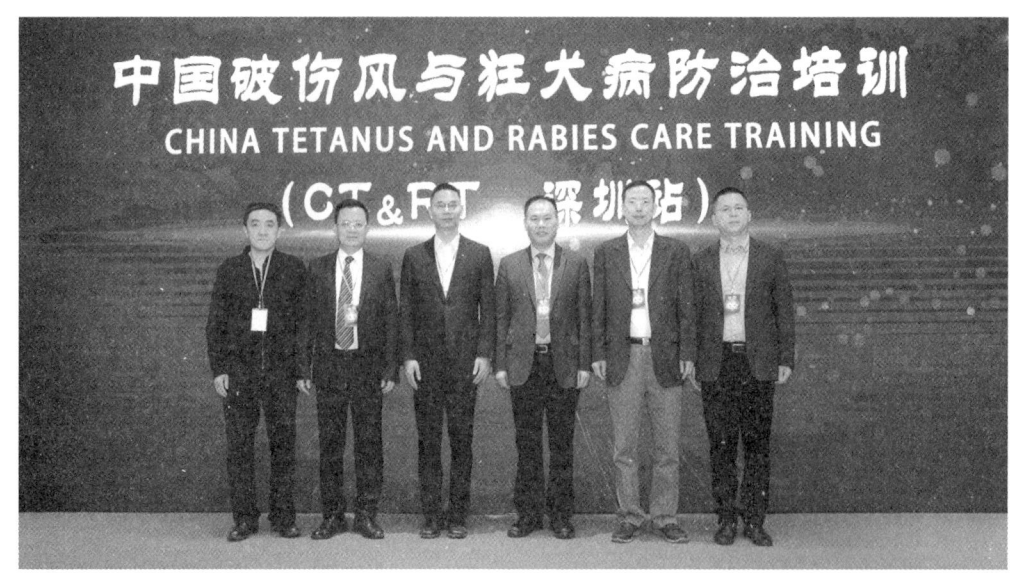

图 8-4　中国破伤风与狂犬病防治培训（CT&RT）

（一）核心技术理论

核心技术理论讲解部分有国家规范的解读、地区政策法规的解读、特殊类型动物致伤的急诊急救、外科医师临床基本功训练、伤口评估、冲洗与美容缝合技术、主被动免疫制剂的规范应用技术、严重外伤的评估和急诊急救技术、《中华医学杂志》牵头主办的科技创新沙龙等。动物致伤防治培训活动现场见图 8-5。

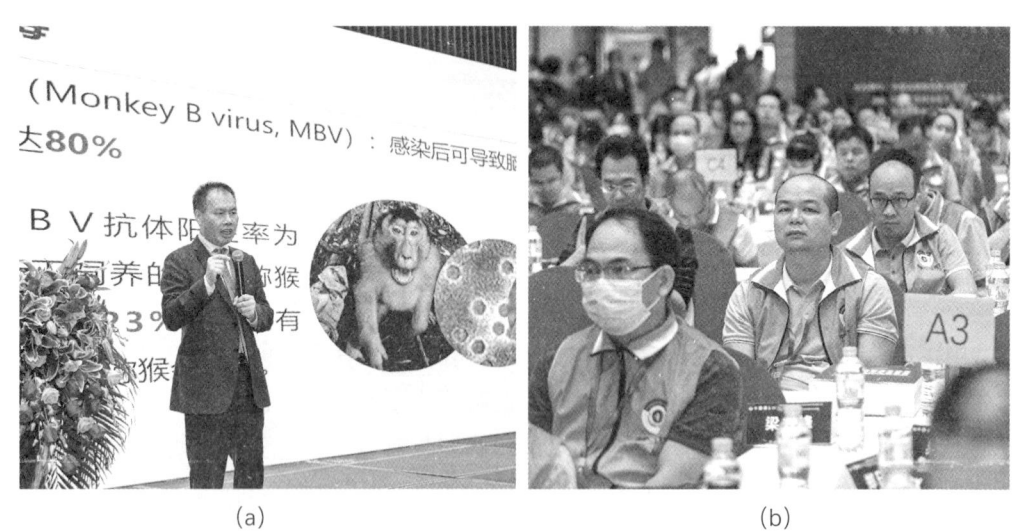

图 8-5　动物致伤防治培训活动现场

### (二)实操工作坊

实操培训部分设有 3~4 个工作坊,狂犬病暴露后标准化处置流程与技术规范(免疫防治、清创缝合、抗体检测、医护配合),急诊外科临床基本功、美容缝合与显微外科、特殊人群(儿童/老年)严重动物致伤救治,严重外伤与急诊急救,中国动物致伤信息平台、动物致伤标准化门诊建设等。动物致伤防治培训情境教学见图 8-6。

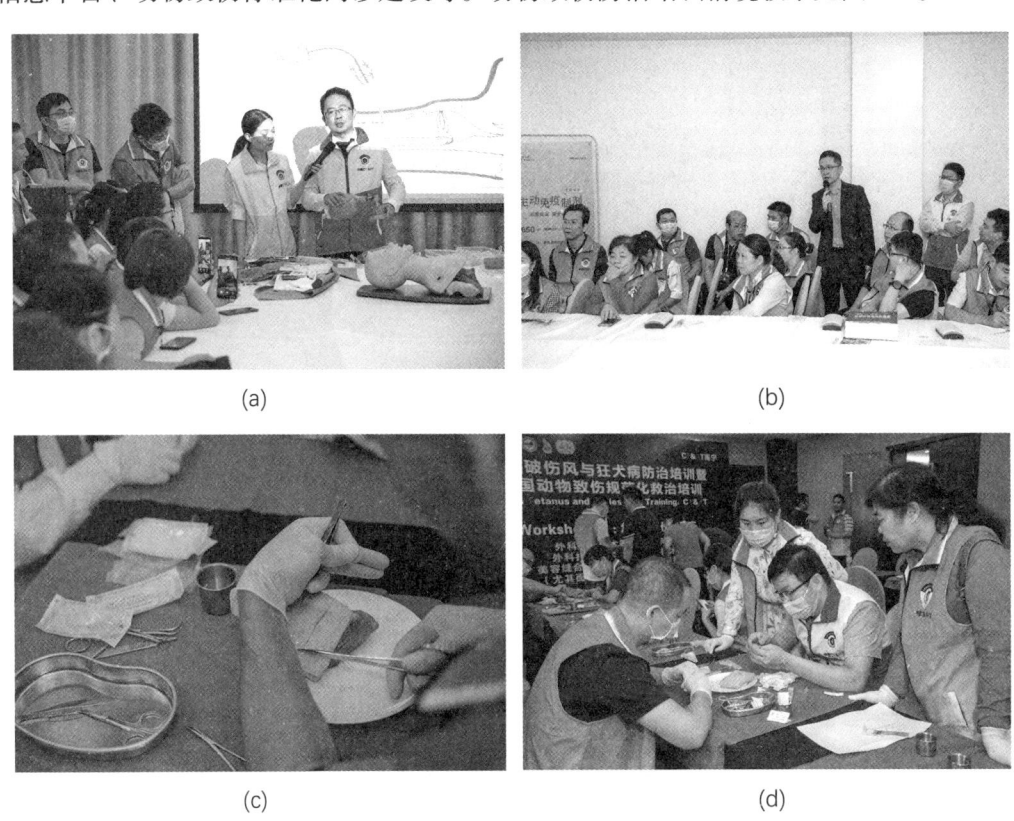

图 8-6 动物致伤防治培训情境教学

## 二、中国动物致伤规范化防治培训

中国医学救援协会动物伤害救治分会受国家卫生健康委医政医管局委托,针对我国动物致伤防治现状,组织国内权威专家设计了中国动物致伤规范化防治培训(AIST),包括基础培训和针对骨干学员的高阶培训(AIST Master)。高阶培训班开设工作坊,采取精英小班模式,通过动物实验、CBL、情景模拟教学等先进教学方法进行有针对性的培训。中国动物致伤规范化防治培训(AIST)活动现场见图 8-7。

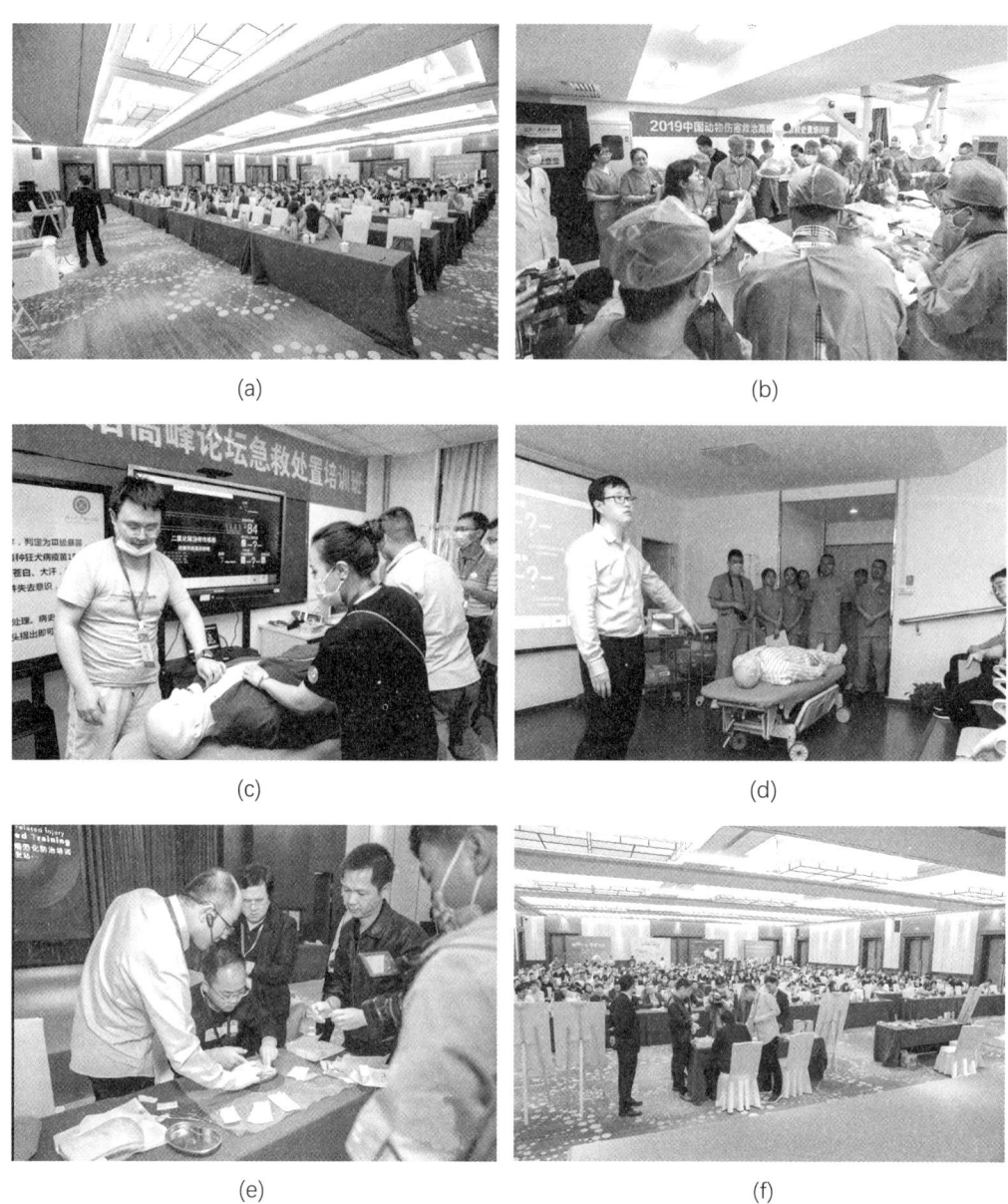

图 8-7 中国动物致伤规范化防治培训（AIST）活动现场

## 第四节 动物致伤防治培训的意义

动物致伤的规范化防治涉及外伤的处置、主被动免疫制剂的使用、重症患者的抢救与监护、免疫评价和新型防治技术的科研创新等多个方面，各地政府、卫生机构、疾控中心、医院、科研院所、社会团体、关联企业等需要联合起来，形成合力，在全国范围内组织开展动物致伤规范化救治培训。这不仅为基层人员提供了深层次的信息交流平台，解决上述种种困难，还可以增加北上广优质医疗同基层医院的联动性，不断提高基层医生动物致伤接诊能力和救治水平，变被动为主动，变盲目为精准。

◆ 参考文献 ◆

[1] 中国医学救援协会动物伤害救治分会专家组. 动物致伤专家共识 [J]. 中国急救复苏与灾难医学杂志，2018, 13(11): 1056-1061.

[2] 殷文武，王传林，陈秋兰，等. 狂犬病暴露预防处置专家共识 [J]. 中华预防医学杂志，2019, 53(7): 668-679.

[3] 中国医学救援协会. 外伤后破伤风预防规范（T/CADERM 3001-2019）[J]. 中华预防医学杂志，2019, 53(10): 978-981.

[4] 张成，刘斯，孙玉佳，等. 世界卫生组织破伤风立场文件解读与动物致伤后破伤风的预防 [J]. 中国急救复苏与灾害医学杂志，2018, 13(11): 1051-1055.

[5] 孙玉佳，刘斯，王传林. 动物致伤伤口冲洗的意义和方法 [J]. 中国急救复苏与灾害医学杂志，2018, 13(11): 1138-1141.

[6] 王传林，王储. 我国常见动物致伤诊治现状及应对策略 [C]// 中国医学救援协会动物伤害救治分会. 2020中国动物致伤诊治高峰论坛论文汇编，2020: 2.

[7] 陈庆军.《动物致伤专家共识》解读 [C]// 中国医学救援协会动物伤害救治分会. 2019中国动物伤害救治高峰论坛论文汇编，2019: 1.

（撰写者：罗淑君　校对者：陈庆军）

# 第九章 动物致伤防治科普宣传

## 第一节 概述

随着生活方式的改变,动物致伤的数量也在增加。除造成组织损伤外,动物致伤的发生往往还伴随着破伤风、狂犬病、中毒、过敏性休克等风险,具有潜在致死性,对人民群众的健康安全构成潜在威胁。据研究统计,中国每年约有4 000万人被猫狗咬伤,约有30万人被毒蛇咬伤。除此之外,胡蜂、海蜇、蚂蚁、蜱虫等动物致伤事件也时有发生。一些基层医疗机构对动物致伤的处理救治经验不足,易造成误诊的风险。除此之外,大部分患者缺乏动物致伤后的处理经验,慌乱的心境、听信"偏方"等因素可能使其错过了最佳救治时间。因此,基层医生对动物致伤后的救治的相关认识需要得到相应的提升,相关的临床实践操作需要规范的标准化指导。另一方面,强化公众的科普教育也至关重要,把握"救治黄金时间"。

## 第二节 动物致伤防治科普宣传的意义

### 一、科普宣传的对象

动物致伤科普宣传主要面向基层医护工作人员和民众,其中面向民众的宣传是重中之重。

(一)基层医院及基层医护人员

基层医疗一直是医疗服务中的重要一环,动物致伤也往往发生在基层,承担相应动物致伤诊疗重担的往往也是基层医院。但是目前基层医院及其医护人员的诊疗、救治、护理等理论知识储备、实践经验等参差不齐，因而就有误诊的风险。将动物致伤的科普宣传面向基层医院及医护人员，提升基层门诊关于动物致伤处理的服务质量，提升基层医护人员对动物致伤后救治的相关认知和操作规范化，让患者能在全国各地及时、高效地享受到专业且标准化的治疗。

（二）民众

同时，动物致伤的科普宣传也应该面向民众。长期以来，不少民众因缺乏了解动物致伤后可能存在的严重后果，不具备动物致伤伤口处理的专业知识，心理上轻视动物致伤的严重性，经常凭经验和所谓"偏方"自行处理，错过了最佳救治时间。因此，动物致伤的科普宣传应面向民众，让民众了解掌握动物致伤的相关知识及致伤后的基本处置方法，了解动物致伤的诊疗规范，了解医院动物致伤门诊等，降低动物致伤后对民众造成潜在生命健康风险的概率。

## 二、科普宣传的内容

（一）面向基层医院及基层医护人员

（1）动物致伤门诊的规范化建设。
（2）动物致伤临床医护的处置规范、处置方法。
（3）基层医院及基层医护人员定期向民众进行相关知识科普的方法等。

（二）面向普通民众

（1）动物致伤的相关知识及致伤后的基本处置方法。
（2）动物致伤的诊疗规范。
（3）当地医院动物致伤门诊等。

科普宣传见图9-1。

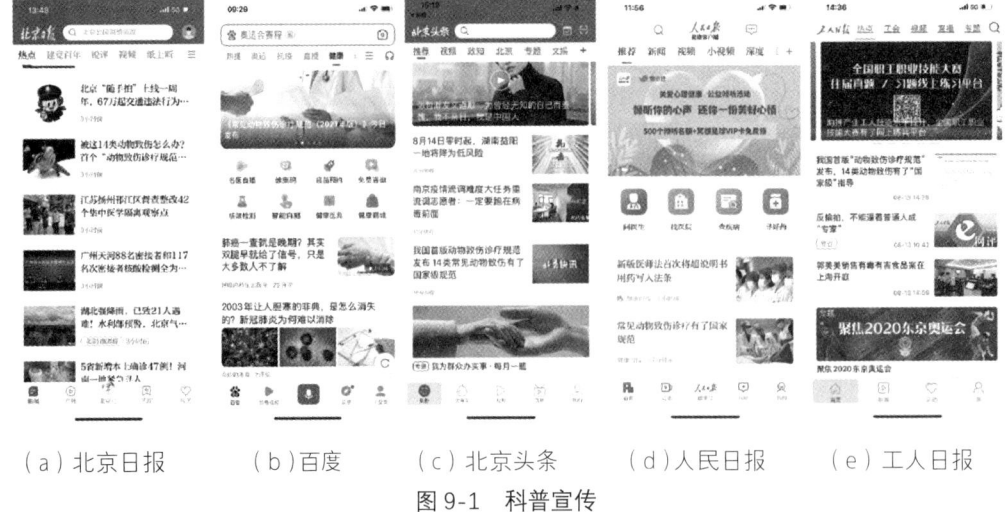

（a）北京日报　　（b）百度　　（c）北京头条　　（d）人民日报　　（e）工人日报

图 9-1　科普宣传

# 第三节　动物致伤防治科普宣传的途径

## 一、网站

相关单位根据其实际需求，可单独建立或依托其官网主页等建立动物致伤宣传网页，民众在登录官网的同时能够进入动物致伤科普的子菜单。

## 二、公众号

根据实际需求，相关单位可单独或依托官方公众号，建立动物致伤宣传版块。如"动物致伤"为独立的宣传动物致伤相关知识及动物致伤领域相关热点新闻的公众号。又如，"广西国壮急救联动中心"是广西国际壮医医院急诊急救联动中心公众号，在宣传相关科室信息的同时，也会对动物致伤救治案例进行相关分享（图9-2）。

### 2岁男童被家犬疯狂撕咬，面部多处撕裂伤，缝了300多针

宣传科　广西国壮急救联动中心

2022-09-23 13:14　发表于广西

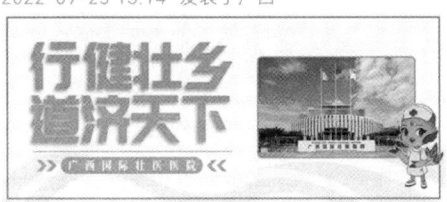

"医生！医生！快救救我孩子，他被狗咬了，满脸都是血！"

9月15日16时46分，广西国际壮医医院急诊科接诊了一例犬咬伤患儿，伴随着孩子撕心裂肺的哭喊声，家属急切地向医护人员求助。

图9-2　"广西国壮急救联动中心"微信公众号科普文章

## 三、纸质媒体

除了应用蓬勃发展的互联网技术外，传统的纸质媒体也同样重要，动物致伤防治的相关书籍、相关规范等也是较好的宣传途径。《中国妇女报》报道动物致伤防治见图9-3，《北京日报》报道动物致伤诊疗规范见图9-4，《健康报》报道动物致伤防治见图9-5，《健康时报》报道动物致伤诊疗规范见图9-6。

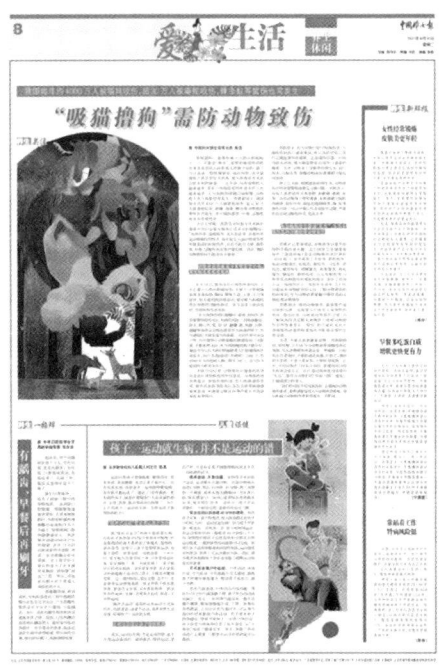

图9-3　《中国妇女报》报道动物致伤防治

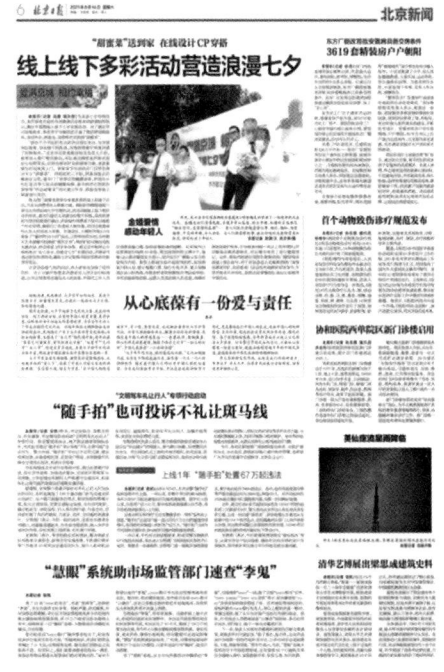

图9-4　《北京日报》报道动物致伤诊疗规范

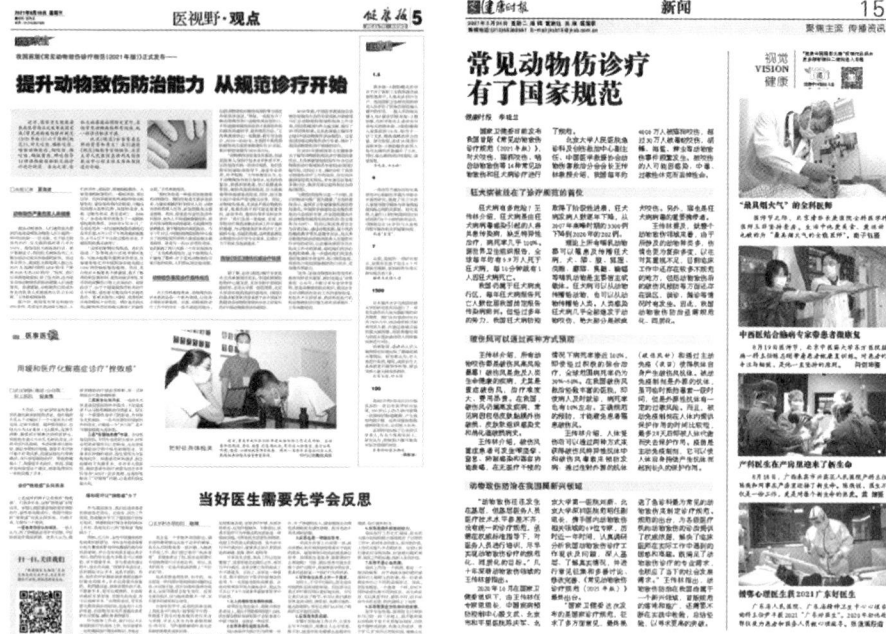

图 9-5 《健康报》报道动物致伤防治　　图 9-6 《健康时报》报道动物致伤诊疗规范

（撰写者：康　新　校对者：邓玖旭）

# 第十章　动物致伤防治相关政策法规

## 第一节　概述

### 一、现状

动物致伤可以导致组织器官创伤以及感染性、中毒性疾病，常见的有狂犬病、破伤风、蛇伤中毒、动物蜇伤、猴B病毒感染等。动物致伤与百姓生活密切相关，全国每年发生的动物致伤为4 000万人次以上。

随着经济发展及百姓生活水平的提高，猫、犬、鸟等动物作为宠物不断进入家庭生活。据不完全统计，全国家养宠物1亿余只，每年举办数场全国性的宠物食物用品及宠物医疗博览会，已经形成了宠物交易、饲养用品及预防治疗等内容的新兴产业，2019年宠物消费市场规模2 024亿元，同比增长18.5%。

动物致伤相关政策法规，涉及社会管理、传染病防治、疫苗管理、医疗卫生、民事诉讼、政务管理、动物防疫等。因篇幅所限，仅摘录与动物致伤医疗救治、预防处置工作相关的法律法规及其法条，便于工作中学习与快速检索。

### 二、社会管理相关法律法规

全国最早的动物致伤管理法律法规是1980年11月18日由卫生部、农业部、对外贸易部、全国供销总社发布的《家犬管理条例》，以及同日卫生部《关于控制和消除狂犬病的通知》。《家犬管理条例》规定家犬必须实施检疫免疫，凡被犬咬致伤者，应及时送医院治疗；并由医院向当地卫生防疫站申请狂犬病疫苗注射，防止狂犬病发生；并规定如有违反本条例者，按情节轻重给予批评教育、罚款，直至起诉追究刑事责任。

由于生产、生活的需要，在广大城乡地区犬只饲养比较普遍，犬也成为人们接触最广泛的动物之一。历史上狂犬病的传播，给百姓健康带来了较大危害。为了控制狂犬病的发生，中央直辖市、大部分省会城市、部分管理较完善的地市级城市，先后颁布了城市养犬地方性管理法规。但目前仍然缺乏由全国人大、国务院颁布的国家层面的具有全国性的犬只管理法律法规。

## 第二节 传染病防治相关法律法规

动物致伤可以导致狂犬病、鼠疫等系列传染病发生，动物致伤涉及的传染病防治法律法规有《中华人民共和国传染病防治法》《中华人民共和国疫苗管理法》。

### 一、《中华人民共和国传染病防治法》（节选）

《中华人民共和国传染病防治法》于1989年9月1日实施，2004年第十届全国人大常委会第十一次会议修订。国家对传染病防治实行预防为主的方针，采取防治结合、分类管理、依靠科学、依靠群众的综合防治措施。将鼠疫、狂犬病、新生儿破伤风、出血热、疟疾、乙脑、人感染高致病性禽流感、登革热、布病、黑热病等可通过动物传播疾病，纳入法定传染病管理。

**第七条** 各级疾病预防控制机构承担传染病监测、预测、流行病学调查、疫情报告以及其他预防、控制工作。

医疗机构承担与医疗救治有关的传染病防治工作和责任区域内的传染病预防工作。城市社区和农村基层医疗机构在疾病预防控制机构的指导下，承担城市社区、农村基层相应的传染病防治工作。

**第十条** 国家开展预防传染病的健康教育。新闻媒体应当无偿开展传染病防治和公共卫生教育的公益宣传。

疾病预防控制机构、医疗机构应当定期对其工作人员进行传染病防治知识、技能的培训。

**第十三条** 各级人民政府组织开展群众性卫生活动，进行预防传染病的健康教育，倡导文明健康的生活方式，提高公众对传染病的防治意识和应对能力，加强环境卫生建设，消除鼠害和蚊、蝇等病媒生物的危害。

各级人民政府农业、水利、林业行政部门按照职责分工负责指导和组织消除农田、湖区、河流、牧场、林区的鼠害与血吸虫危害，以及其他传播传染病的动物和病媒生物的危害。

**第十四条** 地方各级人民政府应当有计划地建设和改造公共卫生设施，改善饮用水卫生条件，对污水、污物、粪便进行无害化处置。

**第十五条** 国家实行有计划的预防接种制度。

**第十六条** 国家和社会应当关心、帮助传染病病人、病原携带者和疑似传染病病人，使其得到及时救治。任何单位和个人不得歧视传染病病人、病原携带者和疑似传染病病人。

传染病病人、病原携带者和疑似传染病病人，在治愈前或者在排除传染病嫌疑前，不得从事法律、行政法规和国务院卫生行政部门规定禁止从事的易使该传染病扩散的工作。

**第二十一条** 医疗机构必须严格执行国务院卫生行政部门规定的管理制度、操作规范，防止传染病的医源性感染和医院感染。

医疗机构应当确定专门的部门或者人员，承担传染病疫情报告、本单位的传染病预防、控制以及责任区域内的传染病预防工作；承担医疗活动中与医院感染有关的危险因素监测、安全防护、消毒、隔离和医疗废物处置工作。

疾病预防控制机构应当指定专门人员负责对医疗机构内传染病预防工作进行指导、考核，开展流行病学调查。

**第二十二条** 疾病预防控制机构、医疗机构的实验室和从事病原微生物实验的单位，应当符合国家规定的条件和技术标准，建立严格的监督管理制度，对传染病病原体样本按照规定的措施实行严格监督管理，严防传染病病原体的实验室感染和病原微生物的扩散。

**第二十五条** 县级以上人民政府农业、林业行政部门以及其他有关部门，依据各自的职责负责与人畜共患传染病有关的动物传染病的防治管理工作。

与人畜共患传染病有关的野生动物、家畜家禽，经检疫合格后，方可出售、运输。

**第三十六条** 动物防疫机构和疾病预防控制机构，应当及时互相通报动物间和人间发生的人畜共患传染病疫情以及相关信息。

**第四十二条** 传染病暴发、流行时，县级以上地方人民政府应当立即组织力量，按照预防、控制预案进行防治，切断传染病的传播途径，必要时，报经上一级人民政府决定，可以采取下列紧急措施并予以公告：

（一）限制或者停止集市、影剧院演出或者其他人群聚集的活动；

（二）停工、停业、停课；

（三）封闭或者封存被传染病病原体污染的公共饮用水源、食品以及相关物品；

（四）控制或者扑杀染疫野生动物、家畜家禽；

（五）封闭可能造成传染病扩散的场所。

**第四十三条** 甲类、乙类传染病暴发、流行时，县级以上地方人民政府报经上一级人民政府决定，可以宣布本行政区域部分或者全部为疫区；国务院可以决定并宣布跨省、自治区、直辖市的疫区。县级以上地方人民政府可以在疫区内采取本法第四十二条规定的紧急措施，并可以对出入疫区的人员、物资和交通工具实施卫生检疫。

省、自治区、直辖市人民政府可以决定对本行政区域内的甲类传染病疫区实施封锁；但是，封锁大、中城市的疫区或者封锁跨省、自治区、直辖市的疫区，以及封锁疫区导致中断干线交通或者封锁国境的，由国务院决定。

疫区封锁的解除，由原决定机关决定并宣布。

**第五十一条** 医疗机构的基本标准、建筑设计和服务流程，应当符合预防传染病医院感染的要求。

医疗机构应当按照规定对使用的医疗器械进行消毒；对按照规定一次使用的医疗器具，应当在使用后予以销毁。

医疗机构应当按照国务院卫生行政部门规定的传染病诊断标准和治疗要求，采取相应措施，提高传染病医疗救治能力。

**第五十二条** 医疗机构应当对传染病病人或者疑似传染病病人提供医疗救护、现场救援和接诊治疗，书写病历记录以及其他有关资料，并妥善保管。

医疗机构应当实行传染病预检、分诊制度；对传染病病人、疑似传染病病人，应当引导至相对隔离的分诊点进行初诊。医疗机构不具备相应救治能力的，应当将患者及其病历记录复印件一并转至具备相应救治能力的医疗机构。具体办法由国务院卫生行政部门规定。

**第六十四条** 对从事传染病预防、医疗、科研、教学、现场处理疫情的人员，以及在生产、工作中接触传染病病原体的其他人员，有关单位应当按照国家规定，采取有效的卫生防护措施和医疗保健措施，并给予适当的津贴。

**第六十六条** 县级以上人民政府卫生行政部门违反本法规定，有下列情形之一的，由本级人民政府、上级人民政府卫生行政部门责令改正，通报批评；造成传染病传播、流行或者其他严重后果的，对负有责任的主管人员和其他直接责任人员，依法给予行政处分；构成犯罪的，依法追究刑事责任：

（一）未依法履行传染病疫情通报、报告或者公布职责，或者隐瞒、谎报、缓报传染病疫情的；

（二）发生或者可能发生传染病传播时未及时采取预防、控制措施的；

（三）未依法履行监督检查职责，或者发现违法行为不及时查处的；

（四）未及时调查、处理单位和个人对下级卫生行政部门不履行传染病防治职责的举报的；

（五）违反本法的其他失职、渎职行为。

**第六十七条** 县级以上人民政府有关部门未依照本法的规定履行传染病防治和保

障职责的，由本级人民政府或者上级人民政府有关部门责令改正，通报批评；造成传染病传播、流行或者其他严重后果的，对负有责任的主管人员和其他直接责任人员，依法给予行政处分；构成犯罪的，依法追究刑事责任。

**第六十八条** 疾病预防控制机构违反本法规定，有下列情形之一的，由县级以上人民政府卫生行政部门责令限期改正，通报批评，给予警告；对负有责任的主管人员和其他直接责任人员，依法给予降级、撤职、开除的处分，并可以依法吊销有关责任人员的执业证书；构成犯罪的，依法追究刑事责任：

（一）未依法履行传染病监测职责的；

（二）未依法履行传染病疫情报告、通报职责，或者隐瞒、谎报、缓报传染病疫情的；

（三）未主动收集传染病疫情信息，或者对传染病疫情信息和疫情报告未及时进行分析、调查、核实的；

（四）发现传染病疫情时，未依据职责及时采取本法规定的措施的；

（五）故意泄露传染病病人、病原携带者、疑似传染病病人、密切接触者涉及个人隐私的有关信息、资料的。

**第六十九条** 医疗机构违反本法规定，有下列情形之一的，由县级以上人民政府卫生行政部门责令改正，通报批评，给予警告；造成传染病传播、流行或者其他严重后果的，对负有责任的主管人员和其他直接责任人员，依法给予降级、撤职、开除的处分，并可以依法吊销有关责任人员的执业证书；构成犯罪的，依法追究刑事责任：

（一）未按照规定承担本单位的传染病预防、控制工作、医院感染控制任务和责任区域内的传染病预防工作的；

（二）未按照规定报告传染病疫情，或者隐瞒、谎报、缓报传染病疫情的；

（三）发现传染病疫情时，未按照规定对传染病病人、疑似传染病病人提供医疗救护、现场救援、接诊、转诊的，或者拒绝接受转诊的；

（四）未按照规定对本单位内被传染病病原体污染的场所、物品以及医疗废物实施消毒或者无害化处置的；

（五）未按照规定对医疗器械进行消毒，或者对按照规定一次使用的医疗器具未予销毁，再次使用的。

**第七十一条** 国境卫生检疫机关、动物防疫机构未依法履行传染病疫情通报职责的，由有关部门在各自职责范围内责令改正，通报批评；造成传染病传播、流行或者其他严重后果的，对负有责任的主管人员和其他直接责任人员，依法给予降级、撤职、开除的处分；构成犯罪的，依法追究刑事责任。

**第七十二条** 铁路、交通、民用航空经营单位未依照本法的规定优先运送处理传染病疫情的人员以及防治传染病的药品和医疗器械的，由有关部门责令限期改正，给予警告；造成严重后果的，对负有责任的主管人员和其他直接责任人员，依法给予降级、撤职、开除的处分。

**第七十五条** 未经检疫出售、运输与人畜共患传染病有关的野生动物、家畜家禽的，由县级以上地方人民政府畜牧兽医行政部门责令停止违法行为，并依法给予行政处罚。

**第七十六条** 在国家确认的自然疫源地兴建水利、交通、旅游、能源等大型建设项目，未经卫生调查进行施工的，或者未按照疾病预防控制机构的意见采取必要的传染病预防、控制措施的，由县级以上人民政府卫生行政部门责令限期改正，给予警告，处五千元以上三万元以下的罚款；逾期不改正的，处三万元以上十万元以下的罚款，并可以提请有关人民政府依据职责权限，责令停建、关闭。

**第七十七条** 单位和个人违反本法规定，导致传染病传播、流行，给他人人身、财产造成损害的，应当依法承担民事责任。

## 二、《中华人民共和国疫苗管理法》（节选）

疫苗是预防控制传染病的最有效措施之一，在狂犬病、破伤风、出血热等疾病防治中发挥着不可替代的作用。《中华人民共和国疫苗管理法》于2020年1月1日起实施。

**第一条** 为了加强疫苗管理，保证疫苗质量和供应，规范预防接种，促进疫苗行业发展，保障公众健康，维护公共卫生安全，制定本法。

**第二条** 在中华人民共和国境内从事疫苗研制、生产、流通和预防接种及其监督管理活动，适用本法。本法未作规定的，适用《中华人民共和国药品管理法》、《中华人民共和国传染病防治法》等法律、行政法规的规定。

本法所称疫苗，是指为预防、控制疾病的发生、流行，用于人体免疫接种的预防性生物制品，包括免疫规划疫苗和非免疫规划疫苗。

**第三条** 国家对疫苗实行最严格的管理制度，坚持安全第一、风险管理、全程管控、科学监管、社会共治。

**第四条** 国家坚持疫苗产品的战略性和公益性。

国家支持疫苗基础研究和应用研究，促进疫苗研制和创新，将预防、控制重大疾病的疫苗研制、生产和储备纳入国家战略。

国家制定疫苗行业发展规划和产业政策，支持疫苗产业发展和结构优化，鼓励疫苗生产规模化、集约化，不断提升疫苗生产工艺和质量水平。

**第五条** 疫苗上市许可持有人应当加强疫苗全生命周期质量管理，对疫苗的安全性、有效性和质量可控性负责。

从事疫苗研制、生产、流通和预防接种活动的单位和个人，应当遵守法律、法规、规章、标准和规范，保证全过程信息真实、准确、完整和可追溯，依法承担责任，接受社会监督。

**第六条** 国家实行免疫规划制度。

居住在中国境内的居民，依法享有接种免疫规划疫苗的权利，履行接种免疫规划疫苗的义务。政府免费向居民提供免疫规划疫苗。

县级以上人民政府及其有关部门应当保障适龄儿童接种免疫规划疫苗。监护人应当依法保证适龄儿童按时接种免疫规划疫苗。

**第七条** 县级以上人民政府应当将疫苗安全工作和预防接种工作纳入本级国民经济和社会发展规划，加强疫苗监督管理能力建设，建立健全疫苗监督管理工作机制。

县级以上地方人民政府对本行政区域疫苗监督管理工作负责，统一领导、组织、协调本行政区域疫苗监督管理工作。

**第八条** 国务院药品监督管理部门负责全国疫苗监督管理工作。国务院卫生健康主管部门负责全国预防接种监督管理工作。国务院其他有关部门在各自职责范围内负责与疫苗有关的监督管理工作。

省、自治区、直辖市人民政府药品监督管理部门负责本行政区域疫苗监督管理工作。设区的市级、县级人民政府承担药品监督管理职责的部门（以下称药品监督管理部门）负责本行政区域疫苗监督管理工作。县级以上地方人民政府卫生健康主管部门负责本行政区域预防接种监督管理工作。县级以上地方人民政府其他有关部门在各自职责范围内负责与疫苗有关的监督管理工作。

**第九条** 国务院和省、自治区、直辖市人民政府建立部门协调机制，统筹协调疫苗监督管理有关工作，定期分析疫苗安全形势，加强疫苗监督管理，保障疫苗供应。

**第十条** 国家实行疫苗全程电子追溯制度。

国务院药品监督管理部门会同国务院卫生健康主管部门制定统一的疫苗追溯标准和规范，建立全国疫苗电子追溯协同平台，整合疫苗生产、流通和预防接种全过程追溯信息，实现疫苗可追溯。

疫苗上市许可持有人应当建立疫苗电子追溯系统，与全国疫苗电子追溯协同平台相衔接，实现生产、流通和预防接种全过程最小包装单位疫苗可追溯、可核查。

疾病预防控制机构、接种单位应当依法如实记录疫苗流通、预防接种等情况，并按照规定向全国疫苗电子追溯协同平台提供追溯信息。

**第十二条** 各级人民政府及其有关部门、疾病预防控制机构、接种单位、疫苗上市许可持有人和疫苗行业协会等应当通过全国儿童预防接种日等活动，定期开展疫苗安全法律、法规以及预防接种知识等的宣传教育、普及工作。

新闻媒体应当开展疫苗安全法律、法规以及预防接种知识等的公益宣传,并对疫苗违法行为进行舆论监督。有关疫苗的宣传报道应当全面、科学、客观、公正。

**第四十一条** 国务院卫生健康主管部门制定国家免疫规划;国家免疫规划疫苗种类由国务院卫生健康主管部门会同国务院财政部门拟订,报国务院批准后公布。

国务院卫生健康主管部门建立国家免疫规划专家咨询委员会,并会同国务院财政部门建立国家免疫规划疫苗种类动态调整机制。

省、自治区、直辖市人民政府在执行国家免疫规划时,可以根据本行政区域疾病预防、控制需要,增加免疫规划疫苗种类,报国务院卫生健康主管部门备案并公布。

**第四十二条** 国务院卫生健康主管部门应当制定、公布预防接种工作规范,强化预防接种规范化管理。

国务院卫生健康主管部门应当制定、公布国家免疫规划疫苗的免疫程序和非免疫规划疫苗的使用指导原则。

省、自治区、直辖市人民政府卫生健康主管部门应当结合本行政区域实际情况制定接种方案,并报国务院卫生健康主管部门备案。

**第四十三条** 各级疾病预防控制机构应当按照各自职责,开展与预防接种相关的宣传、培训、技术指导、监测、评价、流行病学调查、应急处置等工作。

**第四十四条** 接种单位应当具备下列条件:

(一)取得医疗机构执业许可证;

(二)具有经过县级人民政府卫生健康主管部门组织的预防接种专业培训并考核合格的医师、护士或者乡村医生;

(三)具有符合疫苗储存、运输管理规范的冷藏设施、设备和冷藏保管制度。

县级以上地方人民政府卫生健康主管部门指定符合条件的医疗机构承担责任区域内免疫规划疫苗接种工作。符合条件的医疗机构可以承担非免疫规划疫苗接种工作,并应当报颁发其医疗机构执业许可证的卫生健康主管部门备案。

接种单位应当加强内部管理,开展预防接种工作应当遵守预防接种工作规范、免疫程序、疫苗使用指导原则和接种方案。

各级疾病预防控制机构应当加强对接种单位预防接种工作的技术指导和疫苗使用的管理。

**第四十五条** 医疗卫生人员实施接种,应当告知受种者或者其监护人所接种疫苗的品种、作用、禁忌、不良反应以及现场留观等注意事项,询问受种者的健康状况以及是否有接种禁忌等情况,并如实记录告知和询问情况。受种者或者其监护人应当如实提供受种者的健康状况和接种禁忌等情况。有接种禁忌不能接种的,医疗卫生人员应当向受种者或者其监护人提出医学建议,并如实记录提出医学建议情况。

医疗卫生人员在实施接种前,应当按照预防接种工作规范的要求,检查受种者健康状况、核查接种禁忌，查对预防接种证，检查疫苗、注射器的外观、批号、有效期，核对受种者的姓名、年龄和疫苗的品名、规格、剂量、接种部位、接种途径，做到受种者、预防接种证和疫苗信息相一致，确认无误后方可实施接种。

医疗卫生人员应当对符合接种条件的受种者实施接种。受种者在现场留观期间出现不良反应的，医疗卫生人员应当按照预防接种工作规范的要求，及时采取救治等措施。

**第四十六条** 医疗卫生人员应当按照国务院卫生健康主管部门的规定，真实、准确、完整记录疫苗的品种、上市许可持有人、最小包装单位的识别信息、有效期、接种时间、实施接种的医疗卫生人员、受种者等接种信息，确保接种信息可追溯、可查询。接种记录应当保存至疫苗有效期满后不少于五年备查。

**第四十七条** 国家对儿童实行预防接种证制度。

在儿童出生后一个月内，其监护人应当到儿童居住地承担预防接种工作的接种单位或者出生医院为其办理预防接种证。接种单位或者出生医院不得拒绝办理。监护人应当妥善保管预防接种证。

预防接种实行居住地管理，儿童离开原居住地期间，由现居住地承担预防接种工作的接种单位负责对其实施接种。

预防接种证的格式由国务院卫生健康主管部门规定。

**第四十八条** 儿童入托、入学时，托幼机构、学校应当查验预防接种证，发现未按照规定接种免疫规划疫苗的，应当向儿童居住地或者托幼机构、学校所在地承担预防接种工作的接种单位报告，并配合接种单位督促其监护人按照规定补种。疾病预防控制机构应当为托幼机构、学校查验预防接种证等提供技术指导。

儿童入托、入学预防接种证查验办法由国务院卫生健康主管部门会同国务院教育行政部门制定。

**第四十九条** 接种单位接种免疫规划疫苗不得收取任何费用。

接种单位接种非免疫规划疫苗，除收取疫苗费用外，还可以收取接种服务费。接种服务费的收费标准由省、自治区、直辖市人民政府价格主管部门会同财政部门制定。

**第五十条** 县级以上地方人民政府卫生健康主管部门根据传染病监测和预警信息，为预防、控制传染病暴发、流行，报经本级人民政府决定，并报省级以上人民政府卫生健康主管部门备案，可以在本行政区域进行群体性预防接种。

需要在全国范围或者跨省、自治区、直辖市范围内进行群体性预防接种的，应当由国务院卫生健康主管部门决定。

作出群体性预防接种决定的县级以上地方人民政府或者国务院卫生健康主管部门应当组织有关部门做好人员培训、宣传教育、物资调用等工作。

任何单位和个人不得擅自进行群体性预防接种。

**第五十一条** 传染病暴发、流行时，县级以上地方人民政府或者其卫生健康主管部门需要采取应急接种措施的，依照法律、行政法规的规定执行。

**第五十四条** 接种单位、医疗机构等发现疑似预防接种异常反应的，应当按照规定向疾病预防控制机构报告。

**第五十五条** 对疑似预防接种异常反应，疾病预防控制机构应当按照规定及时报告，组织调查、诊断，并将调查、诊断结论告知受种者或者其监护人。对调查、诊断结论有争议的，可以根据国务院卫生健康主管部门制定的鉴定办法申请鉴定。

因预防接种导致受种者死亡、严重残疾，或者群体性疑似预防接种异常反应等对社会有重大影响的疑似预防接种异常反应，由设区的市级以上人民政府卫生健康主管部门、药品监督管理部门按照各自职责组织调查、处理。

**第五十六条** 国家实行预防接种异常反应补偿制度。实施接种过程中或者实施接种后出现受种者死亡、严重残疾、器官组织损伤等损害，属于预防接种异常反应或者不能排除的，应当给予补偿。补偿范围实行目录管理，并根据实际情况进行动态调整。

接种免疫规划疫苗所需的补偿费用，由省、自治区、直辖市人民政府财政部门在预防接种经费中安排；接种非免疫规划疫苗所需的补偿费用，由相关疫苗上市许可持有人承担。国家鼓励通过商业保险等多种形式对预防接种异常反应受种者予以补偿。

预防接种异常反应补偿应当及时、便民、合理。预防接种异常反应补偿范围、标准、程序由国务院规定，省、自治区、直辖市制定具体实施办法。

# 第三节 医疗卫生行业管理相关法律法规

动物致伤医疗救治工作涉及《中华人民共和国基本医疗卫生与健康促进法》《中华人民共和国医师法》和国家卫计委《医疗质量管理办法》。

## 一、《中华人民共和国基本医疗卫生与健康促进法》（节选）

2019年12月28日，第十三届全国人大常委会第十五次会议审议通过了《中华人民共和国基本医疗卫生与健康促进法》，并于2020年6月1日起实施。该法的实施对发展医疗卫生与健康事业，保障公民享有基本医疗卫生服务，提高公民健康水平，推进健康中国建设具有积极意义。

**第二十条** 国家建立传染病防控制度，制定传染病防治规划并组织实施，加强传染病监测预警，坚持预防为主、防治结合，联防联控、群防群控、源头防控、综合治理，阻断传播途径，保护易感人群，降低传染病的危害。

**第二十一条** 国家实行预防接种制度，加强免疫规划工作。居民有依法接种免疫规划疫苗的权利和义务。

**第三十二条** 公民接受医疗卫生服务，对病情、诊疗方案、医疗风险、医疗费用等事项依法享有知情同意的权利。

需要实施手术、特殊检查、特殊治疗的，医疗卫生人员应当及时向患者说明医疗风险、替代医疗方案等情况，并取得其同意；不能或者不宜向患者说明的，应当向患者的近亲属说明，并取得其同意。法律另有规定的，依照其规定。

**第四十三条** 医疗卫生机构应当遵守法律、法规、规章，建立健全内部质量管理和控制制度，对医疗卫生服务质量负责。

医疗卫生机构应当按照临床诊疗指南、临床技术操作规范和行业标准以及医学伦理规范等有关要求，合理进行检查、用药、诊疗，加强医疗卫生安全风险防范，优化服务流程，持续改进医疗卫生服务质量。

**第五十四条** 医疗卫生人员应当遵循医学科学规律，遵守有关临床诊疗技术规范和各项操作规范以及医学伦理规范，使用适宜技术和药物，合理诊疗，因病施治，不得对患者实施过度医疗。

**第一百零一条** 违反本法规定，医疗卫生机构等的医疗信息安全制度、保障措施不健全，导致医疗信息泄露，或者医疗质量管理和医疗技术管理制度、安全措施不健全的，由县级以上人民政府卫生健康等主管部门责令改正，给予警告，并处一万元以上五万元以下的罚款；情节严重的，可以责令停止相应执业活动，对直接负责的主管人员和其他直接责任人员依法追究法律责任。

**第一百零二条** 违反本法规定，医疗卫生人员有下列行为之一的，由县级以上人民政府卫生健康主管部门依照有关执业医师、护士管理和医疗纠纷预防处理等法律、行政法规的规定给予行政处罚：

（一）利用职务之便索要、非法收受财物或者牟取其他不正当利益；

（二）泄露公民个人健康信息；

（三）在开展医学研究或提供医疗卫生服务过程中未按照规定履行告知义务或者违反医学伦理规范。

前款规定的人员属于政府举办的医疗卫生机构中的人员的，依法给予处分。

## 二、《中华人民共和国医师法》(节选)

2021年8月20日,十三届全国人大常委会第三十次会议表决通过《中华人民共和国医师法》,并于2022年3月1日起施行,其中明确规定每年8月19日为中国医师节。该法将为保障医师合法权益,规范医师执业行为,加强医师队伍建设,保护人民健康,实施健康中国战略提供有效的法律保障,同时也对医师的准入门槛、医师执业注册、医师多机构执业、医师考核以及医师终生禁业等方面做了明确的规定。

《中华人民共和国执业医师法》实施已有20余年,随着医改推进、医疗环境的变化,许多规定已无法适应现有需求。自2022年3月1日起《中华人民共和国执业医师法》同时废止。

第二十三条 医师在执业活动中履行下列义务:

(一)树立敬业精神,恪守职业道德,履行医师职责,尽职尽责救治患者,执行疫情防控等公共卫生措施;

(二)遵循临床诊疗指南,遵守临床技术操作规范和医学伦理规范等;

(三)尊重、关心、爱护患者,依法保护患者隐私和个人信息;

(四)努力钻研业务,更新知识,提高医学专业技术能力和水平,提升医疗卫生服务质量;

(五)宣传推广与岗位相适应的健康科普知识,对患者及公众进行健康教育和健康指导;

(六)法律、法规规定的其他义务。

第二十四条 医师实施医疗、预防、保健措施,签署有关医学证明文件,必须亲自诊查、调查,并按照规定及时填写病历等医学文书,不得隐匿、伪造、篡改或者擅自销毁病历等医学文书及有关资料。

医师不得出具虚假医学证明文件以及与自己执业范围无关或者与执业类别不相符的医学证明文件。

第二十五条 医师在诊疗活动中应当向患者说明病情、医疗措施和其他需要告知的事项。需要实施手术、特殊检查、特殊治疗的,医师应当及时向患者具体说明医疗风险、替代医疗方案等情况,并取得其明确同意;不能或者不宜向患者说明的,应当向患者的近亲属说明,并取得其明确同意。

第二十六条 医师开展药物、医疗器械临床试验和其他医学临床研究应当符合国家有关规定,遵守医学伦理规范,依法通过伦理审查,取得书面知情同意。

第二十七条  对需要紧急救治的患者，医师应当采取紧急措施进行诊治，不得拒绝急救处置。

因抢救生命垂危的患者等紧急情况，不能取得患者或者其近亲属意见的，经医疗机构负责人或者授权的负责人批准，可以立即实施相应的医疗措施。

国家鼓励医师积极参与公共交通工具等公共场所急救服务；医师因自愿实施急救造成受助人损害的，不承担民事责任。

第二十八条  医师应当使用经依法批准或者备案的药品、消毒药剂、医疗器械，采用合法、合规、科学的诊疗方法。

除按照规范用于诊断治疗外，不得使用麻醉药品、医疗用毒性药品、精神药品、放射性药品等。

第二十九条  医师应当坚持安全有效、经济合理的用药原则，遵循药品临床应用指导原则、临床诊疗指南和药品说明书等合理用药。

在尚无有效或者更好治疗手段等特殊情况下，医师取得患者明确知情同意后，可以采用药品说明书中未明确但具有循证医学证据的药品用法实施治疗。医疗机构应当建立管理制度，对医师处方、用药医嘱的适宜性进行审核，严格规范医师用药行为。

第三十一条  医师不得利用职务之便，索要、非法收受财物或者牟取其他不正当利益；不得对患者实施不必要的检查、治疗。

第三十二条  遇有自然灾害、事故灾难、公共卫生事件和社会安全事件等严重威胁人民生命健康的突发事件时，县级以上人民政府卫生健康主管部门根据需要组织医师参与卫生应急处置和医疗救治，医师应当服从调遣。

第三十三条  在执业活动中有下列情形之一的，医师应当按照有关规定及时向所在医疗卫生机构或者有关部门、机构报告：

（一）发现传染病、突发不明原因疾病或者异常健康事件；

（二）发生或者发现医疗事故；

（三）发现可能与药品、医疗器械有关的不良反应或者不良事件；

（四）发现假药或者劣药；

（五）发现患者涉嫌伤害事件或者非正常死亡；

（六）法律、法规规定的其他情形。

第三十七条  国家制定医师培养规划，建立适应行业特点和社会需求的医师培养和供需平衡机制，统筹各类医学人才需求，加强全科、儿科、精神科、老年医学等紧缺专业人才培养。

国家采取措施，加强医教协同，完善医学院校教育、毕业后教育和继续教育体系。

国家通过多种途径，加强以全科医生为重点的基层医疗卫生人才培养和配备。

国家采取措施，完善中医西医相互学习的教育制度，培养高层次中西医结合人才和能够提供中西医结合服务的全科医生。

**第三十八条** 国家建立健全住院医师规范化培训制度，健全临床带教激励机制，保障住院医师培训期间待遇，严格培训过程管理和结业考核。

国家建立健全专科医师规范化培训制度，不断提高临床医师专科诊疗水平。

**第三十九条** 县级以上人民政府卫生健康主管部门和其他有关部门应当制定医师培训计划，采取多种形式对医师进行分级分类培训，为医师接受继续医学教育提供条件。

县级以上人民政府应当采取有力措施，优先保障基层、欠发达地区和民族地区的医疗卫生人员接受继续医学教育。

**第四十二条** 国家实行医师定期考核制度。

县级以上人民政府卫生健康主管部门或者其委托的医疗卫生机构、行业组织应当按照医师执业标准，对医师的业务水平、工作业绩和职业道德状况进行考核，考核周期为三年。对具有较长年限执业经历、无不良行为记录的医师，可以简化考核程序。

受委托的机构或者组织应当将医师考核结果报准予注册的卫生健康主管部门备案。

对考核不合格的医师，县级以上人民政府卫生健康主管部门应当责令其暂停执业活动三个月至六个月，并接受相关专业培训。暂停执业活动期满，再次进行考核，对考核合格的，允许其继续执业。

**第四十三条** 省级以上人民政府卫生健康主管部门负责指导、检查和监督医师考核工作。

**第四十八条** 医师有下列情形之一的，按照国家有关规定给予表彰、奖励：

（一）在执业活动中，医德高尚，事迹突出；

（二）在医学研究、教育中开拓创新，对医学专业技术有重大突破，做出显著贡献；

（三）遇有突发事件时，在预防预警、救死扶伤等工作中表现突出；

（四）长期在艰苦边远地区的县级以下医疗卫生机构努力工作；

（五）在疾病预防控制、健康促进工作中做出突出贡献；

（六）法律、法规规定的其他情形。

**第五十五条** 违反本法规定，医师在执业活动中有下列行为之一的，由县级以上人民政府卫生健康主管部门责令改正，给予警告；情节严重的，责令暂停六个月以上一年以下执业活动直至吊销医师执业证书：

（一）在提供医疗卫生服务或者开展医学临床研究中，未按照规定履行告知义务或者取得知情同意；

（二）对需要紧急救治的患者，拒绝急救处置，或者由于不负责任延误诊治；

（三）遇有自然灾害、事故灾难、公共卫生事件和社会安全事件等严重威胁人民生命健康的突发事件时，不服从卫生健康主管部门调遣；

（四）未按照规定报告有关情形；

（五）违反法律、法规、规章或者执业规范，造成医疗事故或者其他严重后果。

**第五十六条** 违反本法规定，医师在执业活动中有下列行为之一的，由县级以上人民政府卫生健康主管部门责令改正，给予警告，没收违法所得，并处一万元以上三万元以下的罚款；情节严重的，责令暂停六个月以上一年以下执业活动直至吊销医师执业证书：

（一）泄露患者隐私或者个人信息；

（二）出具虚假医学证明文件，或者未经亲自诊查、调查，签署诊断、治疗、流行病学等证明文件或者有关出生、死亡等证明文件；

（三）隐匿、伪造、篡改或者擅自销毁病历等医学文书及有关资料；

（四）未按照规定使用麻醉药品、医疗用毒性药品、精神药品、放射性药品等；

（五）利用职务之便，索要、非法收受财物或者牟取其他不正当利益，或者违反诊疗规范，对患者实施不必要的检查、治疗造成不良后果；

（六）开展禁止类医疗技术临床应用。

## 三、《医疗质量管理办法》（节选）

《医疗质量管理办法》以中华人民共和国国家卫生和计划生育委员会令第10号发布，2016年11月1日实行。该办法对加强医疗机构管理，提高医疗服务质量，明确岗位责任，落实首诊负责制具有很大推动作用。

**第四条** 医疗质量管理是医疗管理的核心，各级各类医疗机构是医疗质量管理的第一责任主体，应当全面加强医疗质量管理，持续改进医疗质量，保障医疗安全。

**第五条** 医疗质量管理应当充分发挥卫生行业组织的作用，各级卫生计生行政部门应当为卫生行业组织参与医疗质量管理创造条件。

**第六条** 国家卫生计生委负责组织或者委托专业机构、行业组织（以下称专业机构）制订医疗质量管理相关制度、规范、标准和指南，指导地方各级卫生计生行政部门和医疗机构开展医疗质量管理与控制工作。

**第七条** 国家卫生计生委建立国家医疗质量管理与控制体系，完善医疗质量控制与持续改进的制度和工作机制。各级卫生计生行政部门组建或者指定各级、各专业医疗质量控制组织（以下称质控组织）落实医疗质量管理与控制的有关工作要求。

**第八条** 国家级各专业质控组织在国家卫生计生委指导下，负责制订全国统一的质控指标、标准和质量管理要求，收集、分析医疗质量数据，定期发布质控信息。省级和有条件的地市级卫生计生行政部门组建相应级别、专业的质控组织,开展医疗质量管理与控制工作。

**第九条** 医疗机构医疗质量管理实行院、科两级责任制。医疗机构主要负责人是本机构医疗质量管理的第一责任人;临床科室以及药学、护理、医技等部门(以下称业务科室)主要负责人是本科室医疗质量管理的第一责任人。

**第十条** 医疗机构应当成立医疗质量管理专门部门,负责本机构的医疗质量管理工作。二级以上的医院、妇幼保健院以及专科疾病防治机构(以下称二级以上医院)应当设立医疗质量管理委员会。

**第十二条** 二级以上医院各业务科室应当成立本科室医疗质量管理工作小组,组长由科室主要负责人担任,指定专人负责日常具体工作。医疗质量管理工作小组主要职责是:

(一)贯彻执行医疗质量管理相关的法律、法规、规章、规范性文件和本科室医疗质量管理制度;

(二)制订本科室年度质量控制实施方案,组织开展科室医疗质量管理与控制工作;

(三)制订本科室医疗质量持续改进计划和具体落实措施;

(四)定期对科室医疗质量进行分析和评估,对医疗质量薄弱环节提出整改措施并组织实施;

(五)对本科室医务人员进行医疗质量管理相关法律、法规、规章制度、技术规范、标准、诊疗常规及指南的培训和宣传教育;

(六)按照有关要求报送本科室医疗质量管理相关信息。

**第十三条** 各级卫生计生行政部门和医疗机构应当建立健全医疗质量管理人员的培养和考核制度,充分发挥专业人员在医疗质量管理工作中的作用。

**第十五条** 医务人员应当恪守职业道德,认真遵守医疗质量管理相关法律法规、规范、标准和本机构医疗质量管理制度的规定,规范临床诊疗行为,保障医疗质量和医疗安全。

**第十六条** 医疗机构应当按照核准登记的诊疗科目执业。卫生技术人员开展诊疗活动应当依法取得执业资质,医疗机构人力资源配备应当满足临床工作需要。医疗机构应当按照有关法律法规、规范、标准要求,使用经批准的药品、医疗器械、耗材开展诊疗活动。医疗机构开展医疗技术应当与其功能任务和技术能力相适应,按照国家关于医疗技术和手术管理有关规定,加强医疗技术临床应用管理。

**第十七条** 医疗机构及其医务人员应当遵循临床诊疗指南、临床技术操作规范、行业标准和临床路径等有关要求开展诊疗工作,严格遵守医疗质量安全核心制度,做到合理检查、合理用药、合理治疗。

第二十一条　医疗机构应当完善门急诊管理制度，规范门急诊质量管理，加强门急诊专业人员和技术力量配备，优化门急诊服务流程，保证门急诊医疗质量和医疗安全，并把门急诊工作质量作为考核科室和医务人员的重要内容。

第二十六条　医疗机构应当建立本机构全员参与、覆盖临床诊疗服务全过程的医疗质量管理与控制工作制度。

第二十八条　医疗机构应当加强单病种质量管理与控制工作，建立本机构单病种管理的指标体系，制订单病种医疗质量参考标准，促进医疗质量精细化管理。

第三十一条　医疗机构应当对各科室医疗质量管理情况进行现场检查和抽查，建立本机构医疗质量内部公示制度，对各科室医疗质量关键指标的完成情况予以内部公示。

医疗机构应当定期对医疗卫生技术人员开展医疗卫生管理法律法规、医院管理制度、医疗质量管理与控制方法、专业技术规范等相关内容的培训和考核。

医疗机构应当将科室医疗质量管理情况作为科室负责人综合目标考核以及聘任、晋升、评先评优的重要指标。医疗机构应当将科室和医务人员医疗质量管理情况作为医师定期考核、晋升以及科室和医务人员绩效考核的重要依据。

第四十条　各级卫生计生行政部门应当建立医疗机构医疗质量管理激励机制，采取适当形式对医疗质量管理先进的医疗机构和管理人员予以表扬和鼓励，积极推广先进经验和做法。

第四十一条　县级以上地方卫生计生行政部门应当建立医疗机构医疗质量管理情况约谈制度。对发生重大或者特大医疗质量安全事件、存在严重医疗质量安全隐患，或者未按要求整改的各级各类医疗机构负责人进行约谈；对造成严重后果的，予以通报，依法处理，同时报上级卫生计生行政部门备案。

第四十二条　各级卫生计生行政部门应当将医疗机构医疗质量管理情况和监督检查结果，纳入医疗机构及其主要负责人考核的关键指标，并与医疗机构校验、医院评审、评价以及个人业绩考核相结合。考核不合格的，视情况对医疗机构及其主要负责人进行处理。

第四十四条　医疗机构有下列情形之一的，由县级以上卫生计生行政部门责令限期改正；逾期不改的，给予警告，并处三万元以下罚款；对公立医疗机构负有责任的主管人员和其他直接责任人员，依法给予处分：

（一）未建立医疗质量管理部门或者未指定专（兼）职人员负责医疗质量管理工作的；

（二）未建立医疗质量管理相关规章制度的；

（三）医疗质量管理制度不落实或者落实不到位，导致医疗质量管理混乱的；

（四）发生重大医疗质量安全事件隐匿不报的；

（五）未按照规定报送医疗质量安全相关信息的；

（六）其他违反本办法规定的行为。

**第四十五条** 医疗机构执业的医师、护士在执业活动中，有下列行为之一的，由县级以上地方卫生计生行政部门依据《执业医师法》《护士条例》等有关法律法规的规定进行处理；构成犯罪的，依法追究刑事责任：

（一）违反卫生法律、法规、规章制度或者技术操作规范，造成严重后果的；

（二）由于不负责任延误急危患者抢救和诊治，造成严重后果的；

（三）未经亲自诊查，出具检查结果和相关医学文书的；

（四）泄露患者隐私，造成严重后果的；

（五）开展医疗活动未遵守知情同意原则的；

（六）违规开展禁止或者限制临床应用的医疗技术、不合格或者未经批准的药品、医疗器械、耗材等开展诊疗活动的；

（七）其他违反本办法规定的行为。

其他卫生技术人员违反本办法规定的，根据有关法律、法规的规定予以处理。

**第四十七条** 本办法下列用语的含义：

（一）医疗质量：指在现有医疗技术水平及能力、条件下，医疗机构及其医务人员在临床诊断及治疗过程中，按照职业道德及诊疗规范要求，给予患者医疗照顾的程度。

（二）医疗质量管理：指按照医疗质量形成的规律和有关法律、法规要求，运用现代科学管理方法，对医疗服务要素、过程和结果进行管理与控制，以实现医疗质量系统改进、持续改进的过程。

（三）医疗质量安全核心制度：指医疗机构及其医务人员在诊疗活动中应当严格遵守的相关制度，主要包括：首诊负责制度、三级查房制度、会诊制度、分级护理制度、值班和交接班制度、疑难病例讨论制度、急危重患者抢救制度、术前讨论制度、死亡病例讨论制度、查对制度、手术安全核查制度、手术分级管理制度、新技术和新项目准入制度、危急值报告制度、病历管理制度、抗菌药物分级管理制度、临床用血审核制度、信息安全管理制度等。

（四）医疗质量管理工具：指为实现医疗质量管理目标和持续改进所采用的措施、方法和手段，如全面质量管理（TQC）、质量环（PDCA循环）、品管圈（QCC）、疾病诊断相关组（DRGs）绩效评价、单病种管理、临床路径管理等。

# 第四节 民事管理相关法律法规

《中华人民共和国民法典》自 2021 年 1 月 1 日起施行，取代以往的《中华人民共和国民法通则》《中华人民共和国合同法》《中华人民共和国侵权责任法》《中华人民共和国民法总则》等法律，《中华人民共和国民法典》第六章明确了医疗损害责任。

## 《中华人民共和国民法典》（节选）

第一千二百一十八条　患者在诊疗活动中受到损害，医疗机构或者其医务人员有过错的，由医疗机构承担赔偿责任。

第一千二百一十九条　医务人员在诊疗活动中应当向患者说明病情和医疗措施。需要实施手术、特殊检查、特殊治疗的，医务人员应当及时向患者具体说明医疗风险、替代医疗方案等情况，并取得其明确同意；不能或者不宜向患者说明的，应当向患者的近亲属说明，并取得其明确同意。

医务人员未尽到前款义务，造成患者损害的，医疗机构应当承担赔偿责任。

第一千二百二十条　因抢救生命垂危的患者等紧急情况，不能取得患者或者其近亲属意见的，经医疗机构负责人或者授权的负责人批准，可以立即实施相应的医疗措施。

第一千二百二十一条　医务人员在诊疗活动中未尽到与当时的医疗水平相应的诊疗义务，造成患者损害的，医疗机构应当承担赔偿责任。

第一千二百二十二条　患者在诊疗活动中受到损害，有下列情形之一的，推定医疗机构有过错：

（一）违反法律、行政法规、规章以及其他有关诊疗规范的规定；

（二）隐匿或者拒绝提供与纠纷有关的病历资料；

（三）遗失、伪造、篡改或者违法销毁病历资料。

第一千二百二十三条　因药品、消毒产品、医疗器械的缺陷，或者输入不合格的血液造成患者损害的，患者可以向药品上市许可持有人、生产者、血液提供机构请求赔偿，也可以向医疗机构请求赔偿。患者向医疗机构请求赔偿的，医疗机构赔偿后，有权向负有责任的药品上市许可持有人、生产者、血液提供机构追偿。

第一千二百二十四条　患者在诊疗活动中受到损害，有下列情形之一的，医疗机构不承担赔偿责任：

（一）患者或者其近亲属不配合医疗机构进行符合诊疗规范的诊疗；

（二）医务人员在抢救生命垂危的患者等紧急情况下已经尽到合理诊疗义务；

（三）限于当时的医疗水平难以诊疗。

前款第一项情形中，医疗机构或者其医务人员也有过错的，应当承担相应的赔偿责任。

**第一千二百二十五条** 医疗机构及其医务人员应当按照规定填写并妥善保管住院志、医嘱单、检验报告、手术及麻醉记录、病理资料、护理记录等病历资料。

患者要求查阅、复制前款规定的病历资料的，医疗机构应当及时提供。

**第一千二百二十六条** 医疗机构及其医务人员应当对患者的隐私和个人信息保密。泄露患者的隐私和个人信息，或者未经患者同意公开其病历资料的，应当承担侵权责任。

**第一千二百二十七条** 医疗机构及其医务人员不得违反诊疗规范实施不必要的检查。

**第一千二百二十八条** 医疗机构及其医务人员的合法权益受法律保护。

干扰医疗秩序，妨碍医务人员工作、生活，侵害医务人员合法权益的，应当依法承担法律责任。

## 第五节 政务管理相关法律法规

为了加强对所有行使公权力的公职人员的监督，促进公职人员依法履职、秉公用权、廉洁从政从业、坚持道德操守，进一步规范政务处分，根据《中华人民共和国监察法》，制定《中华人民共和国公职人员政务处分法》。公立医疗卫生机构的工作人员作为公职人员，承担着救死扶伤、维护健康的职责，理应知法守法。

### 《中华人民共和国公职人员政务处分法》（节选）

2020年6月20日，第十三届全国人民代表大会常务委员会第十九次会议通过《中华人民共和国公职人员政务处分法》，并于2020年7月1日起施行。

**第二十条** 法律、法规授权或者受国家机关依法委托管理公共事务的组织中从事公务的人员，以及公办的教育、科研、文化、医疗卫生、体育等单位中从事管理的人员，在政务处分期内，不得晋升职务、岗位和职员等级、职称；其中，被记过、记大过、降级、撤职的，不得晋升薪酬待遇等级。被撤职的，降低职务、岗位或者职员等级，同时降低薪酬待遇。

第二十六条　公职人员被开除的，自政务处分决定生效之日起，应当解除其与所在机关、单位的人事关系或者劳动关系。

第三十八条　有下列行为之一，情节较重的，予以警告、记过或者记大过；情节严重的，予以降级或者撤职：

（一）违反规定向管理服务对象收取、摊派财物的；

（二）在管理服务活动中故意刁难、吃拿卡要的；

（三）在管理服务活动中态度恶劣粗暴，造成不良后果或者影响的；

（四）不按照规定公开工作信息，侵犯管理服务对象知情权，造成不良后果或者影响的；

（五）其他侵犯管理服务对象利益的行为，造成不良后果或者影响的。

有前款第一项、第二项和第五项行为，情节特别严重的，予以开除。

第三十九条　有下列行为之一，造成不良后果或者影响的，予以警告、记过或者记大过；情节较重的，予以降级或者撤职；情节严重的，予以开除：

（一）滥用职权，危害国家利益、社会公共利益或者侵害公民、法人、其他组织合法权益的；

（二）不履行或者不正确履行职责，玩忽职守，贻误工作的；

（三）工作中有形式主义、官僚主义行为的；

（四）工作中有弄虚作假，误导、欺骗行为的；

（五）泄露国家秘密、工作秘密，或者泄露因履行职责掌握的商业秘密、个人隐私的。

## 第六节　其他相关行业法律法规

### 《中华人民共和国动物防疫法》（节选）

1997年7月3日，第八届全国人民代表大会常务委员会第二十六次会议通过《中华人民共和国动物防疫法》，2021年1月22日第十三届全国人民代表大会常务委员会第二十五次会议第二次修订。

**第三条** 本法所称动物，是指家畜家禽和人工饲养、捕获的其他动物。

本法所称动物产品，是指动物的肉、生皮、原毛、绒、脏器、脂、血液、精液、卵、胚胎、骨、蹄、头、角、筋以及可能传播动物疫病的奶、蛋等。

本法所称动物疫病，是指动物传染病，包括寄生虫病。

本法所称动物防疫，是指动物疫病的预防、控制、诊疗、净化、消灭和动物、动物产品的检疫，以及病死动物、病害动物产品的无害化处理。

**第四条** 根据动物疫病对养殖业生产和人体健康的危害程度，本法规定的动物疫病分为下列三类：

（一）一类疫病，是指口蹄疫、非洲猪瘟、高致病性禽流感等对人、动物构成特别严重危害，可能造成重大经济损失和社会影响，需要采取紧急、严厉的强制预防、控制等措施的；

（二）二类疫病，是指狂犬病、布鲁氏菌病、草鱼出血病等对人、动物构成严重危害，可能造成较大经济损失和社会影响，需要采取严格预防、控制等措施的；

（三）三类疫病，是指大肠杆菌病、禽结核病、鳖腮腺炎病等常见多发，对人、动物构成危害，可能造成一定程度的经济损失和社会影响，需要及时预防、控制的。

前款一、二、三类动物疫病具体病种名录由国务院农业农村主管部门制定并公布。国务院农业农村主管部门应当根据动物疫病发生、流行情况和危害程度，及时增加、减少或者调整一、二、三类动物疫病具体病种并予以公布。

人畜共患传染病名录由国务院农业农村主管部门会同国务院卫生健康、野生动物保护等主管部门制定并公布。

**第十五条** 国家建立动物疫病风险评估制度。

国务院农业农村主管部门根据国内外动物疫情以及保护养殖业生产和人体健康的需要，及时会同国务院卫生健康等有关部门对动物疫病进行风险评估，并制定、公布动物疫病预防、控制、净化、消灭措施和技术规范。

省、自治区、直辖市人民政府农业农村主管部门会同本级人民政府卫生健康等有关部门开展本行政区域的动物疫病风险评估，并落实动物疫病预防、控制、净化、消灭措施。

**第十六条** 国家对严重危害养殖业生产和人体健康的动物疫病实施强制免疫。

国务院农业农村主管部门确定强制免疫的动物疫病病种和区域。

省、自治区、直辖市人民政府农业农村主管部门制定本行政区域的强制免疫计划；根据本行政区域动物疫病流行情况增加实施强制免疫的动物疫病病种和区域，报本级人民政府批准后执行，并报国务院农业农村主管部门备案。

**第十七条** 饲养动物的单位和个人应当履行动物疫病强制免疫义务，按照强制免疫计划和技术规范，对动物实施免疫接种，并按照国家有关规定建立免疫档案、加施畜禽标识，保证可追溯。

实施强制免疫接种的动物未达到免疫质量要求，实施补充免疫接种后仍不符合免疫质量要求的，有关单位和个人应当按照国家有关规定处理。

用于预防接种的疫苗应当符合国家质量标准。

**第十八条** 县级以上地方人民政府农业农村主管部门负责组织实施动物疫病强制免疫计划，并对饲养动物的单位和个人履行强制免疫义务的情况进行监督检查。

乡级人民政府、街道办事处组织本辖区饲养动物的单位和个人做好强制免疫，协助做好监督检查；村民委员会、居民委员会协助做好相关工作。

县级以上地方人民政府农业农村主管部门应当定期对本行政区域的强制免疫计划实施情况和效果进行评估，并向社会公布评估结果。

**第十九条** 国家实行动物疫病监测和疫情预警制度。

县级以上人民政府建立健全动物疫病监测网络，加强动物疫病监测。

国务院农业农村主管部门会同国务院有关部门制定国家动物疫病监测计划。省、自治区、直辖市人民政府农业农村主管部门根据国家动物疫病监测计划，制定本行政区域的动物疫病监测计划。

动物疫病预防控制机构按照国务院农业农村主管部门的规定和动物疫病监测计划，对动物疫病的发生、流行等情况进行监测；从事动物饲养、屠宰、经营、隔离、运输以及动物产品生产、经营、加工、贮藏、无害化处理等活动的单位和个人不得拒绝或者阻碍。

国务院农业农村主管部门和省、自治区、直辖市人民政府农业农村主管部门根据对动物疫病发生、流行趋势的预测，及时发出动物疫情预警。地方各级人民政府接到动物疫情预警后，应当及时采取预防、控制措施。

**第三十条** 单位和个人饲养犬只，应当按照规定定期免疫接种狂犬病疫苗，凭动物诊疗机构出具的免疫证明向所在地养犬登记机关申请登记。

携带犬只出户的，应当按照规定佩戴犬牌并采取系犬绳等措施，防止犬只伤人、疫病传播。

街道办事处、乡级人民政府组织协调居民委员会、村民委员会，做好本辖区流浪犬、猫的控制和处置，防止疫病传播。

县级人民政府和乡级人民政府、街道办事处应当结合本地实际，做好农村地区饲养犬只的防疫管理工作。

饲养犬只防疫管理的具体办法，由省、自治区、直辖市制定。

**第三十二条** 动物疫情由县级以上人民政府农业农村主管部门认定；其中重大动

物疫情由省、自治区、直辖市人民政府农业农村主管部门认定，必要时报国务院农业农村主管部门认定。

本法所称重大动物疫情，是指一、二、三类动物疫病突然发生，迅速传播，给养殖业生产安全造成严重威胁、危害，以及可能对公众身体健康与生命安全造成危害的情形。

在重大动物疫情报告期间，必要时，所在地县级以上地方人民政府可以作出封锁决定并采取扑杀、销毁等措施。

**第三十四条** 发生人畜共患传染病疫情时，县级以上人民政府农业农村主管部门与本级人民政府卫生健康、野生动物保护等主管部门应当及时相互通报。

发生人畜共患传染病时，卫生健康主管部门应当对疫区易感染的人群进行监测，并应当依照《中华人民共和国传染病防治法》的规定及时公布疫情，采取相应的预防、控制措施。

**第三十五条** 患有人畜共患传染病的人员不得直接从事动物疫病监测、检测、检验检疫、诊疗以及易感染动物的饲养、屠宰、经营、隔离、运输等活动。

**第三十八条** 发生一类动物疫病时，应当采取下列控制措施：

（一）所在地县级以上地方人民政府农业农村主管部门应当立即派人到现场，划定疫点、疫区、受威胁区，调查疫源，及时报请本级人民政府对疫区实行封锁。疫区范围涉及两个以上行政区域的，由有关行政区域共同的上一级人民政府对疫区实行封锁，或者由各有关行政区域的上一级人民政府共同对疫区实行封锁。必要时，上级人民政府可以责成下级人民政府对疫区实行封锁；

（二）县级以上地方人民政府应当立即组织有关部门和单位采取封锁、隔离、扑杀、销毁、消毒、无害化处理、紧急免疫接种等强制性措施；

（三）在封锁期间，禁止染疫、疑似染疫和易感染的动物、动物产品流出疫区，禁止非疫区的易感染动物进入疫区，并根据需要对出入疫区的人员、运输工具及有关物品采取消毒和其他限制性措施。

**第三十九条** 发生二类动物疫病时，应当采取下列控制措施：

（一）所在地县级以上地方人民政府农业农村主管部门应当划定疫点、疫区、受威胁区；

（二）县级以上地方人民政府根据需要组织有关部门和单位采取隔离、扑杀、销毁、消毒、无害化处理、紧急免疫接种、限制易感染的动物和动物产品及有关物品出入等措施。

**第四十条** 疫点、疫区、受威胁区的撤销和疫区封锁的解除，按照国务院农业农村主管部门规定的标准和程序评估后，由原决定机关决定并宣布。

**第四十一条** 发生三类动物疫病时，所在地县级、乡级人民政府应当按照国务院农业农村主管部门的规定组织防治。

**第四十二条** 二、三类动物疫病呈暴发性流行时，按照一类动物疫病处理。

**第四十三条** 疫区内有关单位和个人，应当遵守县级以上人民政府及其农业农村主管部门依法作出的有关控制动物疫病的规定。

任何单位和个人不得藏匿、转移、盗掘已被依法隔离、封存、处理的动物和动物产品。**第五十七条** 从事动物饲养、屠宰、经营、隔离以及动物产品生产、经营、加工、贮藏等活动的单位和个人，应当按照国家有关规定做好病死动物、病害动物产品的无害化处理，或者委托动物和动物产品无害化处理场所处理。

从事动物、动物产品运输的单位和个人，应当配合做好病死动物和病害动物产品的无害化处理，不得在途中擅自弃置和处理有关动物和动物产品。

任何单位和个人不得买卖、加工、随意弃置病死动物和病害动物产品。

动物和动物产品无害化处理管理办法由国务院农业农村、野生动物保护主管部门按照职责制定。

**第七十四条** 县级以上地方人民政府农业农村主管部门依照本法规定，对动物饲养、屠宰、经营、隔离、运输以及动物产品生产、经营、加工、贮藏、运输等活动中的动物防疫实施监督管理。

**第七十六条** 县级以上地方人民政府农业农村主管部门执行监督检查任务，可以采取下列措施，有关单位和个人不得拒绝或者阻碍：

（一）对动物、动物产品按照规定采样、留验、抽检；

（二）对染疫或者疑似染疫的动物、动物产品及相关物品进行隔离、查封、扣押和处理；

（三）对依法应当检疫而未经检疫的动物和动物产品，具备补检条件的实施补检，不具备补检条件的予以收缴销毁；

（四）查验检疫证明、检疫标志和畜禽标识；

（五）进入有关场所调查取证，查阅、复制与动物防疫有关的资料。

县级以上地方人民政府农业农村主管部门根据动物疫病预防、控制需要，经所在地县级以上地方人民政府批准，可以在车站、港口、机场等相关场所派驻官方兽医或者工作人员。

**第九十二条** 违反本法规定，有下列行为之一的，由县级以上地方人民政府农业农村主管部门责令限期改正，可以处一千元以下罚款；逾期不改正的，处一千元以上五千元以下罚款，由县级以上地方人民政府农业农村主管部门委托动物诊疗机构、无害化处理场所等代为处理，所需费用由违法行为人承担：

（一）对饲养的动物未按照动物疫病强制免疫计划或者免疫技术规范实施免疫接种的；

（二）对饲养的种用、乳用动物未按照国务院农业农村主管部门的要求定期开展疫病检测，或者经检测不合格而未按照规定处理的；

（三）对饲养的犬只未按照规定定期进行狂犬病免疫接种的；

（四）动物、动物产品的运载工具在装载前和卸载后未按照规定及时清洗、消毒的。

**第九十三条** 违反本法规定，对经强制免疫的动物未按照规定建立免疫档案，或者未按照规定加施畜禽标识的，依照《中华人民共和国畜牧法》的有关规定处罚。

**第九十五条** 违反本法规定，对染疫动物及其排泄物、染疫动物产品或者被染疫动物、动物产品污染的运载工具、垫料、包装物、容器等未按照规定处置的，由县级以上地方人民政府农业农村主管部门责令限期处理；逾期不处理的，由县级以上地方人民政府农业农村主管部门委托有关单位代为处理，所需费用由违法行为人承担，处五千元以上五万元以下罚款。

造成环境污染或者生态破坏的，依照环境保护有关法律法规进行处罚。

**第九十六条** 违反本法规定，患有人畜共患传染病的人员，直接从事动物疫病监测、检测、检验检疫，动物诊疗以及易感染动物的饲养、屠宰、经营、隔离、运输等活动的，由县级以上地方人民政府农业农村或者野生动物保护主管部门责令改正；拒不改正的，处一千元以上一万元以下罚款；情节严重的，处一万元以上五万元以下罚款。

（撰写者：吴彦领　校对者：殷文武）

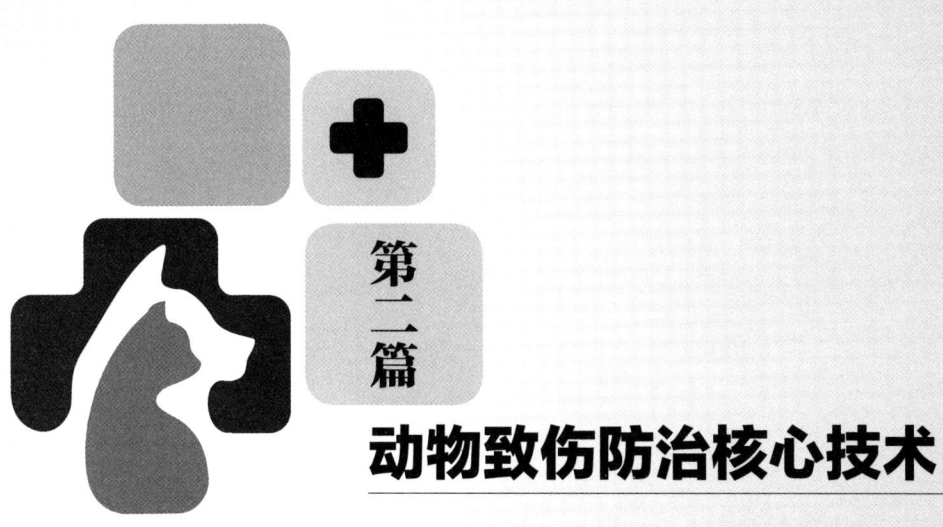

# 第二篇 动物致伤防治核心技术

# 第十一章　动物致伤后急诊急救技术

我国每年约有 4 000 万人次被猫狗咬伤，毒蛇咬伤人数超过 30 万次，胡蜂、海蜇、蜱虫等动物致伤事件时有发生。大多数动物所致咬伤、蜇伤、刺伤等伤口需要冲洗与清创，动物体内的微生物、毒素进入人体后可引起皮肤炎症、坏死，凝血功能障碍，休克、感染、心脑肺肾等器官功能不全或衰竭等，严重者可致残致死。动物致伤具有高致伤率、高致病率、高并发症率、高致死率的特点，属临床急症，其临床急诊急救工作非常重要。因不同动物的致伤因素与机制、伤口类型、并发症种类、病情严重程度等的不同，我们应根据患者具体病情选择合适的急救技术和措施。动物致伤涉及的急救技术有清创术、呼吸功能支持技术、心血管治疗技术、血液净化技术以及心肺复苏术等，本章对上述技术从概念、适应证、禁忌证、操作方法、注意事项等方面进行说明。

## 第一节　清创术

动物所造成的咬伤、蜇伤、刺伤等伤口，常含有动物体内的多种微生物（细菌、病毒）、毒素，属严重污染伤口。此外，动物致伤导致的积血、积液，异物以及坏死组织如不及时清除，可导致局部炎症或感染，并影响伤口愈合。动物致伤患者需应用清创术清除伤处的微生物、毒素及坏死组织、血块和异物等，以清洁伤口，改善血供，减轻水肿，促进伤口愈合。

### 一、概念

清创术是对开放性污染伤口进行清洗去污、清除血块和异物、切除失去生机的组织、缝合伤口，使之尽量减少污染，甚至变成清洁伤口，有利于受伤部位的功能和形态的恢复。

## 二、适应证

8 h 以内的开放性伤口应行清创术，8 h 以上而无明显感染的伤口，如伤员一般情况好，亦应行清创术。如伤口已有明显感染，则不作清创，仅将伤口周围皮肤擦净，消毒周围皮肤后，敞开引流。

## 三、禁忌证

有活动性出血、休克、昏迷的动物致伤患者，不适合清创，必须在进行有效的抢救措施，待病情稳定后，不失时机地进行清创。

## 四、操作步骤方法

（一）麻醉

伤口较小较表浅者可采用2%利多卡因局部麻醉。若伤口较大较深，局麻恐难达到满意效果，上肢清创应选用臂丛神经或腕部神经阻滞麻醉，下肢清创可用硬膜外麻醉，颅脑、胸腹部位以及复杂严重的清创可选用全麻。

（二）伤口冲洗与消毒

伤口冲洗的目的是减少或去除伤口中的病毒、细菌、坏死组织、血块和异物等，以降低伤口感染（包括破伤风感染）的风险，减轻患者痛苦，利于伤口愈合，并降低狂犬病等的发病风险。常用的冲洗液有自来水、生理盐水、消毒剂（如聚维酮碘、氯己定等）、表面活性剂（如肥皂水、苯扎氯铵等）、抗生素溶液等。对开放性骨折的骨组织冲洗应谨慎使用高压冲洗，以避免造成骨骼组织损伤。对哺乳动物致伤伤口推荐用0.1%苯扎氯铵溶液或1%～20%肥皂水和自来水以34.47~55.16 kPa［5~8 PSI（PSI，磅/平方英寸）］的压力加压交替冲洗伤口，为冲洗充分，应保证必要的冲洗时间（约15 min）。后以少量生理盐水冲洗，冲洗后用1:10 000碘溶液（1:1 000聚维酮碘）进行伤口消毒。伤口冲洗时应使水流与接触的创面呈一定角度。对于污染不重、受伤后时间短（受伤后6 h内）的患者，可以考虑5~8 PSI的压力冲洗；对污染重、受伤时间长（如超过6 h）的伤口，可以考虑使用更高压力（不超过15 PSI）冲洗，并考虑在冲洗的同时，用无菌棉球或纱布擦拭创面，以利于更有效地去除污染物。对开放性骨折的骨组织冲洗应谨慎使用高压冲洗。对于穿刺伤等伤口小而深的伤口，应考虑在解剖学允许的情况下，适当扩创后冲洗。四肢创口可沿肢体长轴切开，关节处创口可作"S"形、"Z"形或弧形切开后再冲洗。

### （三）失活组织和异物清除

伤口内坏死失活的组织应予切除，操作要按照组织的解剖层次由浅及深逐层进行。有时判定组织是否失活有一定困难，可根据组织的形态、颜色来判断，切开出血的组织可判为存活组织。坏死组织清除后创面应彻底止血，以免形成新的血肿。创面内的异物（如动物残体残肢、刺丝囊等）应尽量取出。

### （四）引流

较深的创口应放置引流。引流物可选用橡皮片、橡皮管等，片状引流物可将伤口内液体（血液、渗出液）引出至敷料上，管状引流物外接引流袋，有时加用负压或冲洗以使引流更加充分。

### （五）缝合

清创后立即一期缝合，适用于污染程度轻、血供丰富的创伤，如头面部伤。胸腹腔、关节腔也应一期缝合关闭。神经肌腱血管组织应以皮肤覆盖。污染重的伤口，已发生感染的伤口，一般不予一期缝合，而应待感染控制后做二期缝合。

## 五、注意事项

（1）聚维酮碘、氯己定等消毒剂，可以用于消毒伤口周围的正常皮肤，谨慎用于伤口内的常规冲洗。不推荐使用含抗生素的冲洗液进行伤口冲洗。

（2）清创前须对患者的全身情况进行判定，如有严重颅脑损伤和休克应优先处理，绝不可因清创术而延误了危及生命伤情的处理。

（3）清创应在伤后尽早进行。有时一次清创可能不彻底，须再次甚至多次清创。

（4）组织缝合必须避免张力太大，以免造成缺血或坏死。

# 第二节 呼吸支持技术

呼吸支持技术是针对各种原因导致的呼吸功能不全或衰竭而采取的系列治疗，主要包括氧气疗法、人工气道的建立与管理、机械通气技术、气道净化技术等。动物可能通过直接咬伤人的呼吸道和肺脏，或中毒、过敏等因素导致人体呼吸功能不全或衰竭，呼吸支持技术可用于改善这些动物致伤患者的呼吸功能。

## 一、氧气疗法

（一）概念

在人体缺氧或将要出现缺氧的时候，通过给氧以增加吸入气体的氧浓度，从而提高肺泡内气体氧分压，进而通过促进弥散提高肺泡血氧含量，改善组织供氧状况，称为氧气疗法（简称氧疗）。

（二）适应证

患者存在通气不足、通气/血流（V/Q）比值失调，气体扩散障碍及心力衰竭等情况时，需氧气治疗。判断给氧的确切指征是动脉氧分压。一般患者动脉血氧分压（$PaO_2$）小于 50 mmHg 或动脉血氧饱和度（$SaO_2$）小于 90% 时需要氧疗。

（三）禁忌证

除极少数出现氧中毒的患者外，吸氧一般没有禁忌证。

（四）操作方法

1.鼻导管或鼻塞给氧法

鼻导管给氧法是用软导管从鼻腔插至咽软腭水准，或用塑胶鼻塞置于一侧鼻前庭给氧。此法简便实用、舒适，临床最常用。氧流量一般不超过 6 L/min，给氧浓度 50% 以下。流量过大对鼻黏膜产生刺激，患者常无法忍受，为减少气流冲击，导管远端侧壁可旁开多个小孔，以分散气流。

鼻塞给氧法较鼻导管给氧法能减少气流对黏膜刺激，此法缺点是吸氧浓度不稳定，易受潮气量大小及呼吸频率的影响，如潮气量大、频率慢，则吸入氧浓度高，反之则低，张口呼吸亦可使氧浓度下降。

鼻导管（或鼻塞）吸入氧浓度大致估计为：吸入氧浓度（%）=21+4× 氧流量（L/min）。

2. 面罩吸氧法

开放式：将面罩置于距患者口鼻 1~3 cm 处，适宜小儿。

密闭面罩法：将面罩紧密罩于口鼻部，用松紧带固定，适宜较严重缺氧者，吸氧浓度可达 40%~50%，感觉较舒适，无黏膜刺激及干燥感觉。氧耗量较大，存在进食和排痰不便的缺点。

3. 经气管导管氧疗法

经气管导管氧疗法是指用细导管经鼻腔插入气管内供氧，也称气管内氧疗。主要适用于合并有慢性呼吸衰竭的动物致伤患者，需长期吸氧而一般氧疗效果不佳者，由于用导管直接向气管内供氧，故可显著提高疗效，只需较低流量的供氧即可达到较高的效果，耗氧量很小。

4. 机械通气给氧法

机械通气给氧法是指利用呼吸机上的供氧装置进行氧疗。可根据病情需要调节供氧浓度（21%~100%）。大多数大医院现在采用中心供氧，使用方便。

5. 高压氧治疗

进入高压氧舱，在高于大气压的氧气压力下吸氧，有时可以在舱外进行高浓度（60%）吸氧。

（五）注意事项

（1）密切观察氧疗效果。如呼吸困难等症状减轻或缓解，心跳正常或接近正常，则表明氧疗有效，否则应寻找原因，及时进行处理。

（2）高浓度供氧不宜时间过长，一般认为吸氧浓度＞60%，持续 24 h 以上，则可能发生氧中毒。

（3）对合并慢性阻塞性肺疾病急性加重的患者给予高浓度吸氧，可能导致呼吸抑制使病情恶化，一般应给予控制性（即低浓度持续）吸氧为妥。

（4）氧疗要注意加温和湿化问题，呼吸道内保持 37 ℃温度和 95%~100% 湿度是黏液纤毛系统正常清除功能的必要条件，故吸入氧应通过湿化瓶和必要的加温装置，以防止吸入干冷的氧气刺激损伤气道黏膜，致痰干结和影响纤毛的"清道夫"功能。

（5）对鼻塞、输氧导管、湿化加温装置、呼吸机管道系统等应经常定时更换和清洗消毒，以防止交叉感染。吸氧导管、鼻塞应随时注意检查有无分泌物堵塞，并及时更换，以保证有效和安全的氧疗。

## 二、气管插管术

（一）概念

气管插管术是通过口或鼻经咽、喉将特制的导管插入气管内的技术。

（二）适应证

（1）自主呼吸突然停止者。
（2）不能满足机体的通气和氧气供应需要而需机械通气者。
（3）不能自主清除上呼吸道分泌物、胃内容物反流或出血随时有误吸者。
（4）存在上呼吸道损伤、狭窄、阻塞等影响正常通气者。
（5）呼吸衰竭者。

（三）禁忌证

（1）心肺复苏时无绝对禁忌证。
（2）相对禁忌证主要有喉头水肿、急性喉炎、严重凝血功能障碍、升主动脉瘤等。

（四）操作方法

（1）仰卧位，肩下垫枕，头后仰，使口腔、咽喉及气管处于同一纵轴方向。
（2）左手持喉镜，沿舌背弯度徐徐插入，至舌根部轻轻挑起会厌软骨，即可显露声门。待吸气声门开放，右手持气管导管迅速插入气管内。拔出管芯，放置牙垫，退出喉镜。
（3）检查气管导管外口有无气体随呼吸排出，或听诊两侧肺部呼吸音是否一致。确认插管无误后，再将其和牙垫一起固定。导管插入气管内的深度成人为 4~5 cm，导管尖端至门齿的距离 18~22 cm。
（4）管导管前端气囊注入空气 5 mL，以封闭导管和气管壁之间的空隙。

（五）注意事项

（1）插管操作中必须轻柔，选择导管的大小以能容易通过声门裂为度，太粗或暴力插入易致喉、气管损伤，太细则不利于呼吸。
（2）注意导管尖端进入气管内的深度，避免误入一侧支气管。
（3）注意气囊的管理，套囊充气以恰好封闭导管与气管壁间隙为度，勿盲目注射大量空气而造成气管壁缺血坏死，定期气囊放气，放气前要充分吸除口、鼻腔及气管内的分泌物。

（4）固定好插管、防止脱落移位，管理好牙垫，防止导管被咬阻塞气道。

（5）做好口腔护理，定时气道冲洗、吸引气道湿化。

## 三、气管切开术

（一）概念

气管切开术系切开颈段气管（一般为 3~4 气管环），放入气管套管，以解除呼吸困难、呼吸功能失常、下呼吸道分泌物潴留或防止误吸的一种抢救危重患者的急救手术。

（二）适应证

喉阻塞、呼吸道分泌物潴留、肺功能不全、呼吸道异物，无法经口取出者。

（三）禁忌证

气管切开部位存在感染、气管切开部位存在合并恶性肿瘤、解剖标志难以辨别为绝对禁忌证。甲状腺增生肥大、出凝血功能障碍者属相对禁忌证。

（四）操作方法

1. 体位

一般取仰卧位，肩下垫一小枕，头后仰，使气管接近皮肤，暴露明显，以利于手术；助手坐于头侧，以固定头部，保持正中位。常规消毒，铺无菌巾。

2. 麻醉

用 2% 利多卡因局部浸润麻醉，对昏迷、危重或窒息患者，若已无知觉，也可不予麻醉。

3. 切口

多采用直切口，上起甲状软骨下缘，下至胸骨上切迹以上一横指，沿颈前正中线纵向切开皮肤及皮下组织。

4. 分离气管前组织，暴露气管

用止血钳沿颈中线做钝性分离，用拉钩将胸骨舌骨肌、胸骨甲状肌向两侧牵拉，显露甲状腺峡部（淡红色、质软）。若其峡部不宽，用弯止血钳在峡部和气管间进行分离后，用小钩将峡部向上拉开，便能暴露气管。若峡部过大过宽者，可用两把弯止血钳钳夹后切断，缝扎，以便暴露气管。

5. 切开气管

确定气管后,在气管第3~4气管环处用尖刀片自下向上弧形切开1~2个气管环前壁形成气管前壁瓣(切开4~5环者为低位气管切开术)。

6. 插入气管套管

用弯止血钳或气管插管扩张器扩开气管切口,立即插入带芯气管套管,取出管芯,吸净分泌物,并检查有无出血。如患者有强烈咳嗽,应立即拔出管芯,并用吸引器吸尽气管内分泌物及血性液体,再放入内套管。证实套管已插入气管内后,方可将两侧拉钩取出;如无气体进出,应拔出气管套管,重新放置。

7. 处理切口

切口一般不予缝合。如切口过长,可在上、下两端各缝合1~2针,但不能太紧,以免发生皮下或纵隔气肿。切口周围用油纱带覆盖。将气管套管上的带子系于颈部,打成死结以牢固固定。

(五)注意事项

(1)手术时,患者头部位置要保持正中后仰位,保持切口在颈中线进行,不能向两旁解剖。术中随时探摸气管位置,指导分离的方向和深度。

(2)分离气管前组织时,拉钩两侧拉力要均匀,以免拉力不均,将气管拉向一侧。当分离至气管前壁时,拉钩要向外、向前拉,不要向后压,以免压迫气管。

(3)气管前筋膜、胸骨上窝及气管旁组织不需过多分离,否则易伤及胸膜顶或纵隔,发生纵隔气肿或气胸。如气管前有小血管妨碍气管切开时,可用止血钳夹小纱布球轻轻将小血管推向一侧,使其离开气管前方;如有出血点,应予结扎止血。

(4)气管切开位置宜在第3~4两个软骨环。切勿切断第1环,以防伤及环状软骨而引起喉狭窄。切开亦勿超过第5环,以免发生出血和气肿。

(5)气管切开时刀刃应朝上,自下向上挑开,刀尖不可刺入太深,以2~3 mm为宜。当咳嗽时,食管前壁连同气管后壁可挤向气管腔内,应趁咳嗽声刚停止的吸气过程中迅速切开。

(6)当气管软骨环已切开,气管套管尚未插入时,应特别留意勿脱钩,以免增加插管的难度。

(撰写者:康新邵标 校对者:范昭)

# 第十二章 动物致伤后冲洗清创技术

## 第一节 概述

### 一、动物致伤的伤口特点

与一般创伤相比，动物致伤后常造成皮肤连续性改变的损伤，一般伤情比较复杂，除造成组织损伤外，还可引起细菌感染、病毒感染、中毒、过敏性休克等严重后果。

最为常见的动物致伤为犬猫致伤，其中犬咬伤占比为60%~90%，猫抓咬伤占比为5%~20%，其伤口分别具有以下特点。

（1）犬咬伤后伤口多为撕裂伤，伤口比较深，伤及皮肤全层及皮下筋膜层，出血较多，咬伤部位不同，损伤层次、伤口大小、出血均不同。

（2）猫咬伤伤口多为刺戳伤特征，部分为撕裂伤，伤口深度、大小均较犬咬伤伤口为轻。

（3）犬猫抓伤多为线状、点片状皮肤擦伤、划伤，损伤层次不一，易继发感染。

其他类型动物致伤还包括啮齿类动物咬伤（2%~3%）、人咬伤（2%~3%）以及罕见的其他动物咬伤。约10%就诊患者的咬伤伤口需接受缝合和随访处理，1%~2%的患者需入院。

动物咬伤伤口的主要病原菌为致伤动物口腔菌群和人皮肤菌群。感染通常由混合的多种病原体导致。常见病原体包括：巴斯德菌属、葡萄球菌、链球菌及厌氧菌等。犬咬伤二氧化碳嗜纤维菌，可导致动物咬伤后菌血症和致死性脓毒症，尤其是脾切除患者、长期酗酒者以及有基础肝脏疾病的患者。猫咬伤也可传播汉赛巴通体，这是一种导致猫抓病的微生物。猴咬伤，尤其是野生猴咬伤，可能导致狂犬病病毒、猴痘病毒、猴B病毒感染。

动物致伤伤口的特殊性，要求动物致伤伤口的急诊处置需要更加严格、规范。而伤口冲洗、清创作为伤后急诊处置最为重要的环节，对于避免伤口感染、促进伤口良好愈合、预防破伤风、预防狂犬病等起到决定性的作用。

## 二、伤口冲洗、清创的目的与原则

### （一）目的

伤口冲洗、清创的目的为变污染伤口为清洁伤口，为组织一期愈合创造条件，同时预防破伤风、狂犬病等。

动物致伤伤口，尤其是哺乳动物咬伤后的伤口均为污染伤口。及时、规范的伤口冲洗、清创可以减少或去除伤口中的病毒、细菌、坏死组织、血块和异物等，最大限度降低伤口内致病微生物含量，预防感染，促进伤口愈合和功能恢复。

### （二）原则

伤口冲洗、清创的原则为保留有活力的正常组织，去除异物、致病微生物、血块和坏死组织。

在临床处置中需要注意以下几点：

（1）无论暴露者是否自行处理过伤口，均应由接诊医务人员进行评估、按照规范处理，及时、彻底地进行冲洗和清创。

（2）伤口冲洗、清创越早越好，但对于延迟来诊的患者，仍需要进行规范的冲洗、清创。

（3）伤口冲洗、清创最好在专门的伤口处置室进行。

# 第二节　动物致伤伤口冲洗、清创的步骤

动物致伤伤口的冲洗、清创流程与一般伤口有所不同，通常为：①伤口止血；②伤情评估、记录；③局部麻醉；④伤口冲洗；⑤伤口消毒；⑥应用狂犬病被动免疫制剂；⑦清创术；⑧根据伤口情况闭合或延迟闭合伤口。

## 一、伤口止血

对于动物致伤的伤口，首先应检查伤口有无活动性出血。存在活动性出血的伤口

首选压迫止血，对于压迫后仍有出血的四肢伤口应采用止血带止血。对于存在低血容量性休克患者，应在积极止血的同时迅速开通静脉补液抗休克，加强监护，维持患者生命体征平稳，暂不冲洗、清创。

## 二、伤情评估、记录

对于动物致伤的伤口，接诊医师应询问患者受伤时间、受伤环境及经过、基础疾病、过敏史、既往破伤风疫苗接种情况、既往狂犬病疫苗接种情况，以及伤人动物种类、健康情况等。接诊医师应仔细检查并记录伤口部位、大小、形状、深度、受污染程度、有无明显异物残留等。

特殊人群如高血压、老龄、有过敏史患者等，应注意血压、脉搏、呼吸、意识、精神状况、疼痛等全身反应及评估。

## 三、局部麻醉

动物致伤伤口，尤其是哺乳动物致伤伤口，由于存在感染狂犬病等人畜共患传染病的风险，通常后续伤口冲洗需一定压力，需较长时间（通常为 15 min），故推荐采用适当的麻醉方法以减轻患者痛苦，提高清创准确性。

对于较大、较深的伤口，直接冲洗较为疼痛，所以可酌情给予局部麻醉。若伤口多且患者耐受性差，可行镇静或全身麻醉。对于儿童的急诊伤口，通常局部麻醉配合度较差，可选用全身麻醉。若伤口较浅表，则可不经过此步骤。

临床上常用的局麻药为盐酸利多卡因，为减轻注射麻药时的疼痛，推荐用 1% 的盐酸利多卡因 9 mL 加上 5% 的碳酸氢钠 1 mL 配制成碱性的缓冲溶液。

## 四、伤口冲洗

对于动物致伤伤口，及早、规范的伤口冲洗是预防包括破伤风、狂犬病在内的一切感染的基石。冲洗的目的就是把粘在伤口上的致病微生物冲下来，然后再通过水流带出伤口，把伤口中致病微生物的载量降到 $10^5$/mL 以下，避免伤口感染。但也应注意避免因冲洗导致的继发损伤，包括水肿、污染物颗粒冲到更深组织等。

（一）冲洗要求

对于动物致伤伤口，尤其是哺乳动物致伤伤口，通常要求使用弱碱性清洁剂（如肥皂）与一定压力的流动清水交替冲洗 15 min。

## （二）冲洗压力

低压力的伤口冲洗难以清除伤口表面黏附的致病微生物，压力过高可能导致继发损伤。一般而言，污染越重越需要采用更高压力冲洗。对开放性骨折的骨组织冲洗应避免使用高压冲洗。对冲洗压力进行分级：低压＜5 PSI（磅/平方英寸），中压5~8 PSI，高压＞8 PSI。一般对于急性动物致伤伤口，推荐使用中压冲洗。

## （三）冲洗工具

临床工作中，推荐使用压力可调、水温可控、有冲洗量[和（或）冲洗时间]显示或记录的专业冲洗设备冲洗。专用冲洗设备适合各种特殊部位咬伤患者，符合人体工程学设计，具有清洁消毒便捷等优势，可作外伤处置床，全国统一标准，可达到最佳效果。若无专业冲洗设备，也可用50 mL注射器连接19 G针头，抽取冲洗液后用力推出，可产生5~8 PSI的中度压力。使用注射器冲洗，要避免伤者及医护人员的意外扎伤。

## （四）冲洗方向与扩创冲洗

### 1. 斜向创面冲洗

伤口冲洗时，应使水流与接触的创面呈一定角度（如呈45°），避免水流与创面垂直。若垂直冲洗创面，不易将纤维蛋白膜从创面剥离去除，且容易将冲洗液、污染物碎片颗粒"冲击"进入伤口深部，造成组织水肿和污染物残留，也可能将病菌冲到伤口深处（图12-1）。所以应对着创面斜向冲洗，这样剪切力更大，冲洗效果好，且造成水肿和细菌深入伤口的概率低（图12-2）。对大的伤口，应该斜向创面，贴着伤口一侧冲洗，有利于冲除细菌，也便于水流带走细菌（图12-3）。

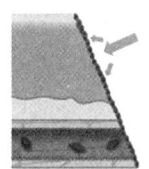
图12-1 错误操作：垂直冲洗

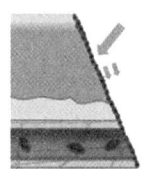
图12-2 正确操作：斜向冲洗

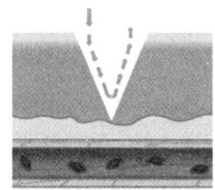
图12-3 伤口内部冲洗

### 2. 小而深伤口的冲洗

对于穿刺伤等小而深的伤口，应考虑在解剖学允许的情况下，适当扩创后冲洗（图12-4）。如不能扩创，应考虑将冲洗设备（如注射针头）深入伤口冲洗（图12-5），避免伤口内水流交换不充分。

扩创冲洗：水进入伤口后，在出伤口时会和新进入伤口的水发生撞击，使得伤口内部水流不强，不能把病原微生物及污染物冲出来，也不容易把冲下来的颗粒带出伤口且易造成水肿［图12-4（a）］，因此应扩创冲洗［图12-4（b）］。

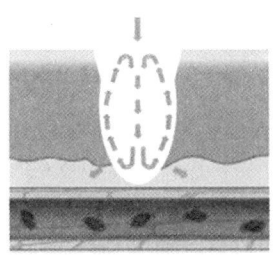 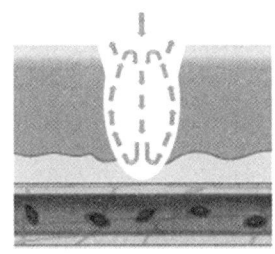

（a）未扩创冲洗　　　　　　（b）扩创冲洗

图12-4　小而深伤口的冲洗

深入伤口冲洗：把冲洗设备放入伤口深部冲洗（图12-5），避免出伤口的水流和入伤口的水流发生碰撞。进行该冲洗时，冲洗压力勿过大。

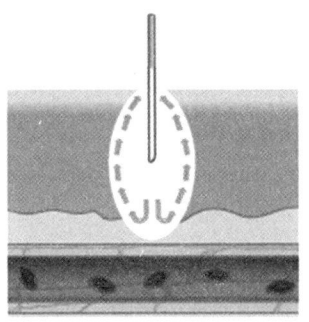

图12-5　深入伤口冲洗

（五）冲洗液

常见伤口冲洗液按来源或成分可分为以下几种类型：自来水、生理盐水、消毒剂（聚维酮碘、氯己定等）、表面活性剂（肥皂水、苯扎氯铵等）、抗生素溶液等。

冲洗液的作用可分为几个方面：作为载体将污染物带出伤口、包裹或使污染物脱离伤口表面（表面活性剂）、直接杀灭或抑制病原体生长（消毒剂、抗生素溶液等）。

自来水用冲洗效果等同于生理盐水，但它的不是等渗和无菌的液体，最后应用生理盐水将伤口内残留的自来水置换出来，并用无菌棉球蘸干。肥皂水作为一种表面活性剂，冲洗效果较好，且毒性低，推荐用于动物致伤伤口。生理盐水的冲洗效果与自来水无明显差异，但其最大优点是无菌和等渗，但价格高于自来水。抗生素溶液冲洗效果不如肥皂水，且增加患者费用，易诱发耐药及变态反应，故不推荐使用抗生素冲洗伤口。杀菌剂溶液在杀灭致病微生物的同时，对组织细胞也有一定毒性，影响组织愈合，应注意使用时的浓度和用量。比如临床常用的过氧化氢溶液（双氧水），曾推荐用于伤口冲洗，但因有气体栓塞、心搏骤停等风险，因此现不再推荐常规使用过氧化氢冲洗伤口。

### （六）提高冲洗液温度

虽然温度低的液体冲洗伤口有收缩血管、协助止血的作用，但也存在减少局部血液循环、降低局部抗感染能力的风险。对严重犬伤患者，避免低体温也是重要目标。因此，对于冲洗时间比较长、室温比较低的地区，应该考虑提高冲洗液的温度，以提高患者舒适度。

### （七）冲洗结束

最后，用生理盐水冲洗伤口以避免肥皂液残留，然后用无菌干棉球蘸干伤口。

## 五、伤口消毒

对于动物致伤伤口，尤其是哺乳动物致伤伤口，冲洗后推荐使用含碘制剂或其他具有病毒灭活效力的皮肤黏膜消毒剂（比如苯扎氯铵）消毒涂擦或消毒伤口内部。如应用碘伏，推荐使用 0.025%~0.050% 稀碘伏。

## 六、应用狂犬病被动免疫制剂

对于属于狂犬病Ⅲ级暴露的伤口，应按照规范局部应用狂犬病被动免疫制剂。

## 七、清创术

动物致伤伤口，除非常表浅外，一般均须行清创术，首先用碘酒+酒精或者碘伏消毒伤口周围 15 cm 范围皮肤 2 遍，常规铺治疗巾或洞巾，然后由浅到深探查伤口、修整创缘、清除异物及坏死组织、修复组织、彻底止血。

### （一）具体方法

（1）检查神经、血管、肌腱、骨骼等受伤情况，向患者交代病情，让其有合理期望值，并进行病历记录，为将来可能的纠纷提供证据。

（2）对于伤口内的色素颗粒、木屑、玻璃碴等异物，应尽可能清除，有时需要 X 线、超声、CT 和 MRI 等辅助检查帮助定位。

（3）多学科会诊，对于深部组织损伤，如开放性骨折、严重的肌腱或肌肉断裂、损害功能的神经损伤等应请专科处理；对于眼部或眼睑深于皮下的撕裂，探查并初步评估可能保留后，亦应提请专科医师进一步修复处置。

### （二）皮肤、皮下组织活性评估

1. 有活力的正常皮肤

血运好、颜色正常、真皮层下健康、皮下组织牢固贴合。

2. 危险可能需要清除

血运差、颜色发暗、皮下脂肪有瘀斑。

3. 皮下组织已失活、必须清除

无血运、皮肤颜色发黑，与皮下组织完全撕脱、重度污染。

### （三）筋膜、肌肉评估

"4C"原则：color（颜色）、consistency（韧性）、capacity to bleed（出血）、contractility（收缩性）。

### （四）肌腱评估

1. 有活力

主动、被动活动正常。

2. 无活力

失去张力或呈颜色深暗。

### （五）骨与骨膜评估

1. 危险可能需要清除

骨膜内瘀斑。

2. 必须清除

骨膜与周围组织完全分离。

### （六）神经评估

1. 神经受压

剧痛、感觉迟钝。

2. 神经损伤

疼痛刺激无反应，无反射。

3. 神经断裂

功能丧失，足下垂、垂腕、爪形手。

清创完成后，最后一步是再次用生理盐水反复冲洗伤口，确保将异物、致病微生物、坏死组织带离伤口。

## 八、根据伤口情况闭合或延迟闭合伤口

伤口是否进行一期缝合需要综合考虑多方面因素，如受伤时间、受伤部位、伤口的污染程度、病例的基础健康状况以及医务人员的临床经验等。动物咬伤伤口感染风险较大，对于存在高感染风险因素的病例应避免一期缝合，3~5 d 后根据伤口情况决定是否延期缝合。伤后 6 h 以内就诊的头面部伤口，由于美观的需求较高，并且头面部供血丰富，建议进行一期缝合。

# 第三节 特殊伤口的处理

## 一、头部伤口

头部伤口若在发际线以内，冲洗前应剃去伤口局部的头发，头皮的血供丰富，容易出血，裂口大小，深度不一，创缘整齐或不整齐，有时伴有皮肤挫伤或缺损，由于头皮血管丰富，血管破裂后不易自行闭合，即使伤口小出血也较严重。处理时先压迫止血，因头部皮下组织致密、质韧，出血点钳夹止血较困难，需要缝合止血，缝合后可用弹力网套固定敷料。

## 二、眼部眶周伤口

眼部周围皮肤的伤口处理同其他部位，无特殊要求；处理时注意干洁纱布遮盖固定，保护眼睛，不能污染眼内，尤其是用流水冲洗时注意水流方向和流速，避免冲洗液及酒精或碘伏等消毒液流入眼睛。波及眼内伤口处理时要求用无菌生理盐水冲洗，不用任何消毒剂冲洗。

## 三、面颈部伤口

口中含水是否从伤口处流出可判断口腔的贯通伤。摆好合适体位，一人可辅助固定头部，儿童伤口需另一人抓握上肢及下肢以防扭动蹬踏，处置前注意洁净纱布覆盖双眼，同时注意冲洗压力、水流速度、方向，以避免冲洗液溅入眼内及鼻腔、耳部，严防因冲洗造成窒息。面部伤口与面部五官紧邻，清创时要用刺激性小的药品，应该选用稀碘伏而不用碘酒、酒精；面部伤口处理时要考虑美观，避免去除过多组织，处理伤口时不能误伤神经。

## 四、口腔伤口

口腔的伤口处理最好在口腔专业医生协助下完成，需要注意的是冲洗时保持头低位以免冲洗液流入咽喉部而造成窒息或误吸。冲洗液可选择生理盐水或稀碘伏。高浓度酒精、碘酒对黏膜损伤大，尽量避免使用。

## 五、外生殖器、肛门黏膜伤口

外生殖器、肛门黏膜部伤口冲洗方法同皮肤，应注意冲洗方向向外，避免污染深部黏膜。消毒剂最好采用碘伏，浓度 0.025%~0.500% 即可。冲洗、清创时应注意探查有无消化道穿孔和生殖器损伤，必要时请专科协助处理。

## 六、感染伤口

### （一）伤口红肿

动物致伤伤口感染发生率高，对于非常表浅的伤口，不需预防性应用抗生素，对于存在感染高危因素的患者，推荐预防性使用抗生素，如咬伤手部或生殖区、难以清创的深部伤口、伴有深静脉和（或）淋巴受损的伤口、伤口毗邻骨或关节（包括人工关节）、糖尿病和免疫功能障碍的患者（如艾滋病、肝炎、脾切除后、恶性肿瘤、中性粒细胞减少症以及接受免疫抑制治疗的患者等）、伴有挤压伤的伤口。

抗生素应选择覆盖人口腔和体表皮肤菌群，包括对甲氧西林敏感的金黄色葡萄球菌和链球菌的覆盖，推荐优先选择加酶抑制剂的复方 β 内酰类抗生素。预防性口服抗生素的时间为 3~5 d。得到细菌培养和药敏结果后应根据药敏结果调整抗生素使用。

## （二）伤口感染

伤口局部红、肿、热、痛明显，有波动感，表明伤口已感染，甚至已形成脓肿。感染较深时，局部炎症表现不明显，但疼痛、触痛明显。同时伴有肿胀、肿块及全身症状等。此类伤口须经开放、清创去除异物、引流、反复换药、全身应用抗生素等处理，方可愈合。

◆ 参考文献 ◆

[1] FORSCH R T, LITTLE S H, WILLIAMS C. Laceration repair: a practical approach[J]. Am Fam Physician, 2017, 95(10): 628-636.

[2] 孙玉佳，刘斯，王传林. 动物致伤伤口冲洗的意义和方法[J]. 中国急救复苏与灾害医学杂志，2018, 13(11): 1138-1141.

[3] FRY D E. Pressure irrigation of surgical incisions and traumaticwounds[J]. SurgInfect (Larchmt), 2017, 18(4): 424-430.

[4] TROTT A T. Wounds and Lacerations[M]. 4th ed. Philadel phia: W. B. Saunders, 2012: 295-315.

[5] ERNST A A, GERSHOFF L, MILLER P, et al. Warmed versus room temperature saline for laceration irrigation: a randomized clinical trial[J]. South Med J, 2003, 96(5): 436-439.

[6] 中国创伤救治联盟，国家创伤医学中心，北京大学人民医院创伤救治中心. 急诊开放性伤口清创缝合术专家共识[J]. 中华医学杂志，2020, 100(21): 1605-1610.

（撰写者：刘　珵　邵　标　校对者：康　新）

# 第十三章 动物致伤后美容缝合技术

## 第一节 概述

随着生活水平提高，近年来我国饲养宠物数量激增，中国已有宠物狗至少1亿只，全部犬只量达2亿只，每年被动物伤害的人数超过4 000万人次。动物致伤最常涉及犬或猫咬伤，其次为啮齿动物和其他野生动物致伤。动物致伤常累及颜面部，占比高达56.5%。颜面部损伤最常见于口唇、面颊和鼻部。

颜面部为人体暴露部位，是审美中最重要的组成部分，颜面部动物致伤后首次处理至关重要，若处置不当容易遗留面容损害和缺陷，带来严重社交心理负担，后期多次进行整形修复，加重社会经济负担。近年来，多项高质量临床研究发现，对动物致伤尤其是颜面部伤口进行一期缝合，不会增加伤口感染率。因此，对于颜面部动物致伤目前推荐早期行美容缝合伤口处置。

动物致伤通过各种机制造成人体组织损伤，包括挤压伤、穿刺伤、贯通伤、撕裂伤、撕脱伤、骨折（不常见）等，造成颜面部损伤的严重程度不同，修复方式也不同。常用的修复方式包括单纯的伤口美容缝合、组织移植创面覆盖、面部器官重建，甚至全面部移植。其中，损伤较轻的颜面部裂伤最常见，约占69.8%，通常一期美容缝合伤口处置即可。由于篇幅所限，本章仅讨论可以直接美容缝合的动物致伤伤口处置。

## 第二节 观念转变：颜面部动物致伤伤口推荐一期行美容缝合

动物口腔微生物种类繁多，混合有氧和厌氧物种，因此动物致伤属严重污染伤口。20世纪学者认为动物致伤伤口的早期闭合会增加感染风险，因此提倡敞开伤口，观察无明显感染迹象后行二期缝合治疗。但是，此种处置方式愈合后面部瘢痕明显，有时影响器官功能，甚至导致患者面容毁损和心理障碍。

近年多个临床研究表明，颜面部犬咬伤患者伤口仔细彻底清创、加压冲洗、一期缝合，并结合抗生素治疗，可改善患者的外观，且无明显感染风险。有学者于 2011 年发表的临床研究显示，颜面部动物致伤一期修复并同时预防性使用抗生素，伤口感染率很低，精细适当的清创可进一步减少感染风险。Rui-Feng 等 2013 年随机对照研究发现，动物致伤一期与二期缝合伤口感染率无差异。Paschos 等 2014 年的随机对照研究结果与 Rui-Feng 等相似，并发现与二期缝合伤口相比，一期缝合伤口的外观明显改善，颜面部伤口显示出更好的美容效果。

因此，对于颜面部动物致伤，建议彻底冲洗清创后，请整形医生在 24 h 内进行一期美容缝合，以改善美容效果，而不增加感染率，缝合后患者应在就诊后 24~48 h 内重新评估是否感染。

# 一、动物致伤感染风险评估和抗生素的使用

## （一）动物致伤感染风险评估

接诊颜面部动物致伤患者后，医生应迅速询问病史，包括致伤动物类型、动物致伤机制、受伤至就医时间、动物是否被激怒、动物是否曾咬伤过人，以及动物和患者的狂犬病和破伤风疫苗接种情况、患者基础病情况（糖尿病和免疫功能低下等合并症患者伤口感染风险增加）、是否有过敏反应等，并评估伤口大小、形状、受污染程度和受伤位置，记录并进行感染风险评估。须注意的是动物致伤者必须规范进行狂犬病和破伤风疫苗或球蛋白的接种，以预防严重并发症——狂犬病和破伤风。

## （二）建议早期预防性使用抗生素

动物致伤引起的感染通常是多菌感染，最常见的包括巴斯德菌、金黄色葡萄球菌、链球菌、犬嗜酸细胞吞噬菌和口腔厌氧菌等。患者在动物致伤后尽快接受抗生素治疗可显著降低伤口感染率。建议动物致伤后立刻进行经验性抗生素治疗，首选 β-内酰胺类抗生素（如青霉素、头孢菌素或阿莫西林克拉维酸等）治疗 3~5 d，中高危感染风险的伤口若进行了一期美容缝合，在应用抗生素前最好进行伤口细菌培养，后续根据药敏结果调整抗生素，并延长抗生素治疗时间至 7~14 d。

极少情况下一期缝合后发现伤口严重感染，应拆除缝线，并积极清创和引流脓液，静脉滴注抗生素。若发生伤口严重感染，务必重视，否则可能出现血源性传播致严重全身感染。动物致伤导致患者出现高热时，应警惕全身感染的可能性。

## 二、动物致伤伤口清创技术

### （一）颜面部动物致伤的特点和伤情评估

颜面部动物致伤程度不一，表面擦伤几乎不需要医疗干预，严重者会造成致命伤害。据统计，美国每年犬咬伤造成10~20人死亡。颜面部在较小的范围内集中了眼、耳、鼻、口腔、腮腺及面神经等诸多重要器官，颜面部动物致伤即使是表面上很小的伤口也需要仔细探查，防止表浅伤口可能伴有的骨折，血管、神经撕裂或损伤眼睛等重要结构。面部多处动物致伤，深浅不一，累及上唇及颊部见图13-1。

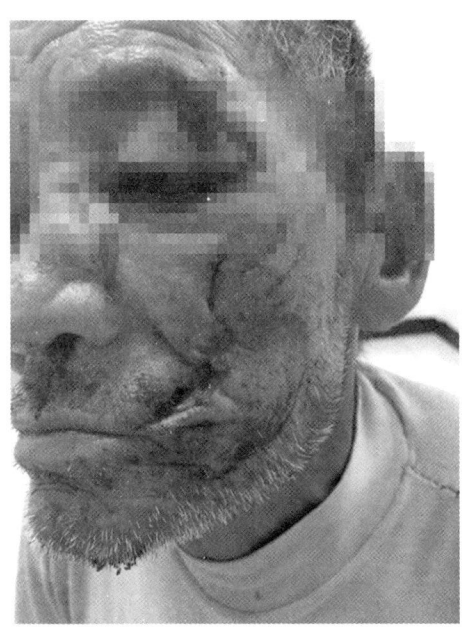

图13-1　面部多处动物致伤，深浅不一，累及上唇及颊部

对颜面部动物致伤患者创伤评估时应首先遵循高级创伤生命支持（advanced trauma life support，ATLS）指南，对头面颈部进行全面评估，明确有无威胁生命的严重损伤，确定患者生命体征平稳，气道、呼吸、循环均正常，神经学评分正常，脊柱和颅骨无损伤；再进一步评估面部神经血管结构正常、鼻泪管、面神经和腮腺管等管状结构完整，眶颧骨、上下颌骨等无损伤，再开始进行伤口缝合处置。

### （二）动物致伤伤口冲洗

在动物致伤伤口预防感染方面，彻底的冲洗和清创甚至比应用抗生素更重要。适当的局麻有助于伤口的充分清洁，伤口表面应使用1%的聚维酮碘或1%的苯扎氯铵清洗。基层医疗机构也可选择方便可获得的其他消毒液，如碘伏溶液。深部伤口推荐加压冲洗，可减少细菌负荷和去除颗粒物、异物，降低伤口感染率。推荐用生理盐水以 5~8 PSI 的压力加压交替冲洗伤口，为冲洗充分应保证必要的冲洗时间（约 15 min）。

冲洗时应使水流与接触的创面呈一定角度，而非垂直冲洗，对于动物牙齿刺伤的小而深伤口，应进行扩创冲洗。对污染重、受伤时间长（如超过 6 h 的伤口），可以考虑使用更高压力（但不超过 15 PSI）冲洗，并考虑在冲洗的同时，用无菌棉球或纱布擦拭创面，以利于更有效地去除污染物。冲洗后用含碘溶液进行伤口消毒。

（三）动物致伤伤口清创

颜面部动物致伤的清创术应遵循彻底清创原则，彻底全面检查伤口，准确判断失活组织，清创时彻底去除异物、失活组织，但应注意在面部标记部位（如眉毛和红唇缘）清创应谨慎。术者操作轻柔、仔细，彻底去除坏死或无活力组织的同时，遵循要切除的组织最后切除原则，尽量将有活力的组织保留下来，勿使清创成为二次创伤。

## 三、颜面部动物致伤伤口美容缝合技术

（一）一般原则

缝合时注意张力全部由皮下和真皮深层承担，在无张力下缝合皮肤，且创口两侧皮缘自然对合、轻度外翻。伤口美容缝合后，面部器官和各种解剖标志线应无移位变形。修复颜面部眉毛、眼睑、耳、鼻、口唇等缺损时，遵循整形外科兼顾整体和局部原则，左右对称和谐，恢复其功能和形态。

（二）缝合部位的选择

在光线与阴影影响下形成边界的区域是不易形成明显瘢痕的合理部位，对于额上部、眉毛附近、鬓角附近皮肤软组织裂伤，可适当向上修剪部分正常皮肤，在不影响五官对称的情况下，尽量将缝线隐蔽在发际、眉毛、鬓角附近，愈合后几乎看不清瘢痕。

# 第三节　颜面各部位动物致伤美容缝合伤口处置

## 一、唇部动物致伤

（一）麻醉和冲洗清创

由于直接浸润麻醉可使唇部组织变形，因此唇部裂伤清创缝合时，可使用神经阻滞麻醉。神经阻滞麻醉效果不佳仍需唇红缘局部浸润麻醉时，为了使裂口两侧的唇红缘精准对合，在麻醉前应先标记裂口两侧的唇红缘，冲洗选用生理盐水或稀释碘伏。唇部血供丰富，因此清创时较小的撕裂皮瓣组织应尽量保留。

（二）美容缝合技术

对于延伸至肌层的唇部撕裂伤，根据解剖结构精确分层缝合，宜采用单纯间断缝合，口轮匝肌应用 4-0 或 5-0 可吸收缝线，皮肤和唇黏膜应用 6-0 或 7-0 单丝尼龙线缝合，如果撕裂扩展至口腔黏膜，可使用 5-0 或 6-0 可吸收的缝合线。须特殊注意的美学标志：红唇边缘、人中。

红唇边缘（又称唇红缘）为唇部重要的解剖标志，红唇边缘小至 1 mm 的微小变形即可被明显觉察，成为肉眼可见的唇红缘"台阶样"改变。因此美容缝合时应注意应先将红唇边缘精准对合后，再缝合其他部位皮肤和黏膜。唇部及鼻底犬咬伤见图 13-2。

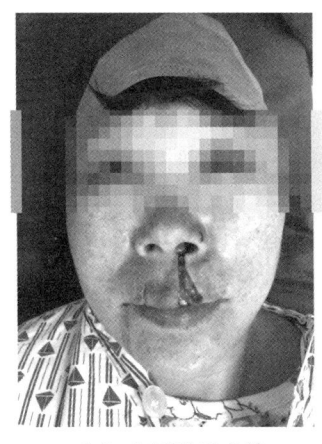 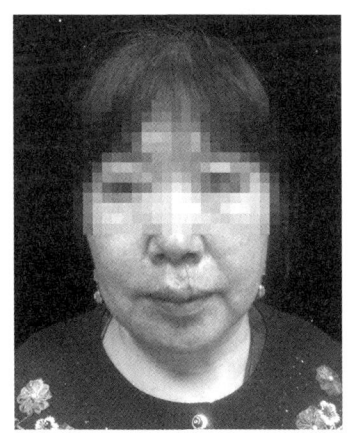

　　（a）全层裂开术前　　　　　　（b）术后一周

图 13-2　唇部及鼻底犬咬伤

人中是上唇和鼻部之间重要的垂直解剖标志，美容缝合时务必精准对位，保持局部凸起和凹陷有致，因人中处组织的任何变形都可能导致明显的美容失调。

## 二、面颊动物致伤

### （一）损伤局部伤情评估

建议进行 X 线检查查找异物，评估头面部骨折，仔细检查和测试面神经是否损伤。

### （二）面神经和腮腺导管损伤处理

面颊部裂伤清创时应动作轻柔，仔细检查是否有面神经损伤，若面神经末梢分支（Ⅱ级以下）的损伤，远期部分可自然恢复，可不作特殊处理；若面神经主干断裂，应尽快找出断端，尽早进行神经吻合和其他相关处理。仔细检查是否合并腮腺导管损伤，必要时进行吻合修复处理。

### （三）美容缝合技术

对于较大的面颊部动物致伤伤口，尤其是贯通伤口，充分清创冲洗后，应使用5-0可吸收线缝合闭合口腔黏膜及腮腺筋膜，然后大量冲洗以去除伤口上的杂物和细菌，逐层缝合皮下组织后，最后用6-0或7-0单丝尼龙线美容缝合颊部皮肤侧伤口。较深的伤口酌情留置引流管或引流片。

## 三、鼻部动物致伤

### （一）损伤局部伤情评估

处理前应进行鼻内外部的彻底检查，重点检查是否有呼吸道阻塞，若存在颅骨基底骨折迹象（从鼻孔流出清亮液体等），须转至神经外科处理。合并鼻骨骨折无移位者，无须处理骨折；合并鼻骨骨折有移位者，二期耳鼻喉科处理。

### （二）冲洗清创

适当麻醉后，用生理盐水或稀释碘伏冲洗。对鼻部组织清创应尽量最小限度，因鼻部组织无弹性，过度去除组织极有可能引起鼻部变形和愈合不良。

### (三)美容缝合技术

鼻部皮肤和黏膜美容缝合时可采用 6-0 或 7-0 单丝尼龙线行单纯间断缝合,由于鼻部皮肤具有质地脆和缝合后极易内翻的特点,缝合时边距尽量小,针距稍大。此种缝合技术可顺利闭合鼻部皮肤和黏膜,防止鼻部出现切迹和畸形。鼻部裂伤通常涉及多层(即皮肤、黏膜和软骨),但一般可无须缝合鼻软骨,因鼻软骨被皮肤和黏膜完全覆盖后常可自行愈合。

## 四、眼睑和眉部动物致伤

### (一)致伤特点和局部伤情评估

颜面部动物致伤中 3.4%~27.0% 波及眼周区域,其中绝大部分导致眼睑或睑缘撕裂,可直接一期缝合解决。约 3% 的病例中出现角膜擦伤、眶周骨折和眼球破裂。当出现眶周水肿和瘀斑时,应考虑 CT 扫描以排除眶周骨折。泪小管损伤发生率为 20%~40%。在美容缝合伤口前应对眼部进行全面仔细检查,包括视力、眼球运动情况,是否存在眼前房积血、角膜损伤、上睑下垂、眉毛不等高等。

### (二)美容缝合技术

1. 眉部动物致伤

眉毛可作为手术时的标记点,无必要勿剃掉,可适当剪短以利手术操作;为保护眼睛,冲洗眉部裂伤应选生理盐水;位于眉毛上/下方的短于 0.25 cm 的裂伤可不缝合,可涂抹抗生素眼膏,并使用灭菌伤口黏合胶带或医用胶处理伤口。

2. 眼周动物致伤

对于眼睑深层撕裂,应按解剖层次分别修复每层组织,皮下视情况可用 6-0 可吸收线缝合,对齐伤口边缘;用 7-0 单丝尼龙线缝合皮肤。美容缝合眼睑时,注意勿刺伤眼球,勿对眼球施加压力。急性上睑下垂提示上睑提肌可能受损,应注意修复。伤口靠近内眦或外眦时,应注意精确对位缝合,减少术后瘢痕粘连。

## 五、耳部动物致伤

### (一)损伤局部伤情评估

除前面提到的伤情评估,还应排除颅脑损伤和影响听力的损伤,耳损伤是否为离断性的。

（二）清创

对耳软骨应在不扩大创面的前提下彻底清创，一方面非必要不去除耳软骨，以防耳部出现凹陷或其他畸形；另一方面，耳软骨感染处理棘手，应尽量彻底清创。清创时可先将皮肤—软骨—皮肤全层"U"形缝合，防止软骨和皮肤脱套。

（三）美容缝合技术

耳软骨脆弱且与皮肤黏接疏松，容易造成皮肤和软骨撕脱，缝合时应动作轻柔；可先用5-0或6-0可吸收线对断裂软骨进行良好对位缝合，再用6-0或7-0单丝尼龙线缝合皮肤，并完全覆盖耳软骨，必要时留置细引流管。

◆ 参考文献 ◆

[1] ELLIS R EC. Dog and cat bites[J]. Am Fam Physician, 2014, 90(4): 239-243.

[2] DUNNE J A, KHAN A, WORMALD J C, et al. What is optimal wound management to prevent infection in non-hand mammalian bite Injuries? A systematic review[J]. Journal of plastic, reconstructive & aesthetic surgery: JPRAS, 2019, 72(4): 685-710.

[3] 中国医学救援协会动物伤害救治分会专家组. 动物致伤专家共识[J]. 中国急救复苏与灾难医学杂志，2018, 13(11): 1056-1061.

[4] YADAV AK JM, PRADHAN L. Animal inflicted maxillofacial injuries : treatment modalities and our experience[J]. J Maxillofac Oral Surg, 2017, 16: 356-364.

[5] GURUNLUOGLU R, GLASGOW M, ARTON J, et al. Retrospective analysis of facial dog bite injuries at a Level I trauma center in the Denver metro area[J]. Journal of Trauma and Acute Care Surgery, 2014, 76(5): 1294-1300.

[6] TOURE G AG, MENINGAUD JP. Epidemiology and classification of dog bite injuries to the face: a prospective study of 108 patients[J]. J Plast Reconstr Aesthetic Surg, 2015, 68: 654-658.

[7] RUI-FENG C L-SH, JI-BO Z, LI-QIU W. Emergency treatment on facial laceration of dog bite wounds with immediate primary closure: a prospective randomized trial study [J]. BMC Emerg Med, 2013, 13(S 1): 2.

[8] PASCHOS NK ME, GANTSOS A, GEORGOULIS AD. Primary closure versus non-closure of dog bite wounds. a randomised controlled trial[J]. Injury, 2014, 45(1): 237-240.

[9] MACEDO JL RS, DE QUEIROZ MN, GOMES TG. Reconstruction of face and scalp after dog bites in children[J]. Rev Col Bras, 2016, 43: 452-457.

[10] CHEN E HS, SHEPHERD SM, HOLLANDER JE. Primary closure of mammalian bites[J]. Acad Emerg Med, 2000, 7(2): 157-161.

[11] DARAEI P, CALLIGAS JP, KATZ E, et al. Reconstruction of upper lip avulsion after dog bite: case report and review of literature[J]. Am J Otolaryngol, 2014, 35(2): 219-225.

[12] FLEISHER GR. The management of bite wounds[J]. N Engl J Med, 1999, 340(2): 138-140.

[13] 殷文武，王传林，陈秋兰，等．狂犬病暴露预防处置专家共识[J]．中华预防医学杂志，2019, 53(7): 668-679.

[14] 中国医学救援协会．外伤后破伤风预防规范（T/CADERM 3001-2019）[J]．中华预防医学杂志，2019, 53(10): 978-981.

[15] 张成，刘斯，孙玉佳，等．世界卫生组织破伤风立场文件解读与动物致伤后破伤风的预防[J]．中国急救复苏与灾害医学杂志，2018, 13(11): 1051-1055.

[16] 孙玉佳，刘斯，王传林．动物致伤伤口冲洗的意义和方法[J]．中国急救复苏与灾害医学杂志，2018, 13(11): 1138-1141.

（撰写者：毕　晔　李广学　魏蜀一　李　明　张岩斌　校对者：庄天从）

# 第十四章 动物致伤后疼痛管理技术

## 第一节 概述

疼痛被称为人体"第五生命体征"。国际疼痛委员会（international association for the study of pain，IASP）指出，疼痛是由组织损伤或潜在组织损伤所引起的不愉快感觉和情感体验，它是患者的主观感受。按照疼痛持续的时间，疼痛可分为急性疼痛和慢性疼痛。动物致伤后造成闭合性、开放性组织损伤及相应术后疼痛，属于急性疼痛。如果急性疼痛不能得到及时有效的处理，将会从患者的身体、精神、心理等方面影响患者的伤后康复，如导致术后患者的活动功能受限，降低术后患者的生活质量及满意度，有的甚至产生心理问题。因此动物致伤后，患者应得到适当、迅速和安全的镇痛治疗。

近几十年来，随着对患者的急性疼痛关注越来越多，有关疼痛机制的研究不断深入，疼痛管理模式也逐步多样化。如在诊疗过程中，恰当的疼痛管理宣教，不仅可缓解患者的精神压力，也可加深患者及家属的理解及信任，积极配合诊疗工作。而动物致伤后中麻醉处理操作前文已作详细描述（详见第四章）。本章主要针对动物致伤后疼痛管理中常用的镇痛药物进行讨论。

## 第二节 非甾体消炎镇痛药

非甾体消炎镇痛药（nonsteroidal anti-inflamma tory drugs，NSAIDs）通过抑制细胞膜花生四烯酸代谢过程中环氧化酶（cyclooxygenase，COX）的生物活性，减少前列腺素的合成与聚积，从而发挥解热、镇痛、抗炎作用。

目前上市的NSAIDs药物已近百种，如阿司匹林、双氯芬酸、吲哚美辛等；用药途径包括口服、静脉滴注、肌注和外用等。按照药物的作用途径，可分为全身应用NSAIDs（包括静脉、肌内注射和口服制剂）和局部应用NSAIDs（外用制剂）。

## 一、全身应用 NSAIDs

全身应用 NSAIDs 存在诸多不良反应，最常见为胃肠道反应，其他不良反应包括心血管不良反应、影响血小板功能、影响肾功能（如出现水钠潴留、肾功能不全）肝功能损伤、精神病及其他心理状况改变、哮喘或鼻炎发作等。NSAIDs 药物有天花板效应：剂量增加疗效不增加，而不良反应增加；因此临床全身应用 NSAIDs 应尽量使用最低有效剂量，并尽量缩短疗程。当遇有肾功能不全、心力衰竭和胃肠道出血风险以及老年患者时，强烈建议谨慎全身应用 NSAIDs 制剂。

## 二、局部应用 NSAIDs

近期的软组织损伤处置相关国际指南已将外用 NSAIDs 明确作为疼痛管理的选择之一。

目前已经上市的外用 NSAIDs 包括氟比洛芬、双氯芬酸、酮洛芬、布洛芬等，尽管这些外用 NSAIDs 作用机制相似，但剂型有所不同，如凝胶贴膏、乳剂（膏）、溶液剂、贴剂、喷雾剂等，临床疗效也存在一定差异。在外用药物剂型选择方面，外用软膏只有 10%~20% 的药物能透过皮肤进入人体，而经皮贴剂可以通过添加促渗剂的方式提高生物利用度，同时还具有更好的患者依从性。外用 NSAIDs 具有明确的镇痛效果，是临床证据最充分、处方数量最多的外用镇痛药。

外用 NSAIDs 局部药物浓度远远高于口服 NSAIDs。有研究发现，外用 NSAIDs 局部软组织药物浓度较血浆中药物浓度高 100 倍，在保持较强镇痛效果同时，安全性好，少有胃肠道反应、心血管反应等全身不良反应。在欧洲和日本，外用 NSAIDs 的比例已达全部 NSAIDs 用药的 50%~70%；英国 2009 年仅 1 年的外用 NSAIDs 处方就达 380 万之多。中、重度疼痛患者可将外用 NSAIDs 与口服制剂联合使用。外用 NSAIDs 可作为口服制剂局部增效剂；也可通过减少口服 NSAIDs 剂量，从而降低胃肠道等不良反应。

# 第三节　对乙酰氨基酚

对乙酰氨基酚（又名扑热息痛）是常用的解热镇痛药物，可以单独使用（轻度疼痛），也可以与其他止痛药如 NSAIDs 联合使用（用于中度或重度疼痛）。与 NSAIDs 不同，对乙酰氨基酚无外周 COX 抑制作用，抗炎作用弱，其主要通过中枢发挥镇痛、解热作用，并能抑制下行 5- 羟色胺能通路和抑制中枢一氧化氮合成发挥解热镇痛作用，其具体机制不明。

对乙酰氨基酚有口服、直肠和静脉注射制剂应用于临床。对乙酰氨基酚不损伤胃黏膜，对血小板功能也不产生影响，对轻度疼痛有良好镇痛效果，但过量使用可引起严重的肝功能损伤和急性肾功能损伤。

## 第四节　阿片类药物

研究表明，非阿片类药物如对乙酰氨基酚或 NSAIDs 可以提供足够的镇痛作用，因此应减少常规镇痛中对阿片类药物的依赖。

阿片类药物通过与外周和中枢神经系统内的 μ、κ、σ 阿片受体结合，抑制伤害性传入信号的产生和传递而产生镇痛作用。在目前临床使用的阿片类药物中，吗啡、美沙酮、羟考酮、可待因、芬太尼等属于 μ 受体完全激动剂。丁丙诺啡是部分激动剂，喷他佐辛、布托啡诺和纳布啡则是混合激动 - 拮抗剂，对不同阿片受体有不同作用。常见的剂型包括透皮贴剂、缓释片剂、短效片剂、注射剂、经黏膜、鼻腔给药等多种剂型。阿片类药物的常见不良反应有恶心、呕吐、头晕、便秘、嗜睡、瘙痒、呼吸抑制等。

对于动物致伤患者，只有重度疼痛，常规镇痛药对乙酰氨基酚、NSAIDs 药物等药物疗效欠佳时，才考虑应用阿片类药物，仅作为三线用药。

## 第五节　复方镇痛药

对乙酰氨基酚、NSAIDs 与阿片类药物在镇痛方面有相加或协同作用，制成复方制剂后，单药剂量减少，镇痛作用增强、不良反应减少，适用于中度至重度疼痛，如氨酚曲马多片、氨酚羟考酮片、洛芬待因缓释片、氨酚双氢可待因片等。复方镇痛药的主要不良反应包括：对乙酰氨基酚超量使用、误用或重复用药引起肝毒性，NSAIDs过量、叠加所致消化道、心脑血管事件等。对乙酰氨基酚、NSAIDs有剂量封顶作用，当复方镇痛药中的对乙酰氨基酚和NSAIDs的剂量达到封顶剂量，则应由复方制剂转化为单纯阿片类药物。因此，尤其是老年患者使用含有对乙酰氨基酚、NSAIDs的复方制剂应谨慎。

◆ 参考文献 ◆

[1] RAWAL N. Organization、function and implementation of acute pain service [J]. Anesthesiol Clin North Am, 2005, 23(1): 211-225.

[2] 国家临床重点专科·中日医院疼痛专科医联体和北京市疼痛治疗质量控制改进中心. 慢性肌肉骨骼疼痛的药物治疗专家共识(2018)[J]. 中国疼痛医学杂志, 2018, 24(12): 881-887.

[3] CASTELLSAGUE J R-GN, CALINGAERT B, et al. Individual NSAIDs and upper gastrointestinal complications: a systematic review and meta-analysis of observational studies (the SOS project)[J]. Drug Saf, 2012, 35: 1127-1146.

[4] DAVE S, SHRIYAN D, GUJJAR P. Newer drug delivery systems in anesthesia[J]. J Anaesthesiol Clin Pharmacol, 2017, 33(2): 157-163.

[5] JORGE LL, FERES CC, TELES VE. Topical preparations for pain relief: efficacy and patient adherence[J]. J Pain Res, 2010, 4: 11-24.

[6] YEH YC RP. Clinical and economic evidence for intravenous acetaminophen[J]. Pharmacotherapy, 2012, 32: 559-579.

（撰写者：李 明 校对者：范 昭）

# 第十五章 动物致伤后免疫防治技术

## 第一节 概述

动物致伤后相关的破伤风与狂犬病防治一直是急诊外科和预防接种门诊最重要的工作内容之一，动物致伤后规范的免疫防治处置至关重要。在中国破伤风与狂犬病防治培训（CT&RT）深圳、青岛、石家庄、南宁、长沙、福州等六大城市站的培训过程中，免疫制剂规范应用核心技术是讨论最为激烈、提问最多的环节，这也反映出国内对于免疫制剂应用的标准尚未统一，预防措施普遍存在不规范的情况。

## 第二节 动物致伤后狂犬病免疫防治

全球超过99%的人类狂犬病死亡发生在亚洲和非洲。我国为狂犬病流行国家，犬是我国狂犬病的主要传染源，约占95%；其次为猫，占5%左右；鼬獾、红狐、貉、狼是我国重要的野生狂犬病宿主和传染源。

狂犬病暴露是动物咬伤的常见问题，尤其是当袭击为非激惹所致、动物呈现病态、动物是野生或流浪等。

狂犬病暴露是指被狂犬、疑似狂犬或者不能确定是否患有狂犬病的宿主动物咬伤、抓伤、舔舐黏膜或者破损皮肤处，或者开放性伤口、黏膜直接接触可能含有狂犬病病毒的唾液或者组织。此外，罕见情况下，可以通过器官移植或吸入气溶胶而感染狂犬病病毒。我国狂犬病暴露就诊人群以Ⅱ级和Ⅲ级暴露为主。规范的暴露后预防（post-exposure prophylaxis，PEP）处置可几乎100%预防发病。

PEP处置的内容包括：尽早进行伤口局部处理；尽早进行狂犬病疫苗接种；必要时，尽早使用狂犬病被动免疫制剂。

## 一、暴露分级

### （一）Ⅰ级

完好的皮肤接触动物及其分泌物或排泄物。

### （二）Ⅱ级

符合以下情况之一：①无明显出血的咬伤、抓伤；②无明显出血的伤口或已闭合但未完全愈合的伤口接触动物及其分泌物或排泄物。

### （三）Ⅲ级

符合以下情况之一：①穿透性的皮肤咬伤或抓伤，临床表现为明显出血；②尚未闭合的伤口或黏膜接触动物及其分泌物或排泄物；③暴露于蝙蝠。

## 二、主动免疫

### （一）适用人群

1. 暴露前免疫接种

所有持续、频繁暴露于狂犬病危险环境下的个体，到偏远、难以获得及时的暴露前预防（pre-exposure prophylaxis，PrEP）处置地区，且存在暴露风险的游客，均推荐进行 PrEP。

2. 暴露后免疫接种

Ⅱ级和Ⅲ级暴露者。

3. 再暴露免疫接种

既往进行过 PrEP/PEP 处置的病例；既往至少注射过 2 剂细胞培养狂犬病疫苗的病例。

### （二）接种途径和部位

1. 接种途径

目前中国上市的狂犬病疫苗均采用肌内注射。

2. 接种部位

2 岁及以上人群疫苗接种于上臂三角肌，2 岁以下幼童疫苗可接种于大腿外侧肌上

1/3 处。

### (三) 免疫接种程序

1. 暴露前免疫接种程序

第 0、7 天，分别给予 1 剂肌内注射（intramuscular injection，IM）接种。

2. 暴露后免疫接种程序

1)"五针法"

第 0、3、7、14、28 天各 1 剂 IM 接种。

2)"四针法"

第 0 天 2 个部位各接种 1 剂，第 7、14 天各 1 剂 IM 接种。

3)"简化四针法"

第 0、3、7 天各 1 剂，第 14~28 天中任意一天 IM 接种 1 剂。

3. 再暴露免疫接种程序

1) 再次暴露发生在免疫接种过程中

继续按照原有程序完成接种，不需加大剂量和剂次。

2) 上次狂犬病疫苗接种程序最后一针完成后 3 个月内（含 3 个月）再次暴露

无须加强免疫。

3) 超过 3 个月再次暴露者

第 0、3 天各 1 剂 IM 接种；之后 5 年内再次暴露，无须加强免疫；但 5 年以上再次暴露，建议第 0、3 天各 1 剂 IM 接种。

### (四) 不良反应

1. 轻度不良反应

接种疫苗后 24 小时内，注射部位可出现红肿（直径 < 15 mm）、疼痛和发痒（均不影响活动），可有轻度发热、乏力、头痛、眩晕、关节痛、肌肉痛、呕吐、腹痛等，一般无须处理即可自行消退。

2. 罕见不良反应

1) 中度以上发热反应

可先采用物理降温方法，必要时可以使用解热镇痛剂。

2) 过敏性皮疹

接种疫苗后 72 小时内出现荨麻疹，应及时就诊，可给予抗组胺药物。

3. 极罕见不良反应

（1）过敏性休克。一般在注射疫苗后数分钟至数十分钟内发生。只要怀疑过敏性休克，就启动急救流程，避免因为延迟诊断而延误抢救。开始治疗的关键是维持呼吸道通畅和保持有效血液循环，尤其强调肾上腺素的紧急使用。

（2）过敏性紫癜。

（3）血管神经性水肿。

## 三、被动免疫

（一）适用人群

（1）首次暴露的Ⅲ级暴露者。

（2）存在严重免疫功能缺陷的首次暴露者。

（3）首次暴露未使用被动免疫制剂，7天内发生再次暴露的Ⅲ级暴露者。

（4）处于HIV临床期或接受过造血干细胞移植，再次暴露的Ⅱ级及Ⅲ级暴露者。

（二）制剂种类及应用剂量

狂犬病被动免疫制剂目前主要有人源免疫球蛋白（human rabies immunoglobulin，HRIG），马源免疫球蛋白（equine rabies immunoglobulin，ERIG），马源纯化F（ab'）$_2$片段制品。但狂犬病单克隆抗体（mAb）可作为HRIG的潜在替代品。

HRIG最大剂量为20 U/kg，ERIG最大剂量为40 U/kg。

（三）应用方法

（1）将全部被动免疫制剂直接浸润注射在伤口周围，所有伤口均应覆盖。如所用总剂量不足以浸润注射全部伤口，可用生理盐水适当稀释，至全部伤口均浸润。如果解剖学结构不允许将被动免疫制剂大量注射在伤口周围，如暴露位于手指、脚趾、鼻尖、耳郭及男性外生殖器等部位，则按局部可接受的最大剂量使用，以避免出现筋膜室综合征，剩余制剂不再推荐远离伤口处肌内注射。

（2）黏膜暴露者，可将狂犬病被动免疫制剂滴/涂在黏膜上。如果解剖学结构允许，也可进行局部浸润注射。对于深部黏膜暴露，可以考虑用稀释的被动免疫制剂进行深部冲洗。

（3）建议被动免疫制剂和狂犬病疫苗同一天使用。若不能实现，应先注射疫苗，7天内仍可注射被动免疫制剂。接种狂犬病疫苗首剂7天后不再使用被动免疫制剂。

（4）不得将HRIG和狂犬病疫苗注射在同一部位，禁止用同一注射器注射被动免疫制剂和狂犬病疫苗。

## （四）狂犬病 HRIG 局部浸润注射方法

1. 划伤伤口 HRIG 浸润注射

伤口特点：相对较表浅，伤口比较长。

1）对长度 ≤ 4 cm 的伤口

采用"一针平行法"（图 15-1），即使用 5 mL 注射器抽取适量 HRIG，在伤口一端，沿伤口走形，距离伤口皮缘 0.5 cm 处入针，注射器针尖部超过伤口至少 0.5 cm，回抽无回血，缓慢退针，同时将 HRIG 缓慢均匀注射于伤口深部，退出注射器，压迫止血。检验浸润效果，伤口内不可见注射器，且略有 HRIG 于组织内渗出或皮下 HRIG 隆起边缘超过伤口边缘至少 0.5 cm。

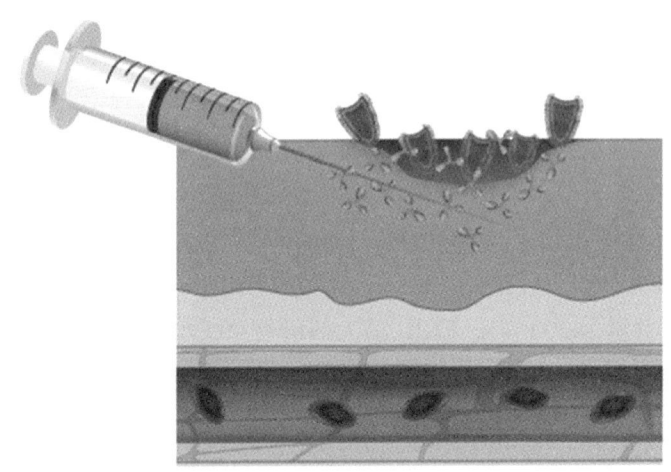

图 15-1 "一针平行法"

2）对长度 > 4 cm 的伤口

采用多次"一针平行法"完成浸润注射。

2. 穿刺伤伤口 HRIG 浸润注射

伤口特点：相对较深，伤口比较窄小，伤口直径一般 0.2~0.3 cm，伤口较深。

采用"一针成角法"（图 15-2），即使用 1 mL 注射器，抽取适量 HRIG，在伤口近端距离伤口皮缘 0.5 cm 处入针，根据伤口深度，进针方向与手指长轴成角为 45°~60°，尽量避开神经走行位置，回抽无回血，缓慢注射于伤口深部，退出注射器，压迫止血。检验浸润效果，伤口内不可见注射器，略有 HRIG 于组织内渗出或伤口周围略苍白。

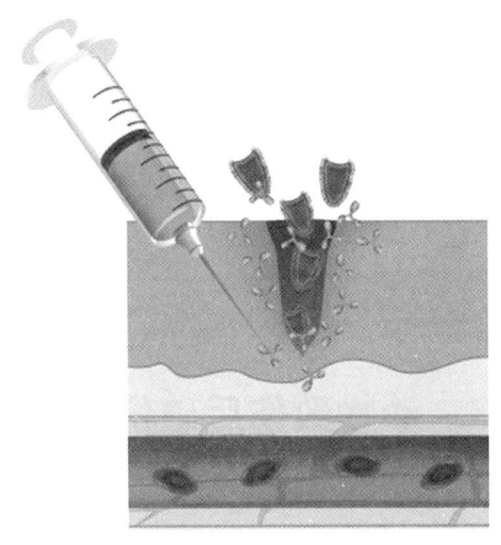

图 15-2 "一针成角法"

3. 疏松组织撕裂伤伤口 HRIG 浸润注射

伤口特点：伤口多发，类型多样，伤口不规则，可同时存在划伤、穿刺伤、贯穿伤、撕脱伤。

采用"三针环形封闭法"（图 15-3），即使用 5 mL 注射器 3 支，抽取适量 HRIG，先后以近等边三角形环形封闭伤口，三角形边距伤口最近距离至少 0.5 cm，回抽无回血，缓慢退针，同时将 HRIG 缓慢均匀注射于伤口深部，退出注射器，压迫止血。相邻较近多处伤口可按同一伤口封闭，相距略远的伤口可共用三角形边长，再远者分别按单一伤口处理。检验浸润效果，伤口内不可见注射器，且略有 HRIG 于组织内渗出或皮下 HRIG 隆起边缘超过伤口边缘至少 0.5 cm。

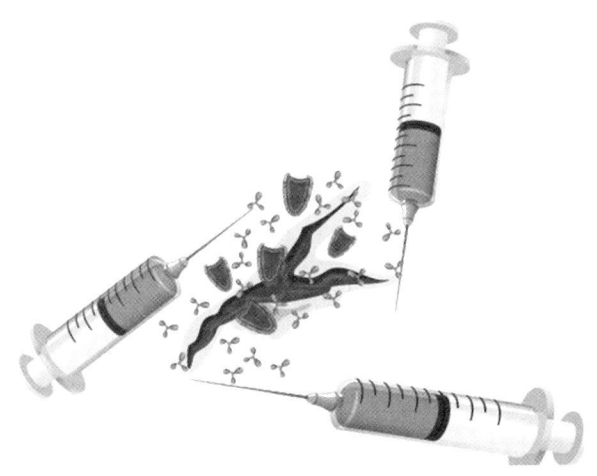

图 15-3 "三针环形封闭法"

## （五）不良反应

HRIG 一般无不良反应，少数病例在注射后出现局部红肿、疼痛，一般无须处理即可自行缓解。极罕见有血管神经性水肿、皮疹及过敏性休克者，治疗同上。

# 第三节　动物致伤后破伤风免疫防治

破伤风是一种可使用疫苗预防的疾病，它是由破伤风梭状芽孢杆菌产生的强效神经毒素引起的疾病。破伤风杆菌的孢子存在于世界各地的环境中，特别是在温暖的土壤和潮湿的地区。在厌氧条件下，破伤风杆菌产生毒素并引起症状。破伤风可影响所有哺乳动物，马和灵长类动物比肉食动物更易感染。在人类中，这种疾病仍然常见于许多低收入和中等收入国家，发达国家尽管罕见，但仍存在相当大的诊断和治疗的挑战。

所有的犬伤Ⅲ级暴露伤口，均为感染破伤风高风险伤口，人体对破伤风没有自然获得性免疫力，但通过良好的伤口处理和接种预防破伤风类毒素可以预防破伤风。疫苗接种可诱导 IgG 抗体提供保护，诱导产生的 IgG 抗体也可以经胎盘预防新生儿破伤风。

破伤风预防处置的内容包括：患者伤口及免疫功能状态评估；尽早进行伤口局部处理；尽早进行破伤风疫苗接种；必要时，尽早使用破伤风被动免疫制剂。

## 一、患者评估

### （一）伤口分类

1. 清洁伤口

清洁伤口为位于身体细菌定植较少的区域伤口；在伤后立即得到处理的简单伤口。

2. 不洁伤口

不洁伤口为位于身体细菌定植较多的区域（如腋窝、腹股沟及会阴等）的伤口；超过 6 h 未处理的简单伤口。

3. 污染伤口

污染伤口为被污物、有机泥土（如沼泽或丛林的土壤）、粪便或唾液（如动物或人咬伤）污染的伤口；已经感染的伤口；含有坏死组织的伤口（如发生坏疽等）。

（二）免疫功能评估

详细询问患者的免疫接种史及影响患者免疫功能的既往病史、用药史，判断患者免疫功能状态，根据患者的免疫状态给予适宜的预防处置。

## 二、主动免疫

主动免疫起效慢，一般注射约 2 周后抗体才达到保护性水平。从未接受过含破伤风类毒素疫苗（TTCV）免疫的患者应连续接种 3 剂才能获得足够高且持久的抗体水平，全程免疫（至少注射过 3 剂 TTCV）后的保护作用可达 5~10 年。对于未全程接种疫苗或接种史不明确的外伤患者，应尽快完成疫苗的全程接种，以便获得长期保护。

（一）接种途径和部位

1. 接种途径

肌内注射。

2. 接种部位

上臂三角肌。

（二）免疫接种程序

1. 儿童动物致伤后破伤风免疫接种程序

1）6 岁（不含）以下儿童

按照国家免疫规划疫苗儿童免疫程序进行 TTCV 接种，国家免疫规划疫苗儿童免疫程序见表 15-1。

表 15-1 国家免疫规划疫苗儿童免疫程序

| 疫苗种类 | 接种年（月）龄 | | | | |
|---|---|---|---|---|---|
| | 3月 | 4月 | 5月 | 18月 | 6岁 |
| 百白破疫苗（DTaP） | 1剂次 | 1剂次 | 1剂次 | | |
| 白破疫苗（DT） | | | | | 1剂次 |

2）6岁（含）以上儿童

参照成人免疫接种程序。

2. 成人动物致伤后破伤风免疫接种程序

1）全程免疫且最后一次注射后的5年内

所有类型伤口，均不推荐使用TTCV、破伤风人免疫球蛋白（HTIG）或马破伤风免疫球蛋白[F（ab'）$_2$]/破伤风抗毒素（TAT）。成人破伤风免疫接种程序见表15-2。

表15-2　成人破伤风免疫接种程序

| 既往免疫史 | 最后1剂注射至今时间 | 伤口性质 | TTCV | HTIG/F（ab'）$_2$/TAT |
|---|---|---|---|---|
| 全程免疫 | ＜5年 | 所有类型伤口 | 无须 | 无须 |
| 全程免疫 | ≥5且＜10年 | 清洁伤口 | 无须 | 无须 |
| 全程免疫 | ≥5且＜10年 | 不洁或污染伤口 | 加强1剂 | 无须 |
| 全程免疫 | ≥10年 | 所有类型伤口 | 加强1剂 | 无须 |
| 非全程免疫或免疫史不详 | | 清洁伤口 | 全程免疫 | 无须 |
| 非全程免疫或免疫史不详 | | 不洁或污染伤口 | 全程免疫 | 需要 |

2）全程免疫最后一次注射后≥5年，但不足10年

清洁伤口不推荐使用TTCV、HTIG或F（ab'）$_2$/TAT。不洁伤口及污染伤口应加强接种1剂TTCV，不推荐使用HTIG和F（ab'）$_2$/TAT。

3）全程免疫最后一次注射≥10年

部分患者体内抗体水平降至保护水平以下，所有类型伤口均应接种1剂TTCV，以快速提高体内抗体水平，不推荐使用HTIG和F（ab'）$_2$/TAT。

4）免疫接种史不详或不足3次接种

清洁伤口仅需按表15-3全程接种TTCV；不洁伤口和污染伤口在按表15-3全程接种TTCV的同时应注射HTIG或F（ab'）$_2$/TAT。TTCV全程免疫接种程序见表15-3。

表15-3　TTCV全程免疫接种程序

| | 第1剂次 | 第2剂次 | 第3剂次 |
|---|---|---|---|
| 推荐接种间隔 | 接种第0天 | 与第1剂次间隔4~8周 | 与第2剂次间隔6~12个月 |
| 最小接种间隔 | | 4周 | 6个月 |

3.免疫功能受损人群

免疫功能受损的外伤患者可以安全使用 TTCV。有条件的情况下可进行破伤风抗体测定，以评价疫苗接种后的免疫效果，并指导 TTCV 加强免疫剂次的使用。

### 三、被动免疫

破伤风的被动免疫主要指将外源性抗体如 HTIG 或 F(ab')$_2$/TAT 注入体内，使肌体立即获得免疫力，用于破伤风的短期应急预防。其特点是产生效应快，但有效保护时间较短。TAT 半衰期为 5~7 d，最短 10~14 h，反复注射消失得更快，最多 2~3 d 即失去作用，而破伤风的潜伏期通常为 7~8 d，一般为 1~2 周，故在潜伏期内 TAT 已失去有效浓度；而 HTIG 的免疫作用维持时间也仅为 2~3 周（半衰期为 25 d）。由此可见，单次 TAT/TIG 的应用并不能给人体带来对破伤风的持久免疫力。

（一）适用人群

既往未全程接种破伤风疫苗（全程接种为至少注射过 3 剂 TTCV）的患者和接种史不明确的患者，如果出现不洁伤口或污染伤口，应肌注 HTIG 进行被动免疫。HTIG 难以获得时，应当优先选择 F(ab')$_2$，其次选择 TAT。

（二）应用剂量及方法

HTIG 用量为 250~500 U/次，单次肌内注射。

F(ab')$_2$/TAT 用量为 1 500~3 000 U/次，肌内注射。注射前应将 1 500 U F(ab')$_2$/TAT 用 10 mL 灭菌注射用水稀释后进行皮内试验，皮内试验阴性方可肌内注射。因 F(ab')$_2$/TAT 作用维持时间仅有 10 d，对伤口污染严重的患者，应考虑 F(ab')$_2$/TAT 注射后 1 周再次注射。

## 第四节　毒蛇致伤后免疫防治技术

蛇咬伤是常见的动物致伤疾病，无毒蛇咬伤主要造成局部损伤，毒蛇咬伤则是由毒液从伤口进入人体内而引起的一种急性全身中毒性疾病。由于毒蛇咬伤发病急骤，病情发展迅速，若得不到及时正确的救治，蛇毒可迅速在体内扩散而影响机体多器官功能，导致机体代谢紊乱、多器官功能衰竭，甚至死亡。

抗蛇毒血清的使用：抗蛇毒血清免疫球蛋白（抗蛇毒血清）是治疗毒蛇咬伤的唯一切实有效的药物。抗蛇毒血清的使用主要遵循以下三项原则：早期用药、同种专一、异种联合。

## 一、抗蛇毒血清使用指征

明确毒蛇咬伤和疑似诊断为毒蛇咬伤并伴有以下至少一项中毒表现的患者需使用抗蛇毒血清。中毒表现：①咬伤48 h内局部肿胀超过咬伤肢体一半；②肿胀快速进展；③咬伤后毒素回流淋巴结肿痛；④全身中毒表现为出凝血障碍、血小板减少、全身脏器、器官自发性出血等凝血功能障碍表现，上睑下垂、眼外肌麻痹、瞳孔散大等神经系统中毒表现，少尿或无尿、肌酐升高等急性肾损伤或肾衰竭表现，肌痛、高钾血症等横纹肌溶解表现，低血压、休克、心律失常、异常心电图等。

## 二、抗蛇毒血清用量

抗蛇毒血清的用量主要根据病情和临床经验作出决定。对于轻症毒蛇咬伤患者，抗蛇毒血清用量起始使用常规剂量，而致命性的毒蛇咬伤，起始剂量可翻倍，或者考虑异种血清联合使用，根据临床症状、体征、实验室检查等调整用量，若中毒症状无明显缓解，甚至有症状持续加重者，可按首次使用剂量重复多次用药。儿童患者或者体型瘦弱者，使用剂量应与成人的剂量相同；妊娠期的患者使用抗蛇毒血清须加强监测。抗蛇毒血清常用剂量见表15-4。

**表15-4　抗蛇毒血清常用剂量**

| 毒蛇 | 抗蛇毒血清名称 | 剂量/U |
|---|---|---|
| 蝮蛇 | 抗蝮蛇毒血清 | 6 000~12 000 |
| 烙铁头蛇 | 抗五步蛇毒血清和（或）抗蝮蛇毒血清 | 6 000~8 000<br>6 000~12 000 |
| 竹叶青蛇 | 抗五步蛇毒血清和（或）抗蝮蛇毒血清 | 6 000~8 000<br>6 000~12 000 |
| 银环蛇 | 抗银环蛇毒血清 | 10 000~20 000 |
| 眼镜蛇 | 抗眼镜蛇毒血清 | 2 000~4 000 |
| 眼镜王蛇 | 抗银环蛇毒血清 | 30 000~60 000 |

表 15-4（续表）

| 毒蛇 | 抗蛇毒血清名称 | 剂量 / U |
|---|---|---|
| 五步蛇 | 抗五步蛇毒血清 | 8 000 |
| 金环蛇 | 抗银环蛇毒血清 | 10 000~20 000 |
| 海蛇 | 抗银环蛇毒血清<br>抗眼镜蛇毒血清 | 20 000<br>2 000 |
| 圆斑蝰蛇 | 抗五步蛇毒血清和（或）抗蝮蛇毒血清 | 6 000~8 000<br>6 000~12 000 |

◆ 参考文献 ◆

[1] 中国疾病预防控制中心. 狂犬病预防控制技术指南（2016 版）[J]. 中国病毒病杂志, 2016, 6(3): 161−188.

[2] 殷文武, 王传林, 陈秋兰, 等. 狂犬病暴露预防处置专家共识 [J]. 中华预防医学杂志, 2019, (7): 668−679.

[3] 王传林, 张晓威, 俞永新. 狂犬病疫苗接种程序的依从性调查及经济成本分析 [J]. 中国疫苗和免疫, 2010, 16(3): 254−257.

[4] 俞永新. 狂犬病和狂犬病疫苗 [M]. 2 版. 北京：中国医药科技出版社, 2009.

[5] 非新生儿破伤风诊疗规范（2019 年版）编写审定专家组, 外伤后破伤风疫苗和被动免疫制剂使用指南（2019 年版）编写审定专家组. 非新生儿破伤风诊疗规范（2019 年版）[J]. 中华急诊医学杂志, 2019(12): 1470−1475.

[6] 王传林, 刘斯, 邵祝军, 等. 外伤后破伤风疫苗和被动免疫制剂使用指南 [J]. 中国疫苗和免疫, 2020, 26(1): 111−115, 127.

[7] 王传林, 王艳华, 张晓萌. 中国破伤风免疫预防专家共识 [J]. 中华外科杂志, 2018, 56(3): 161−167.

[8] 张炜. 成人破伤风急诊预防及诊疗专家共识 [J]. 临床急诊杂志, 2018, 19(12): 801−811.

[9] 王传林. 外伤后破伤风预防规范 [J]. 创伤外科杂志, 2020, 22(1): 1−4.

[10] 陈庆军, 张媛媛. 247 例狂犬病暴露患者狂犬病人免疫球蛋白局部注射方法探讨 [J]. 中国急救复苏与灾害医学杂志, 2019, 14(9): 861−863.

[11] 国家卫生健康委员会.《常见动物致伤诊疗规范（2021 年版）》（国卫办医函〔2021〕417 号）[S]. 2021.

[12] WHO. WHO Expert Consultation on Rabies [R]. Geneva: WHO. 2018 Contract No.: 1012.

[13] WHO. Tetanus vaccines: WHO position paper, February 2017−Recommendations[J]. Vaccine, 2018, 36(25): 3573−3575.

[14] SPARROW E, TORVALDSEN S, NEWALL AT, et al. Recent advances in the development of monoclonal antibodies for rabies post exposure prophylaxis: A review of the current status of the clinical development pipeline[J]. Vaccine, 2019, 37(S 1): 132-139.

[15] TARANTOLA A, TEJIOKEM M C, BRIGGS D J. Evaluating new rabies post-exposure prophylaxis(PEP) regimens or vaccines[J]. Vaccine, 2019 37 (S 1): 88-93.

（撰写者：范　昭　冯祖欣　肖时曦　校对者：李　明）

# 第十六章　动物致伤后 ICU 管理技术

## 第一节　概述

### 一、流行病学

在美国，每年发生 200 万～500 万例动物致伤，约占急诊就诊总数的 1%~2%，有 10~20 例患者死亡，主要是婴儿和低龄儿童。我国每年约有 4 000 万人被猫狗咬伤，超过 30 万人被毒蛇咬伤，各类胡蜂、海蜇、蜱虫等动物致伤事件层出不穷。因感染出现的并发症，主要包括残疾和皮肤外观损伤等。

### 二、病理生理学

动物致伤后机体代谢会发生一系列变化，主要包括糖代谢、脂肪代谢、蛋白质代谢、水电解质的代谢、维生素的代谢、炎症与免疫应答等。

（一）糖代谢

动物致伤时机体的血糖水平升高，且增高水平与其严重程度呈正相关，动物致伤会导致机体摄取和利用葡萄糖氧化供能的能力下降。首先，肝糖原和肌糖原分解转化的葡萄糖大量释放入血液；其次，应激刺激交感肾上腺轴和下丘脑-垂体-肾上腺轴，从而使儿茶酚胺释放增加进而促使糖原异生作用加强。

（二）脂肪代谢

脂肪氧化产生的热量是动物致伤患者代谢所需能量主要来源，脂肪供能远超过葡萄糖。动物致伤患者因体内脂肪消耗，体重日益下降，血浆内游离脂肪酸增加，可出现血脂增高。呼吸商（RQ）可用来判断受伤患者供能底物的改变。呼吸商是机体同一时间内二氧化碳产生量与耗氧量的比值。若代谢物质只有糖类时呼吸商 =1.0，若代谢物质全部为脂肪时呼吸商 =0.7。健康人的呼吸商约为 0.83。动物致伤重症患者的呼吸商约为 0.73，提示主要是脂肪氧化供能。

### （三）蛋白质代谢

蛋白质并不是储备能量的来源。受伤后，由于机体蛋白质分解加速，合成速度不变或仅轻度升高会引起体重减轻，影响机体组织结构和功能。受伤后机体的蛋白质分解加强，尿氮排泄量增加，主要与禁食、卧床、感染、肾上腺皮质激素的过度分泌等因素有关。丙氨酸和谷氨酰胺是肌肉蛋白分解释放的主要氨基酸，前者是葡萄糖的前体，重要的供能来源；后者作为谷胱甘肽（一种重要的抗氧化物质）的前体，是肠细胞和免疫细胞维持正常功能的主要物质。蛋白质分解增加的最终效应是肌肉的丢失，导致伤口愈合的延迟。

### （四）水电解质的代谢

受伤时由于交感神经兴奋，呼吸加快、出汗、摄入不足、发热等造成水分大量丢失，进而刺激抗利尿激素和醛固酮分泌增加，引起水、钠潴留。受伤后机体组织代谢增强，糖、脂肪和蛋白质的氧化产生的内生水及钠离子重新分布及为维持血容量进行大量补液促使钠离子进入细胞内等因素，导致血钠稀释，形成低钠血症。受伤时的组织细胞崩解破坏、酸中毒时钾离子由细胞内向外转移等促使血钾升高。若合并肾功能不全、少尿或无尿，则会影响尿钾排出引起高钾血症。

### （五）维生素的代谢

受伤后可影响一些维生素的代谢，如抗坏血酸、烟酸和硫胺排泄减少，维生素 A、维生素 D、维生素 K 需求增加。因为维生素 A 有助于伤口愈合，维生素 K 与肝脏产生凝血酶原有关，B 族维生素和维生素 C 与代谢、修复和愈合有关，维生素 C 在肾上腺皮质类固醇的合成中起作用。因此，动物致伤患者应适当补充维生素。

### （六）炎症与免疫应答

致伤因子作用下，机体在伤后数小时内就会出现炎症反应，临床上可表现为 C-反应蛋白（C-reactive protein，CRP）成倍甚至数十倍地增加，若合并细菌感染，异物存留或多量的坏死组织，则炎症反应就更加强烈。伤后局部小血管先收缩后扩张，毛细血管壁通透性增强，血浆和血细胞渗漏至间质。先以白细胞以中性粒细胞游走为主，然后以单核细胞（血管外成为巨噬细胞）为主。适当的炎症对组织修复有积极作用，但过度的炎症可进一步损伤重要的组织脏器。目前认为，严重动物致伤后机体免疫功能既可能增强，也可能受抑制。重症动物致伤早期，由于各种免疫细胞和多种炎症介质都参与了早期的炎症反应，此时机体促炎与抗炎因子相对平衡，但若再次受到致炎因子干扰（如感染、组织坏死等），那些本已处于激发状态的炎症细胞大量释放炎症介质，如巨噬细胞释放肿瘤坏死因子（TNF-α）、白介素1β（IL-1β）等，作用于某些靶细胞后，再次释放炎症介质所形成的级联反应，最终导致SIRS的形成；相反，当抗炎反应占绝对优势时，机体则表现为"免疫麻痹"，或称为代偿性抗炎反应综合征（compensatory anti-inflammatory response syndrome，CARS），此时机体外来刺激抵抗能力下降，易发生感染。两者都是机体炎症反应失控的表现，都可致MODS。

### 三、微生物学

动物致伤引起感染的主要病原菌为致伤动物口腔菌群和人皮肤菌群。感染通常是由混合的多种病原体导致，常见病原体包括巴斯德菌属、葡萄球菌、链球菌及厌氧菌。犬咬伤二氧化碳嗜纤维菌可导致动物咬伤后菌血症和致死性脓毒症，尤其是无脾患者、长期酗酒者以及有基础肝脏疾病的患者。猫咬伤也可传播汉氏巴尔通体，进而导致猫抓病。人咬伤伤口感染涉及的病原体通常为人类口腔及皮肤的正常菌群，目前观察到的微生物类型与动物咬伤不同：多杀巴斯德菌是一种罕见的菌株；啮蚀艾肯菌是人类口腔正常菌群中的一种常见菌，在7%~29%的人咬伤伤口中可以观察到，但在动物咬伤中罕见；需氧性革兰阳性球菌（如A组链球菌）和厌氧菌，在人咬伤伤口中更常见（与动物咬伤伤口相比）。

### 四、评估及处理原则

对动物致伤重症患者，临床常要求评估与治疗同时进行，鉴别威胁生命的危险因素，对患者进行对症治疗刻不容缓。治疗内容主要包括患者重要功能的恢复及细致的评估，之后采取确定性治疗。对患者管理的过程按顺序可分为早期的评估与处理、气道管理、影响呼吸相关性损伤的管理、循环管理、功能障碍和环境暴露管理、监测管理。

（一）早期的评估与处理

若患者意识清醒能进行交流，一般不会马上出现气道梗阻的危险，但有必要后续反复评估气道的开放程度。伴有颅脑严重损伤，即GCS评分<8分的患者须常开放气道。若患者出现无意识运动，必须立即进行气道管理，确保气道开放。评估气道阻塞包括异物检查，是否存在腭部或气管/咽喉损伤，这些是引起气道阻塞的常见病因。早期表现良好逐渐发展出现气道梗阻的患者，在抢救过程中并不少见。如果怀疑患者可能存在颈椎不稳定性骨折，在放射线检查前须积极地建立人工气道。在这些措施实施

过程中，应考虑是否需专业技术人员的帮助，是否需要某些设备，以及可能存在的引起患者损伤的因素。若患者出现呼吸抑制或病情迅速恶化，应该立即建立人工气道。

（二）气道管理

除伴有重度出血或大量分泌物无法清除的面部骨折，一般不需紧急处理和气管插管，通常伴有咽喉部软组织损伤的腭骨骨折可累及气道，应立即行气管插管。气管/喉断裂患者可以没有明显的伤口，而且通常发生在喉和气管的交叉点。临床主要表现为声音嘶哑，瘀血瘀斑，喉头水肿，皮下气肿。但若能确定脊椎没有损伤，可允许患者取舒适的体位，包括坐位。

骨折患者气道管理的临床经验：肢体瘫痪，半身不遂的患者往往存在脊柱不稳定的情况，因此颅脑损伤或气管插管患者应尽早行 CT 检查，这有助于发现颈椎骨折，行头颅 CT 检查时应常规加入颈椎 CT 检查。骨损伤排除后，应注意是否有韧带损伤，MRI 是检查患者韧带损伤常用的工具。

（三）影响呼吸相关性损伤的管理

肋骨骨折导致的连枷胸主要表现为反常呼吸运动，反常呼吸及肺挫伤疼痛均可导致低氧血症。气胸通常伴有肋骨骨折，常需放置胸腔负压引流管，负压约 –20 cmH$_2$O，必要时予以气道正压通气维持胸壁稳定。考虑到全身麻醉药对呼吸的影响，接受麻醉镇痛的高风险气胸（如高龄或慢性阻塞性肺疾病）患者应注意镇痛方法的选择，可选用硬膜外镇痛，张力性气胸应尽早给予处理。开放性气胸患者放置胸腔引流管后，通常需要保护伤口，如消毒、敷料覆盖。大量血胸患者建议行体格检查和胸部放射学检查，快速失血 1 000~2 000 mL 或 > 200 mL/h 须立即外科处理。

（四）循环管理

失血是动物致伤患者休克的最常见原因，早期诊断对患者预后有重要作用。过去人们主要依据病史、症状、体征，包括精神状态改变、皮肤湿冷、心率 > 100 次/分钟、收缩压下降（< 90 mmHg 或较基础血压下降 > 40 mmHg）或脉压减少（< 20 mmHg）、中心静脉压（CVP）< 5 mmHg 或肺动脉楔压（PAWP）< 8 mmHg、尿量 < 0.5 mL/（kg·h）等指标来诊断。近年来，鉴于原诊断标准的局限性，临床研究发现，组织灌注指标与氧代谢对低血容量休克的早期诊断有着更重要的参考价值。在低血容量休克的监测和预后判断中，血乳酸升高和碱缺失具有很重要的指导作用。在治疗时，早期经验性治疗为补液和止血。

经验性容量复苏的目标：对于已控制出血的失血性休克患者，应尽早进行液体复苏，以维持血压正常和充分的组织灌注，注意纠正紊乱的心律；对于活动性出血患者，限制性液体复苏（延迟复苏）可能效果更好，活动性出血控制前应给予患者小容量液体复苏，在短期允许的低血压范围内维持重要脏器的灌注和氧供，避免早期复苏带来的不良反应。失血性休克出血未得到控制时，早期积极的液体复苏可能引起以下不良反应：①可引起稀释性凝血功能障碍；②血压升高后，血管内已形成的凝血块脱落，造成再出血；③血液过度稀释，血红蛋白降低，组织氧供减少；④并发症和病死率增加。

近年来动物实验表明，限制性液体复苏可降低病死率、减少再出血率及并发症。临床研究也发现，活动性出血患者早期进行复苏时将收缩压维持在 70 mmHg 或 100 mmHg，不影响患者的病死率，其结果无差异，这可能与患者病例数少、病种、病情严重程度和研究方法学有关，限制性液体复苏组的平均收缩压也达到了 100 mmHg。对出血未得到控制的失血性休克患者，早期采用限制性液体复苏的目标是收缩压维持在 80~90 mmHg，以保证重要脏器的基本灌注并尽快止血，出血得到控制后再进行积极的容量复苏。对合并颅脑损伤的多发伤患者、老年患者及高血压患者应避免限制性液体复苏，以免影响脑血流灌注，因为颅脑损伤后颅内压增高，此时若机体血压降低，则会因脑血流灌注不足而继发脑组织缺血性损害，进一步加重颅脑损伤。

液体复苏可以选择晶体溶液（如等张平衡盐溶液和生理盐水）和胶体溶液（如人工胶体液和白蛋白）。由于 5% 葡萄糖溶液能很快进入组织间隙，因此不推荐用于液体复苏治疗。目前，尚无足够的证据表明晶体溶液与胶体溶液用于低血容量休克液体复苏的疗效与安全性有明显差异。当血红蛋白 ≤ 70 g/L 时，应注意补充。早期液体复苏一般不需输入其他血制品，如血小板、冷沉淀或新鲜冰冻血浆，但如果患者有出血或凝血异常，应及时给予补充。如果患者有活动性出血，必须监测凝血指标（包括血红蛋白、血小板、凝血酶原时间、血细胞比容和活化部分凝血活酶时间）。患者出现活动性出血，血小板计数 < $50 \times 10^9$/L 时应注意补充。若患者凝血酶原时间和活化部分凝血活酶时间异常，应输入新鲜冰冻血浆（早期 10~20 mL/kg）。外科出血应立即定位并请相关科室作外科处理。大量液体复苏通常会引起凝血因子减少和血小板稀释性减少，应注意补充。

（五）功能障碍和环境暴露管理

急诊医师应对患者的神经系统进行快速评估，包括意识水平的评估、瞳孔的大小和反射、神经定位体征、脊髓损伤水平等。GCS 是临床对意识障碍患者进行定量评估的常用工具，意识水平下降通常是低灌注、大脑缺氧、直接头颅损伤的反映。患者意识水平的改变提示我们应立即重新评估通气、氧合及组织灌注。需要注意的是，影响患者意识水平的因素较多，如低血糖、饮酒、麻醉药和其他药物因素等，应予以鉴别。在排除其他因素后，患者意识水平的改变应考虑颅内情况。早期复苏过程中，应尽量避免患者体温过低。患者在环境中暴露时体温往往过低,此外,暴露身体进行体检、液体复苏、输入冷的血制品、休克导致体温调节反射丧失也是导致患者体温下降的原因。低体温会影响凝血及血流动力学的稳定,进而影响预后,因此应尽可能避免患者低体温。调节并维持室温、给患者盖被子、使用取暖器或温毯机升温、在室温下自然升温再静脉输液、对吸入的气体升温(机械通气患者)等方法都可以避免患者体温过低。

### (六)监测管理

心率、血压、脉压、呼吸频率、酸碱值、体温、尿量、组织灌注指标与氧代谢等参数是复苏常用的指标。脉搏氧饱和度($SpO_2$)是监测创伤患者氧合的重要指标,但它不能用来评估通气是否充分,在患者低体温和外周组织灌注不足时会造成误差。血压是判断患者休克的常用指标,但不能反映实际的组织灌注情况,临床上除了监测代谢性酸中毒和乳酸堆积情况,末梢循环也要评估。老年人通常需要对组织灌注和(或)心功能进行有创监测。

# 第二节 动物致伤后感染性休克

感染性休克(septic shock)是动物致伤后常见的急危重症,是指严重感染导致的低血压持续存在,经充分的液体复苏难以纠正的急性循环衰竭,可迅速导致严重组织器官功能损伤,主要死亡原因为多器官功能衰竭(multiple organ dysfunction syndrome,MODS),感染性休克的病死率高,早期正确诊断和处理与临床结果密切相关。

## 一、定义

感染性休克是微生物与机体之间相互作用的复杂、变化的过程,从病原微生物感染到早期的全身炎症反应综合征(systemic inflammatory response syndrome,SIRS)、代偿性抗炎反应综合征(compensatory anti inflammatory response syndrome,CARS),具有高度的异质性,需要在不同阶段个体化、同一个体阶段化进行调整和干预。

## 二、病理生理学

### （一）感染、炎症与免疫应答

感染性休克的致病原因为病原微生物感染，临床表现为以早期 SIRS、CARS 为特征的一系列病理生理学变化，最终导致微循环改变和器官功能障碍。因此，感染性休克的诊治需要正确理解其病理生理学变化进行早期诊断，并针对性地实施标准化及个体化的治疗，从而有效防治器官功能损伤，降低病死率。

当病原微生物入侵时，机体免疫系统被激活，固有免疫发挥效应，同时启动获得性免疫反应，最大限度地清除病原微生物，当感染在可控制的范围内时，免疫系统能够有效发挥防御作用，保护机体的内环境稳定，但是如果免疫反应过度，也会对机体造成损伤。

通常认为发生感染性休克时，致病微生物作用于机体，激活免疫细胞并释放、分泌细胞因子或炎性介质，启动凝血级联反应，导致 SIRS 反应；炎症反应加重的同时，抗炎反应也随之加强，机体启动 CARS 反应，部分患者呈现免疫麻痹或免疫无应答，甚至出现混合拮抗反应综合征（mixed antagonist response syndrome，MARS）。

SIRS/CARS 造成的组织器官功能障碍反过来影响炎症反应的过程。感染性休克可以不依赖细菌和毒素的持续存在而发生和发展，细菌和毒素仅起到触发急性全身感染的作用，其发展与否及轻重程度完全取决于机体的反应性。SIRS/CARS 的发生发展过程存在个体差异，不完全遵循免疫激活到免疫抑制的先后顺序，且机体的促炎反应和抗炎反应在疾病早期可同时存在。部分个体在疾病早期表现为过度 SIRS 反应，炎症介质过量产生，在清除异物抗原及组织碎片的同时造成正常脏器组织的损伤，从而导致器官功能障碍，甚至衰竭；部分个体在疾病初期即可表现为明显的免疫抑制状态，出现免疫细胞大量凋亡和免疫器官功能障碍，形成免疫麻痹状态，导致继发感染，最终造成组织器官损伤。

### （二）微循环变化

感染性休克发生时，外周血管阻力下降，同时容量血管扩张，导致有效循环血量不足，组织器官低灌注，并最终发展为微循环障碍。感染性休克时的微循环变化分为 3 个时期：缺血性缺氧期（休克早期、休克代偿期）、淤血性缺氧期（休克进展期、可逆性失代偿期）、微循环衰竭期［休克难治期、弥散性血管内凝血（disseminated intravascular coagulation，DIC）期、不可逆期］。由于感染病原体、感染部位、机体免疫状态和炎症反应存在个体差异，休克各期的出现并不完全遵循渐进的发展规律，也可能无明显的界限，发生感染性休克时，更易诱发 DIC 或多器官功能障碍。

## 三、临床表现

### （一）休克代偿期

休克代偿期血压往往正常或略低于正常，在代偿作用下有时甚至轻度升高，但脉压降低。此期，患者由于血流再分布，外周组织和器官灌注减少，引起肢端和面色苍白、发绀、尿量减少。同时神经内分泌系统激活，引起心率和脉搏增快、烦躁不安。部分暖休克患者早期可表现为肢端温暖、皮肤干燥、面色潮红，但组织灌注不良，容易漏诊。

### （二）休克失代偿期

休克失代偿期由于代偿作用消失，心脑血供下降，患者表现为烦躁加剧或萎靡、嗜睡，甚至出现意识不清。同时血压进行性下降，组织缺血缺氧加剧，尿量进一步减少或无尿，皮肤可出现花斑，实验室检查提示酸中毒。

### （三）休克难治期

休克难治期的突出表现为循环衰竭、DIC 及 MODS，如：①循环衰竭表现为血压持续下降或难以测出，对血管活性药物反应性差；②凝血功能异常，出现 DIC 表现，如出血、皮下瘀斑、贫血等；③各器官功能障碍和衰竭可出现各自的临床表现，如肾功能不全出现少尿或无尿，ARDS 患者出现呼吸频率和节律异常等。

## 四、临床诊断标准

### （一）感染的诊断依据

存在感染的临床表现、实验室证据或影像学证据。

### （二）SIRS 的诊断标准

①体温 > 38 ℃或 < 36 ℃；②心率 > 90 次 / 分钟；③过度通气：呼吸 > 20 次 / 分钟或二氧化碳分压（$PCO_2$）< 32 mmHg；④白细胞增多（ > $12 \times 10^9$ /L）或白细胞减少（ < $4 \times 10^9$ /L）或有超过 10% 的幼稚白细胞。

### (三)低血压的诊断标准

成人收缩压(systolic blood pressure,SBP)< 90 mmHg,平均动脉压(mean artery pressure,MAP)< 70 mmHg,或 SBP 下降 > 40 mmHg,或低于正常年龄相关值的 2 个标准差。

### (四)组织低灌注的诊断标准

①高乳酸血症:血清乳酸水平 > 2 mmol/L;②毛细血管再充盈时间延长、皮肤花斑或瘀斑。

### (五)器官功能障碍的诊断标准

感染性休克患者的预后极差,病死率高,因此要尽快评估各器官功能,有助于判断预后,并给予针对性的治疗措施。拯救脓毒症运动指南器官功能障碍标准见表 16-1。

**表 16-1 拯救脓毒症运动指南器官功能障碍标准**

| 感染性休克器官功能障碍标准 | 参数范围 |
| --- | --- |
| 低氧血症 | $PaO_2/(FiO_2)$ < 300 mmHg |
| 急性少尿 | 即使给予足够的液体复苏,尿量仍 < 0.5 mL/(kg·h)且至少持续 2 h |
| 血肌酐升高 | > 5 mg/L |
| 凝血功能异常 | 国际标准化比值 > 1.5 或 APTT > 60 s |
| 肠梗阻 | 肠鸣音消失 |
| 血小板减少 | < 0.1/L |
| 高胆红素血症 | 血浆 TBIL > 70 μmol/L |

注:$PaO_2$ 为氧分压;$FiO_2$ 为吸氧浓度;APTT 为活化部分凝血活酶时间;TBIL 为总胆红素。

临床上需要注意的是,一些患者存在基础疾病导致的器官功能障碍和年龄因素导致的器官功能减退,在诊断上要辨别新出现的器官功能障碍和原有器官功能障碍基础上的损伤加重。感染性休克诊断标准见表 16-2。

**表 16-2 感染性休克诊断标准**

| 感染性休克诊断标准 | 参数范围 |
| --- | --- |
| 感染 | 存在感染的临床表现、实验室或影像学证据 |

表 16-2（续表）

| 感染性休克诊断标准 | 参数范围 |
| --- | --- |
| SIRS | 体温 > 38 ℃或 < 36 ℃ |
| | 心率 > 90 次 / 分钟 |
| | 过度通气（呼吸 > 20 次 / 分钟或 $PCO_2$ < 32 mmHg） |
| | 白细胞增多（> $12 \times 10^9$/L）或白细胞减少（< $4 \times 10^9$/L）或有超过 10% 的幼稚白细胞 |
| 低血压 | 成人 SBP < 90 mmHg，MAP < 70 mmHg，或 SBP 下降 > 40 mmHg，或低于正常年龄相关值的 2 个标准差 |
| 组织低灌注 | 高乳酸血症（血清乳酸 > 2 mmol/L） |
| | 毛细血管再充盈时间延长、皮肤花斑或瘀斑 |
| 器官功能障碍 | 心血管、呼吸、肝脏、肾脏、神经、血液等器官功能障碍见表 16-1 |

## 五、治疗原则

感染性休克的治疗首先应快速评估并稳定患者的生命体征，尽早经验性使用抗菌药物，同时积极确定病原菌，并基于对患者病理生理学状态的分析以及器官功能障碍的评估，改善机体的炎症状态和器官功能，防止感染性休克向 MODS 发展。

（一）抗感染治疗

控制感染是感染性休克的基础治疗措施。

1. 感染源控制

需要紧急控制感染灶时，及时作出解剖学诊断或排除诊断；如果可行的话，对于可控制的感染灶，考虑尽早采取措施控制感染源（12 h 内）。严重感染需控制感染源时，应采取对生理损伤最小的有效干预措施，必要时可手术。

2. 早期抗微生物治疗

1）治疗时机

在控制感染源的基础上，推荐在感染性休克确诊后尽早开始（1 h 内）静脉使用有效的抗菌药物治疗。推荐初始经验性抗感染治疗应包括可以覆盖所有可能的致病微生物［细菌和（或）真菌或病毒］的一种或多种药物，并保证充分的组织渗透浓度。

2）药物选择

经验性治疗应根据患者现有疾病和当地病原菌分布特点，尽可能针对最有可能的病原菌使用抗菌药物。建议经验性联合用药治疗中性粒细胞减少的严重感染和难治性多重耐药菌如不动杆菌和假单胞菌感染。对有呼吸衰竭和感染性休克的严重感染患者，建议应用广谱 β 内酰胺类联合氨基糖苷类或氟喹诺酮类药物治疗铜绿假单胞菌。同样建议应用 β 内酰胺类联合大环内酯类药物治疗肺炎链球菌感染的感染性休克。选择抗菌药物时，应以杀菌药物为主，目的是快速控制 SIRS 反应，遏制感染性休克的病理生理学进展。

3）治疗疗程

对感染性休克患者，建议经验性联合治疗不超过 5 d。一旦病原菌的药敏确定，应结合患者临床情况降级到最恰当的单药治疗。

（二）器官和系统功能支持

1. 容量复苏

感染性休克早期，根据血细胞比容、中心静脉压和血流动力学监测选用补液的种类，掌握输液的速度。推荐晶体为主，有利于防止胶体从血管渗漏导致肺水肿和心力衰竭的发生。低蛋白血症患者推荐白蛋白；心血管顺应性差时，输液速度不宜太快；监测容量反应并调节容量复苏的速度。

2. 血管活性药物

经过充分液体复苏，血压仍不达标，为了使 MAP ≥ 65 mmHg，需要加用血管升压药物，首选去甲肾上腺素；只有当患者心律失常发生风险较低且低心输出量时，才考虑使用多巴胺。

3. 呼吸功能支持

感染性休克患者可首先给予鼻导管给氧或面罩给氧、无创呼吸机辅助呼吸，血气分析每小时 1 次。如氧饱和度不稳定时，立即给予气管插管呼吸机辅助呼吸。

4. 肾脏功能支持

充分容量复苏的前提下，患者尿量仍没有增加、内环境不稳定时，应及早给予肾功能支持。连续性肾脏替代治疗（continuous renal replacement therapy，CRRT）和间断血液透析对严重感染导致的急性肾衰竭均有较好的效果。

5. 消化系统功能支持

有出血危险因素的感染性休克患者，推荐使用 H2 受体阻滞剂或质子泵抑制剂预防应激性溃疡。

6. 内分泌功能调节

目标血糖上限 ≤ 10.0 mol/L。推荐在有营养支持情况下控制血糖，以防止低血糖发生。

7. 血液系统功能支持

推荐在血红蛋白 < 70 g/L 时输注红细胞；建议血小板计数 < $10 \times 10^9$ /L 时预防性

输注血小板；如患者有明显出血风险，建议 PLT < 20×109/L 时预防性输注血小板；推荐每日皮下注射低分子肝素预防静脉血栓栓塞。

8.神经肌肉系统功能支持

对无 ARDS 的急性感染患者尽量避免使用神经肌肉阻滞剂；机械通气的急性感染患者需要注意一些抗生素如氨基糖苷类也可导致神经肌肉功能抑制。

（三）免疫调节及炎性控制治疗

发生严重感染时，由于低皮质醇水平的出现，下丘脑－垂体－肾上腺轴激活，同时，受体对激素的敏感程度升高，这都有助于改善机体代谢和微循环状况，从而对器官起到保护作用。但是，若过量给予外源性糖皮质激素，作用于垂体的糖皮质激素受体，会引起下丘脑－垂体－肾上腺轴负反馈抑制。对成人感染性休克患者，如充分的液体复苏和血管活性药能恢复血流动力学稳定，不建议使用静脉注射糖皮质激素。如未达目标，在排除持续免疫抑制的情况下建议静脉应用糖皮质激素。应用氢化可的松时，采用持续滴注而非间断静脉推注。需要强调的是，肾上腺皮质功能低下的患者，可小剂量使用激素；在 SIRS 反应初期，激素应用对患者具有积极的作用；但对于免疫抑制的患者应谨慎使用。

其他免疫调节药物在感染性休克的治疗中可发挥重要作用。早期的 SIRS 反应是指各种感染或非感染性的因素作用于机体，引起各种炎症介质过量释放和炎症细胞过度激活而产生的一种病理生理状态。调控机体的免疫反应，及时有效地阻断 SIRS 向 CARS 和 MODS 发展，是危重症患者治疗成功的关键环节，推荐使用乌司他丁。乌司他丁是体内天然的抗炎物质，通过抑制炎症介质的产生和释放，保护血管内皮，改善毛细血管通透性、组织低灌注和微循环，保护脏器功能，有效降低急性感染患者的 28 d 病死率，可根据病情适当调整乌司他丁的剂量和使用时间。胸腺肽 α1 作为免疫调节剂，可刺激 T 淋巴细胞分化、增殖、成熟，还可抑制淋巴细胞凋亡，调节细胞因子分泌，对于部分 T 细胞免疫功能缺陷的患者纠正感染性休克导致的免疫功能紊乱有一定临床意义。

（四）营养支持

经胃肠道途径容量复苏以及早期肠道营养支持，需要在维持血流动力学稳定、肠道功能较好或恢复的状态下适量给予，循序渐进。在确诊严重感染/感染性休克最初的 48 h 内，患者可耐受的情况下给予经口饮食或肠内营养（如果需要）。在第 1 周内避免强制给予全热量营养，建议低剂量喂养［如每日最高 2 092 kJ（500 kcal）］，仅在可以耐受的情况下加量。

建议在确诊严重感染/感染性休克的最初 7 d 内，使用静脉输注葡萄糖和肠内营养，而非单独使用全胃肠外营养或肠外营养联合肠内营养。对严重感染患者，不建议使用含特殊免疫调节添加剂的营养制剂。对有营养风险的急性感染患者，接受肠内营养 3~5 d 仍不能达到 50% 目标量，建议添加补充性肠外营养。

# 第三节　动物致伤后失血性休克

失血性休克是指机体大量失血所致有效循环血量减少、组织灌注不足、细胞代谢紊乱和器官功能受损的病理生理过程。休克常常合并低血压（定义为收缩压 < 90 mmHg，脉压 < 20 mmHg，或原有高血压者收缩压自基线下降 ≥ 40 mmHg）。及时、快速控制出血，纠正失血性休克对于动物致伤重症患者至关重要，可有效减少多器官功能障碍综合征（multiple organ dysfunction syndrome，MODS）的发生，降低病死率。

## 一、病理生理学

失血性休克的病理生理变化首先是血容量与血管容积的不匹配，造成外周组织灌注不足，从而引起微循环变化、氧代谢动力学异常及细胞代谢改变、创伤性炎症反应与凝血障碍以及内脏器官的继发性损害。

（一）微循环变化

失血性休克最根本的病理生理改变是失血所致的微循环功能障碍，尤其是重要脏器微循环改变。导致微循环功能障碍的主要机制包括：①休克产生损伤相关分子模式（damage associated molecular patterns，DAMP），如热休克蛋白和高迁移率族蛋白 1 触发免疫应答及失控性炎症反应，引起血管内皮损伤、毛细血管渗漏、循环容量减少，最终导致组织灌注不足、细胞缺氧；②内皮损伤引起凝血系统激活、微血栓形成阻塞毛细血管及血管舒缩功能障碍，加重组织缺血缺氧；③创伤所致的持续或强烈的刺激影响神经内分泌功能，导致反射性血管舒缩功能紊乱，加剧微循环障碍。

## （二）氧代谢动力学异常及细胞代谢改变

失血性休克患者存在氧代谢动力学异常。氧代谢动力学异常即氧供应（$DO_2$）与氧消耗（$VO_2$）的不平衡。失血性休克患者混合静脉血氧饱和度（$SvO_2$）的降低反映了反应氧输送与氧消耗的不平衡，而血乳酸升高则间接反映了机体微循环低氧及组织细胞缺氧状态。在此情况下，细胞能量代谢（如糖、脂、蛋白）亦会出现明显异常。

## （三）创伤性炎症反应与凝血障碍

失血性休克早期，在致伤因子的刺激下，机体局部可出现炎症反应。损害的组织、器官、细胞不同，炎症介质的质和量也有不同，表现为局部血管通透性增加，血浆成分外渗，白细胞及趋化因子聚集于伤处以吞噬和清除致病菌或异物。适当的炎症反应在一定程度上利于创伤修复，但过度炎症反应会导致炎性介质的大量释放，各种细胞因子与细胞表面信号分子结合后，诱导细胞内发生一系列生物化学变化，引发失控性炎症反应与组织损害，甚至造成凝血功能障碍。

## （四）内脏器官的继发性损害

失血性休克常导致全身炎症反应综合征（systemic inflammatory response syndrome，SIRS）的发生，这是进一步造成MODS的重要病理生理基础。

# 二、临床表现

失血性休克的快速识别主要是根据致伤机制、组织低灌注临床表现以及血乳酸水平等临床指标。

## （一）休克代偿期

主要以液体丢失、容量血管收缩代偿为主要表现。休克代偿期包括早期的皮肤或面色苍白，手足发凉，口渴，心动过速，精神紧张、焦虑，注意力不集中，烦躁，呼吸加快，尿量正常或减少等。此时期血压可能正常甚至偏高。

## （二）休克失代偿期

组织缺血进一步加重，可能出现神志淡漠、反应迟钝甚至昏迷；口唇、黏膜发绀，四肢湿冷，脉搏细数，血压下降，脉压明显缩小，少尿、无尿，皮肤花斑。此时期可以出现脏器功能障碍，特别是ARDS，甚至MODS。

（三）休克指数

休克指数（shock index，SI）是脉搏（次/分钟）与收缩压（mmHg）的比值，是反映血流动力学的临床指标之一，可用于失血量粗略评估及休克程度分级。休克指数的正常值为 0.5~0.8，休克指数增大的程度与失血量呈正相关性。休克指数与失血量、休克程度的关系见表 16-3。

表 16-3　休克指数与失血量、休克程度的关系

| 休克指数 | 失血量 /% | 休克程度 |
| --- | --- | --- |
| ≥ 1.0 | 20~30 | 血容量减少 |
| ≥ 1.5 | 30~50 | 中度休克 |
| ≥ 2.0 | 50~70 | 重度休克 |

## 三、监测与进阶评估

（一）一般监测

（1）生命体征。主要对血压、脉搏、呼吸、体温进行监测，失血性休克的发生与否及其程度取决于机体血容量丢失的量和速度。心率加快是失血性休克最早的临床表现，但是通过心率评估失血性休克的同时应注意关注其他导致患者心率加快的常见因素，如疼痛、发热等。

（2）尿量。尿量减少，充分补液后尿量仍 < 0.5 mL/（kg·h），提示肾脏功能受损。

（3）皮肤。皮肤湿冷、发绀、苍白、花斑等，毛细血管充盈时间 > 2 s，提示外周组织低灌注。

（4）意识状态。意识改变，如烦躁、淡漠、谵妄、昏迷等，是反映脑低灌注的重要指标。

（二）血流动力学监测

对休克患者应立即进行血流动力学监测，常用的血流动力学监测方法见表 16-4。床旁超声检查可动态评估心脏功能、下腔静脉变异度等指标。脉搏指数连续心排血量监测、肺动脉导管作为有创血流动力学监测方法，可在有条件的重症监护单元应用，或用于复杂、难治性休克或右心室功能障碍患者。

### 表 16-4 常用的血流动力学监测方法

| 血流动力学监测措施 | | 可评价指标 |
|---|---|---|
| 无创 | 生命体征监测 | 血压、心率、脉搏、血氧饱和度 |
| | 心脏超声及其他无创监测 | SV、CO、CI、LVEDV、LVESV、EF 及 E/A 峰比值 |
| 微创 | 脉搏指数连续心输出量监测（PiCCO） | CO、心脏前负荷、GEDV、SVV、心肌收缩力、GEF、SVR、SVRI、ITBV、EVLW |
| 有创 | 肺动脉漂浮导管（PAC） | RAP、CVP、RVP、PASP、PAWP、CO |

注：SV 为心搏量；CO 为心输出量；CI 为心脏指数；LVEDV 为左室舒张末期容积；LVESV 为左室收缩末期容积；EF 为射血分数；GEDV 为全心舒张末期容积；SVV 为每搏量变异；GEF 为全心射血分数；SVR 为全身血管阻力；SVRI 为全身血管阻力指数；ITBV 为胸内血容量；EVLW 为血管外肺水；RAP 为右房压；CVP 为中心静脉压；RVP 为右室压；PASP 为肺动脉收缩压；PAWP 为肺动脉楔压。

（三）实验室监测

（1）血常规。动态观察血常规，尤其是红细胞计数、血细胞比容、血小板计数等，对判断失血程度、凝血情况非常重要。

（2）动脉血气分析。动脉血气分析可反映机体通气、氧合及酸碱平衡状态，有助于评价呼吸和循环功能。休克患者常见代谢性酸中毒及低氧血症；创伤失血性休克者碱剩余水平是评估组织灌注不足引起酸中毒的严重程度及持续时间的间接敏感指标，治疗过程中对其变化进行监测可以指导临床治疗。

（3）动脉血乳酸。血乳酸是组织低氧的确切指标，在临床上也被用作反映组织灌注不足的敏感指标。血乳酸 > 2 mmol/L 的失血性休克患者病死率显著升高，住院时间明显延长。血乳酸 2~4 mmol/L 及 > 4 mmol/L 的患者 28 d 死亡风险分别是 < 2 mmol/L 患者的 3.27 倍和 4.87 倍。持续动态监测血乳酸水平对休克的早期诊断、指导治疗及预后评估有重要意义。每隔 2~4 h 动态监测血乳酸水平不仅可排除一过性血乳酸增高，还可判定液体复苏疗效及组织缺氧改善情况。

（4）凝血功能指标。应对创伤失血性休克患者的凝血功能进行早期和连续性监测，有条件者应用血栓弹力图可进行更有效的监测。

（5）生化指标。监测电解质和肝肾功能对了解病情变化和指导治疗亦十分重要。

（6）炎症因子。炎症反应在创伤病理过程中发挥着重要作用，可能是部分创伤并发症如脓毒症、MODS、高代谢、深静脉血栓形成等的诱因。TNF-α、IL-1、IL-6、CRP 等均是反映创伤后炎症反应程度的敏感指标，与患者伤情密切相关，有条件时可进行监测。

## （四）影像学检查

存在血流动力学不稳定（对容量复苏无反应）者，应尽量限制实施诊断性的影像学检查，创伤重点超声评估（focused assessment with sonography for trauma，FAST）是一种重要的检查方法。对怀疑存在出血的患者，如果血流动力学稳定或对容量复苏有反应，应考虑进行CT扫描；对于严重创伤的患者，不能根据FAST评估结果来决定是否需要进行CT扫描。

## （五）动态评估

有效的监测可以对失血性休克患者的病情和治疗反应进行正确、及时的评估和判断，有利于指导和调整治疗计划，改善患者预后。

# 四、紧急救治

## （一）救治原则与目标

救治原则：对动物致伤患者，应优先解除危及生命的情况，使伤情得到初步控制，然后进行后续处理，遵循"抢救生命第一，保护功能第二；先重后轻，先急后缓"的原则。对于失血性休克患者，基本治疗措施包括控制出血、保持呼吸道通畅、液体复苏、止痛以及其他对症治疗，同时应重视救治过程中的损伤控制复苏策略，如损伤控制外科、限制性液体复苏可允许性低血压，输血策略，预防创伤凝血病等。

治疗目标：失血性休克治疗总目标是积极控制出血，采取个体化措施改善微循环及氧利用障碍，恢复内环境稳定。而不同阶段治疗目标应有所不同，并监测相应指标。

失血性休克的治疗可分为四期。第一期急救阶段：治疗目标为积极控制出血，最大限度维持生命体征平稳，保证血压、心输出量在正常或安全范围，实施抢救生命的策略。第二期优化调整阶段：治疗目标为增加组织氧供，优化心输出量、静脉血氧饱和度（$SvO_2$）及血乳酸水平。第三期稳定阶段：治疗目标为防止器官功能障碍，即使在血流动力学稳定后仍应高度警惕。第四期降阶梯治疗阶段：治疗目标为撤除血管活性药物，应用利尿剂或肾脏替代疗法调整容量，达到液体平衡，恢复内环境稳定。

## （二）气道与呼吸管理

有效的气道管理是失血性休克患者院前呼吸支持治疗的前提和基础。对于失血性休克患者来说，如果自身不能维持其气道通畅及有效通气，快速诱导麻醉插管（RSI）是保证气道安全的确切方法。若RSI操作失败，应立即通过基本的气道辅助通气手法和（或）通过声门上装置来维持气道通气，直到使用外科方法建立起稳定的气道。

### （三）循环通路建立与液体复苏

1. 循环通路选择

院前循环通路的选择：首选外周大静脉通路，如建立外周静脉通路失败，有条件应考虑骨髓腔内血管通路。对 < 16 岁的儿童患者，如预期建立外周静脉通路困难，应首选骨髓腔内血管通路。

院内循环通路的选择：首选建立有效的外周静脉通路，并尽早建立中心静脉通道。骨髓腔内血管通路也是可以同时考虑的重要选择。

2. 输血与液体治疗

失血性休克患者通常出血量较大，应及早进行快速输血维持血容量，改善微循环灌注，保证主要脏器的氧供，建议通过生理学指标（包括血流动力学状态、对即时容量复苏的反应情况）来启动大出血抢救预案，医疗机构应建立针对成人患者（≥ 16 岁）和儿童患者（< 16 岁）的紧急输血预案。针对存在活动性出血的患者，应首选固定比例的成分输血，并应尽快过渡到以实验室检查结果为指导的输血预案上。

对成人患者进行输血治疗时，血浆与红细胞的比例为 1∶1。对儿童患者，血浆与红细胞的比例仍为 1∶1，但是要基于儿童的全身血容量进行计算。

院前环境下无法获得成分血，对活动性出血的患者可应用等渗晶体液进行扩容治疗。在院内，对活动性出血的患者应不建议使用晶体液补液，建议按照 1∶1 使用血浆和红细胞。输入晶体液会导致稀释性凝血病发生，提升血压使已形成的血凝块脱落进一步加重出血，血液黏稠度低不易形成新的血凝块，同时还会增加发生 ARDS 和 MOF 等并发症风险。考虑对机体止血的不良影响，胶体也建议限制使用。

3. 容量复苏策略

建议对存在活动性出血的患者，使用限制性的容量复苏策略，直至已确定完成早期出血控制。在院前环境下，通过滴定方式进行容量复苏以使大动脉搏动维持在可明显感知状态，一般以维持收缩压 80 mmHg 或者可触及桡动脉搏动为目标。如果达不到，可降至触及颈动脉搏动或者维持伤者基础意识。通常情况下收缩压（SBP）达到 60 mmHg 可触及颈动脉，70 mmHg 可触及股动脉，80 mmHg 可触及桡动脉。在院内环境下，应快速控制出血，在此前提下进行滴定式容量复苏以维持中心循环，直至出血得到控制。针对失血性休克和创伤性脑损伤并存患者，如失血性休克为主要问题，应持续进行限制性容量复苏。

## （四）控制出血

### 1. 敷料和止血带

对于体表或表浅出血患者，可简单应用敷料压迫法控制外部出血。开放性四肢损伤存在危及生命的大出血，在外科手术前推荐使用止血带，且须标明使用时间。

### 2. 止血剂

当失血性休克患者存在或怀疑存在活动性出血时，应尽快静脉使用氨甲环酸，防治创伤性凝血病。首剂 1 g（≥ 10 min），后续 1 g 输注至少持续 8 h。如果创伤失血性休克患者受伤超过 3 h，避免静脉应用氨甲环酸，除非有证据证明患者存在纤溶亢进。对于发生凝血病并发大出血者亦可在充分的凝血底物替代输注治疗后使用重组凝血因子 – Ⅶ。

## （五）手术治疗和介入治疗

### 1. 损伤控制性手术和确定性手术

损伤控制性手术是指在救治严重创伤患者，尤其是在患者出现"致死三联征"（低体温、酸中毒和凝血功能障碍）、不能耐受长时间手术时，采用快捷、简单的操作及时控制伤情进一步恶化，使患者获得复苏时间，有机会再进行完整、合理的再次或分期手术。

对于合并重度失血性休克、有持续出血和凝血病征象的动物致伤重症患者，推荐实施损伤控制性手术。其他需要实施损伤控制性手术的情况包括严重凝血病、低体温、酸中毒、难以处理的解剖损伤、操作耗时、同时合并腹部以外的严重动物创伤。对于血流动力学稳定且不存在上述情况的患者，推荐实施确定性手术。如果体内还有大的出血未能控制，积极抗休克的同时建议早期手术止血。

### 2. 介入治疗

对盆腔动脉活动性出血，建议考虑介入治疗，除非需要立即进行开放性手术控制其他部位出血。对实质脏器（脾脏、肝脏或肾脏）动脉出血，也可考虑介入治疗的可行性。对于动脉出血，外科手术与介入治疗相结合的策略可将治疗拓展至外科手术难以达到的区域。

## （六）血管活性药与正性肌力药的使用

血管活性药物的应用一般应建立在液体复苏基础上，但对于危及生命的极度低血压（SBP < 50 mmHg），或经液体复苏后不能纠正的低血压，可在液体复苏的同时使用血管活性药物，以尽快提升平均动脉压至 60 mmHg，并恢复全身血液灌注。首选去甲肾上腺素，尽可能通过中心静脉通路输注，常用剂量为 0.1~2.0 μg/（kg·min）。

正性肌力药物可考虑在前负荷良好而心输出量仍不足时应用，首选多巴酚丁胺，起始剂量 2~3 μg/（kg·min），静脉滴注速度根据症状、尿量等调整。磷酸二酯酶抑制剂具有强心和舒张血管的综合效应，可增强多巴酚丁胺的作用。当 β 肾上腺素能受体作用下调或患者近期应用 β 受体阻滞剂时，磷酸二酯酶抑制剂治疗可能有效。

### （七）低体温的预防与处理

失血性休克患者低体温发生率高达 10%~65%。对失血性休克患者，应尽量保持适宜温度以减少持续的热量丢失。对于体温 32~35 ℃的患者，建议通过提高环境温度、使用温毯机或者增加主动活动（如果病情允许）来提高患者自身温度；对于体温低于 32 ℃的患者可以考虑加温输液，如仍无效可考虑通过体外膜肺氧合（ECMO）治疗。

### （八）疼痛管理

对于动物致伤重症患者，应选择适合其年龄、发育和认知功能的疼痛评估量表，定时进行疼痛评估。到达院内后，继续使用与院前相同的疼痛评估量表进行疼痛评估。

对于严重患者，选择二乙酰吗啡（0.10 mg/kg）作为一线止痛剂静脉应用，并根据疼痛管理的目标调整剂量。如静脉途径没有建立，可以考虑通过雾化吸入氯胺酮或二乙酰吗啡。氯胺酮为二线止痛备选方案；使用二乙酰吗啡止痛时，除非患者已有呼吸支持措施，并应严密监测，防止患者发生呼吸抑制。

### （九）炎症控制

液体复苏治疗旨在恢复循环容量和组织灌注，但不能有效阻止炎症反应发生。应尽早开始抗炎治疗，阻断炎症级联反应，保护内皮细胞，降低血管通透性，改善微循环。因此，抗炎治疗作为失血性休克治疗选择之一，可选用乌司他丁、糖皮质激素等。乌司他丁可有效控制过度炎症反应，降低血液粒细胞弹性蛋白酶（PMNE）水平和 C 反应蛋白水平，显著改善脑氧代谢及微循环，减少多发伤患者住院天数、降低 MODS 发生率和病死率。

---

◆ 参考文献 ◆

[1] BOAT BW, DIXON CA, PEARL E, et al. Pediatric dog bite victims: a need for a continuum of care [J]. Clin Pediatr (Phila), 2012, 51(5): 473-477.

[2] GURUNLUOGLU R, GLASGOW M, ARTON J, et al. Retrospective analysis of facial dog bite injuries at a Level I trauma canter in the Denver metro area[J]. J Trauma Acute Care Surg, 2014, 76(5): 1294-1300.

[3] BROOK I. Human and animal bite infections[J]. J Fam Pract, 1989, 28(6): 713-718.

[4] WILEY JF. Mammalian bites. Review of evaluation and management[J]. Clin Pediatr(phila), 1990, 29(5): 283-287.

[5] GOLDESTEIN EJC. Management of human and animal bite wounds[J]. J Am ACAD Dermatol, 1989, 21(6): 1275-1279.

[6] 中国医学救援协会动物伤害救治分会专家组. 动物致伤专家共识[J]. 中国急救复苏与灾害医学杂志, 2018, 13(11): 1056-1061.

[7] 中国医师协会急诊医师分会. 中国急诊感染性休克临床实践指南[J]. 中华急诊医学杂志, 2016, 25(3): 274-287.

[8] 刘明华, 赵晓东, 于学忠, 等. 创伤失血性休克诊治中国急诊专家共识[J]. 临床急诊杂志, 2017, 18(12): 881-889.

[9] 邱海波, 管向东. 重症医学高级教程[M]. 北京: 人民军医出版社, 2014.

（撰写者：赵连泽　校对者：王传林）

# 第十七章 动物致伤后狂犬病预防技术

狂犬病（rabies）是由狂犬病病毒引起的急性传染病，主要由携带狂犬病病毒的犬、猫等动物咬伤所致。当人被感染狂犬病病毒的动物咬伤、抓伤、舔舐伤口或黏膜后，其唾液所含病毒经伤口或黏膜进入人体，一旦引起发病，病死率近100%。

大量的研究表明，加强狂犬病暴露前的预防和暴露后的正确护理操作可在一定程度上预防及控制狂犬病。暴露后应及时、科学和彻底地进行预防处置，接种狂犬疫苗和注射被动免疫制剂。

## 第一节 动物致伤患者伤口的评估及处理原则

目前狂犬病伤口暴露通过接触方式和暴露程度分为3个等级，即Ⅰ级暴露、Ⅱ级暴露和Ⅲ级暴露，伤口暴露分级及处理见表17-1。

**表17-1 伤口暴露分级及处理**

| 暴露分级 | 伤口评估 | 处理原则 |
| --- | --- | --- |
| Ⅰ级 | ①接触或喂养动物；②完好的皮肤被舔舐；③完好的皮肤接触狂犬病动物或人狂犬病病例的分泌物或排泄物 | 确认接触可靠则无须处理 |
| Ⅱ级 | ①裸露的皮肤被轻咬；②无出血的轻微抓伤或擦伤 | 立即处理伤口并接种疫苗 |
| Ⅲ级 | ①单处或多处贯穿皮肤的咬伤或抓伤；②破损的皮肤被舔舐；③开放性伤口或黏膜被唾液污染（如被舔舐）；④暴露于蝙蝠 | 立即处理伤口，注射被动免疫制剂，并接种疫苗 |

Ⅱ级暴露伤口见图 17-1，Ⅲ级暴露伤口见图 17-2。

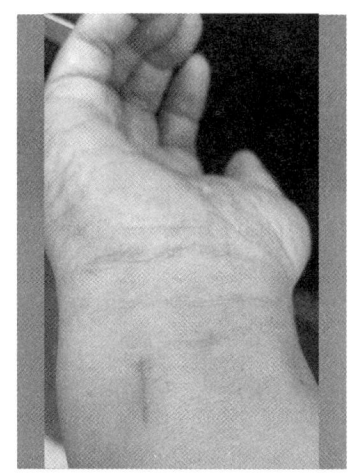

图 17-1　Ⅱ级暴露伤口

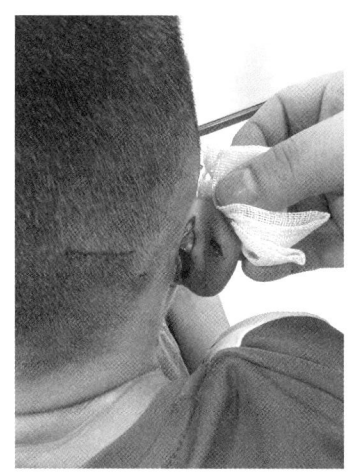

图 17-2　Ⅲ级暴露伤口

# 第二节　动物致伤患者伤口的处理方法

动物致伤伤口，尤其是哺乳动物咬伤后的伤口属于严重污染伤口。伤口冲洗的目的是减少或去除伤口中的病毒、细菌、坏死组织、血块和异物等，以降低伤口感染（包括破伤风感染）的风险，减轻患者痛苦，利于伤口愈合，并降低狂犬病的发病风险。

## 一、伤口冲洗

对于不太严重的伤口，用 20% 的肥皂水或弱碱性皮肤黏膜清洗消毒剂，一定压力的流动清水交替清洗每处伤口，至少 15 min，然后用生理盐水洗净伤口，最后用无菌脱脂棉吸掉伤口附近的遗留液体，目的是避免伤口处残存肥皂水。对于较深的伤口，应该先清洗掉已经脱离的组织再进行消毒，要使用注射器或专业的创口冲洗设备及冲洗液进行冲洗，这样伤口才会被彻底清洗。对于穿刺伤等伤口小而深的伤口，应考虑在解剖学允许的情况下，适当扩创后冲洗。伤口冲洗见图 17-3。

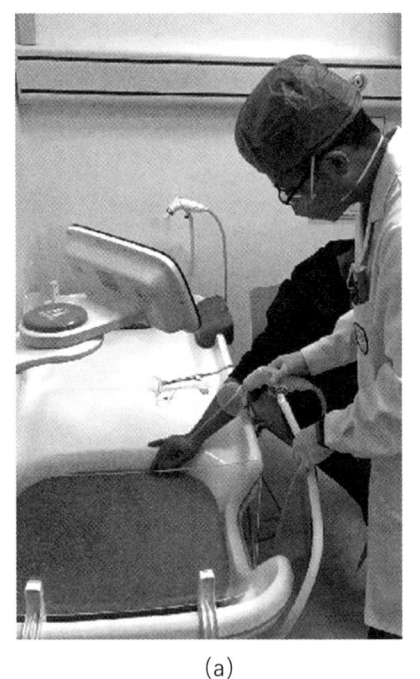
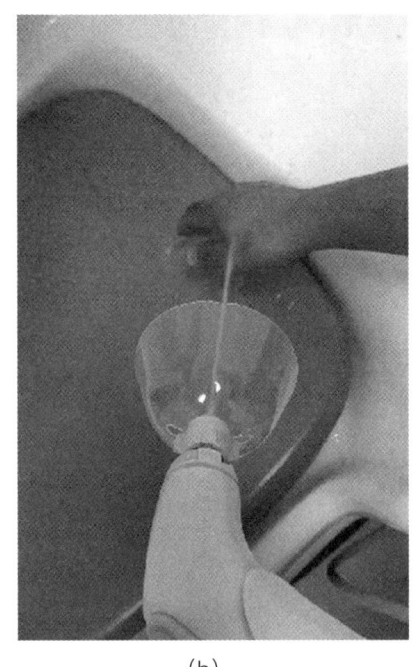

(a)                              (b)

图 17-3 伤口冲洗

使用温度低的液体冲洗伤口，有收缩血管、协助止血的作用，但同时也会减少局部血液循环或降低局部的抗感染能力。对严重外伤患者，避免低体温也是重要目标。温水冲洗伤口，使伤者有更好的舒适度。

伤口冲洗时，应使水流与接触的创面呈一定角度（例如呈 45°），避免水流与创面垂直，而加重污染。

## 二、伤口消毒

常见伤口冲洗液有以下几种类型：自来水、生理盐水、消毒剂（如聚维酮碘、氯己定等）、表面活性剂（如肥皂水、苯扎氯铵等）、抗生素溶液等。冲洗液的作用可分为几个方面：包裹或使污染物脱离伤口表面（如表面活性剂）、作为载体将污染物带出伤口、直接杀灭或抑制病原体生长（如消毒剂、抗生素溶液等）。

## 三、伤口包扎缝合

小伤口尽量不包扎，要包扎也应彻底清洗消毒后 2 h 才可以进行，并由医生根据实际情况决定是否缝合，伤口轻微时可不缝合。

# 第三节 狂犬病被动免疫制剂的注射技术

按照世界卫生组织（World Health Organization，WHO）推荐的狂犬病预防程序，针对狂犬病Ⅲ级暴露的患者推荐治疗方法为接种狂犬病疫苗和注射狂犬病免疫球蛋白（rabies immunoglobulin，RIG）。疫苗提供的是长效保护，而 RIG 则弥补了内源性抗体生成之前的空缺。

## 一、适用人群及剂量

所有首次暴露的Ⅲ级暴露、患有严重免疫缺陷的Ⅰ级暴露者、长期大量使用免疫制剂的Ⅱ级暴露者、头面部暴露的Ⅱ级暴露者，均应使用狂犬病免疫球蛋白，按每公斤体重 20 U 注射。

## 二、注射时间

暴露后尽早实施，应与首针疫苗接种同时进行（间隔 30 min）；若不能实现，应先注射疫苗，7 d 内仍可注射被动免疫制剂。

## 三、注射方法

（1）在伤口内滴数滴狂犬病人免疫球蛋白，在距离伤口内缘 0.5~1.0 cm 处沿伤口纵轴进针，做环形全层注射。

（2）当全部伤口进行浸润注射后尚有剩余免疫制剂时，应进行深部肌内注射。头面部、上肢及胸部以上躯干受伤，注射在同侧背部肌肉群，如斜方肌；下肢及胸部以下躯干受伤，注射在同侧大腿外侧肌群。

（3）伤口严重或有多处伤口，尤其是婴幼儿，若按常规剂量不足以浸润注射伤口周围时，可用生理盐水将被动免疫制剂稀释到足够用量，再进行浸润注射。

（4）黏膜暴露者，应将被动免疫制剂涂抹到黏膜上。

（5）有些被咬伤却无法直接注射的部位，比如耳朵、睾丸、阴茎、肛门等，在离伤口最近的地方多点包围注射，尽可能多地用狂犬病人免疫球蛋白冲洗伤口。

## 四、注意事项

（1）被动免疫制剂需覆盖所有伤口，避免多次重复针刺进伤口。

（2）避免从伤口处进针，将病毒带入深部组织。

（3）进针深度应超过伤口的深度。

（4）浸润注射时应避免将被动免疫制剂注入血管内。

（5）被动免疫制剂可以和麻醉剂联合使用，禁止将被动免疫制剂与疫苗混合在同一个注射器内使用。

（6）禁止狂犬疫苗和被动免疫制剂注射在同一部位。

# 第四节　狂犬病疫苗预防接种技术

目前治疗狂犬病主要采取的预防手段是进行规范、及时的预防处置，避免狂犬病暴露者发病。通常采用三大预防措施，包括伤口清理及冲洗消毒、狂犬疫苗接种和抗狂犬病免疫球蛋白接种等。调查数据显示，当前约有超过80%的狂犬病暴露者没有按规定接种狂犬疫苗和抗狂犬病免疫球蛋白。所以，狂犬疫苗的预防接种是至关重要的。

## 一、免疫程序

被咬伤后的预防分为2种，一种为2-1-1免疫程序，另一种为五针免疫程序。

（一）2-1-1免疫程序

对于2-1-1免疫程序，全程共注射四剂，儿童用量相同。在伤口暴露当天，成人分别在左右上臂三角肌内各注射一剂（共两剂）；≤2岁的婴幼儿分别在左右股外侧肌内各注射一剂（共两剂）。在伤口暴露后第7天和第21天，各在成人一侧上臂三角肌内注射一剂；≤2岁的婴幼儿在一侧股外侧肌内注射一剂。

（二）五针免疫程序

对于五针免疫程序，全程共注射五剂，儿童用量相同。对于轻微咬伤，应该在第

0、3、7、14、28 天分别注射疫苗，注射部位：成人位于一侧上臂三角肌内注射一剂；≤2 岁的婴幼儿在一侧股外侧肌内注射一剂。对于严重咬伤，除了上述方法注射疫苗之外，还应在第 1、4 天注射加倍量疫苗，并在第 1 天注射疫苗的同时注射狂犬病免疫球蛋白。

## 二、注射方法

（一）给药途径

肌内注射（intramuscular injection，IM），即将一定量药液注入肌肉组织的方法。

（二）注射部位

（1）上臂三角肌注射。以上臂外侧，肩峰下 2~3 横指处为注射部位，适用于＞2 岁的患者，上臂三角肌注射定位法见图 17-4。

（2）上臂三角肌的九区划分。将上臂三角肌的长和宽分为三部分，使三角区成为九个区，分别为上、中、下 1/3 部的前、中、后区，三角肌九区划分见图 17-5。然而须注意的是，三角肌的下 1/3 部的前、中区因肌肉太薄不能作肌内注射，尽量选取三角肌的上 1/3 部的前、中、后区为注射的绝对安全区。

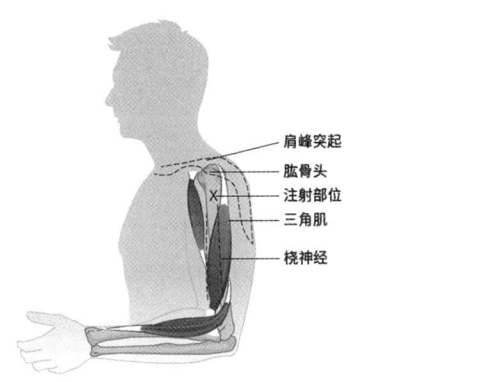 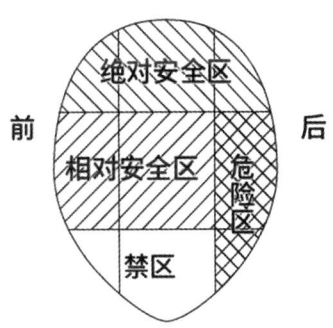

图 17-4 上臂三角肌注射定位法　　图 17-5 三角肌九区划分

（3）股外侧肌注射。大腿中段外侧为注射部位，适用于≤2 岁的婴幼儿及上臂三角肌处无注射条件的患者，股外侧肌注射定位法见图 17-6。

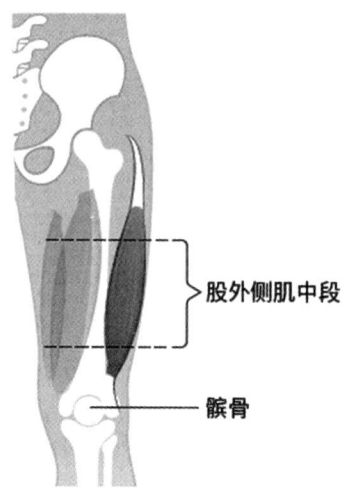

图 17-6　股外侧肌注射定位法

## 三、注意事项

（1）若患者需注射狂犬病被动免疫制剂（狂犬病人免疫球蛋白），应先注射被动免疫制剂，间隔 30 min 后无不适反应再注射狂犬疫苗。

（2）若患者需注射狂犬病被动免疫制剂（狂犬病人免疫球蛋白），应选择对侧肢体进行疫苗注射。

（3）若患者需注射破伤风抗毒素或破伤风免疫球蛋白，应与狂犬疫苗接种时间间隔 30 min，无不适反应再进行破伤风抗毒素皮试或破伤风免疫球蛋白注射。

## 四、健康宣教

（1）首针注射后，患者应在观察区观察 30 min，无任何不适方可离开；注射部位 24 h 内不沾水；多饮水，忌饮酒、浓茶、辛辣刺激等食物；避免疲劳及剧烈运动；打针后可能出现的不良反应：发热（多见于儿童）、肌肉酸痛、疲乏，一般情况下可自行缓解，若加重或伴其他症状及时到医院就诊。

（2）建议尽可能按照规定时间接种，前三针最为重要，不建议提前接种。若某一次推迟注射，其后续的接种时间应按原免疫程序的时间间隔进行顺延。

（3）尽量使用同一品牌疫苗完成接种，某一疫苗出现严重不良反应，建议更换不同"基质"培养的合格疫苗。

# 第五节 动物致伤后患者的健康教育及心理疏导

## 一、知识宣教

向患者详细讲解狂犬病的患病率、病理机制及预防知识，积极解答患者提出的问题。有条件的可以利用现有的小视频、PPT 或动画，形象地表述狂犬病防治和狂犬病暴露后采取的相应措施。如有需要，可应用宣传板报或者健康小知识宣传册进行纸质书面宣传，通过加大宣传力度，提高患者对狂犬病的认知，避免患者对狂犬病存在不正确的观念及行为，使患者积极配合医护人员进行治疗。宣传画报见图 17-7。

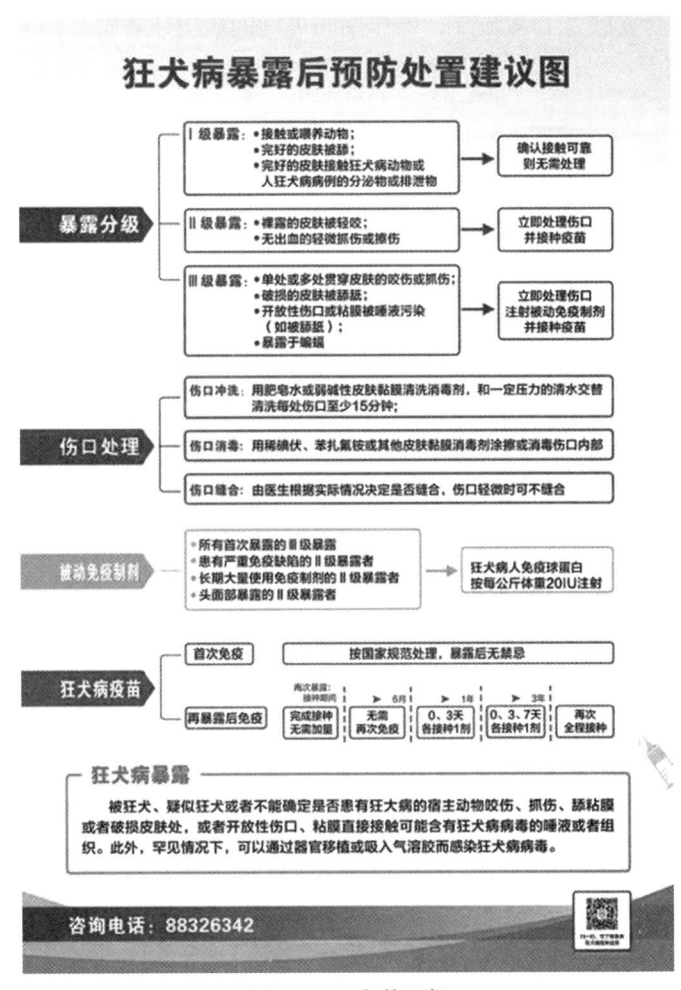

图 17-7 宣传画报

## 二、建立疫苗登记制度

因为接种疫苗的特殊性,需要接种多次,多数患者会忘记接种时间。疫苗登记制包括患者初来接种时,要填写好自己的姓名、性别、年龄、联系电话、住址、初种时间,根据初种时间记住接下来的接种时间,此表由患者和接种单位分别保存 1 份,方便双方核对,保证患者准确接种疫苗,也保证疫苗对患者的保护。

## 三、专业技术沟通

医护人员应保持态度温和、动作轻柔,减轻患者痛苦;操作期间与患者保持积极有效沟通,鼓励其表达疼痛感或者恐惧的情绪,在对其产生恐惧情绪时,适当采用合理的肢体语言进行安慰及心理疏导;操作期间可询问病史或者提出患者感兴趣的话题,转移患者的注意力;操作后,告知患者注意事项,如换药时间、避免伤口受潮、饮食禁忌等。

## 四、心理护理

狂犬病暴露患者会出现焦虑恐惧等情绪,严重的会影响其治疗效果和疫苗注射后的免疫效果。所以针对此种心理,医护人员首先应安抚患者的情绪,消除其恐惧心理,让患者认识到狂犬病是一种可防可控的疾病,不要过多担心,平常心对待该病,可以培养新的兴趣爱好转移注意力。要详细了解狂犬病暴露者的分级情况,告知患者不同的分级有不同的处置方法,之后详细讲解处置方法。疫苗接种后告知患者注意事项,饮食以清淡为主,忌油腻、刺激性食物,注射部位 24 h 内不应沾水等。多鼓励安慰患者,减少他们的心理负担,使患者保持积极乐观的治疗心态。

狂犬病是可以预防但是几乎不能治愈的疾病,因此预防显得尤为重要。目前,人们对狂犬病的认知不够,造成预防工作受阻,一定程度上加大了狂犬病的病死率。应加大狂犬病知识的宣传力度,提高患者对狂犬病暴露的认知。出现暴露后采取规范正确的伤口处理方法对于狂犬病的预防又多了一层保障,同时接种疫苗会增加体内抗体,减少狂犬病发病率,心理护理在整个过程中可以对患者起到辅助作用。

◆ 参考文献 ◆

[1] 孙玉佳，刘斯，王传林. 动物致伤伤口冲洗的意义和方法 [J]. 中国急救复苏与灾害医学杂志，2018, 13(11): 1138-1141.

[2] 张晓萌，王艳华，王传林. 破伤风被动免疫制剂的发展历史及应用状况 [J]. 中华微生物学和免疫学杂志，2018, 38(6): 472-475.

[3] 同小利，赵玲，贾艳，等. 582 例急诊科狂犬病暴露患者防治知识 kap 调查及护理干预 [J]. 临床医学研究与实践，2019, 4(30): 15-17.

[4] 苏宣红. 58 591 例狂犬病暴露后预防处置及护理干预 [J]. 中西医结合心血管病电子杂志，2020, 8(20): 75-76.

[5] 史霞. 动物咬伤者后预防狂犬病发生的正确护理措施 [J]. 中国乡村医生，2020, 36(29): 141-142.

[6] 兰城霞. 狂犬病暴露患者防治知识认知现状及护理干预 [J]. 中国乡村医生，2019, 35(17): 162-163.

[7] 王传林，魏敬双. 狂犬病被动免疫制剂历史及现状 [J]. 中国急救复苏与灾害医学杂志，2018, 13(11): 1094-1100.

[8] 廖小玲. 狂犬病疫苗预防接种反应与应用效果研究 [J]. 今日健康，2014, 13(10): 71.

[9] 李小寒. 尚少梅. 基础护理学 [M]. 6 版. 北京：人民卫生出版社，2017.

[10] RAMGOPALl S, MACY M L. US estimates for dog bite injuries presenting to emergency departments [J]. Public Health(London), 2021, 196: 1-3.

（撰写者：张利平　校对者：赵连泽）

# 第十八章 动物致伤后的管理

## 第一节 概 述

随着经济水平的提高,人们的生活水平也在发生变化,饲养宠物的家庭增多,动物致伤病例也逐年增加,其中被犬猫致伤最常见,动物致伤是急诊外科常见的问题。世界卫生组织(World Health Organization,WHO)在2013年发布报告,动物伤害是全世界造成发病和死亡的重要原因之一,世界各地每年都有成千上万的人被动物咬伤。

我国狂犬病发病数高居世界第二位,从近年来看,狂犬病报告死亡数一直位居我国法定报告传染病前列,给人民带来严重威胁。动物致伤是危害人类健康的常见公共卫生问题,狂犬病是严重危害人类健康的传染病,发病目前尚无特效治疗方法,所以,正确的伤口分级、感染及非感染伤口的处置、辅助检查、高危感染伤口预防性应用抗生素,结合免疫史及需要进行破伤风和(或)狂犬病等疾病的预防,以及患者受伤后心理应激障碍的干预等是动物致伤处理的基本原则。

要求动物致伤门诊的医务工作人员应严格按照规范要求进行处置,并做好必要的宣传教育工作。同时,有关部门应加强宠物管理,强化宠物预防接种。

## 第二节 管理规范

### 一、伤口分级

根据暴露严重程度分为三级。

## 二、伤口处理

### (一) 稳定伤口

对于有活动性出血的伤口应给予直接压迫，并应在伤口远端区域进行神经血管评估，重要结构的伤口应作为严重穿透伤处理。

### (二) 伤口准备

细致的伤口处理是动物或人咬伤所致撕裂伤处理的最重要步骤之一，清创是更为重要的防范措施，适当的局部麻醉有助于伤口的充分清洁。为减少伤口的细菌计数，伤口表面应使用1%的聚维酮碘或1%的苯扎氯铵清洗，同时深部应采用大量生理盐水加压冲洗。失活组织清创术对于去除任何感染灶非常重要。在麻醉条件下，应仔细探查伤口以寻找深部结构损伤和可能存在的异物。应在解剖位和握拳位仔细探查掌指关节上方或附近的伤口，以评估下方腱鞘、筋膜、关节囊和掌骨头损伤。如果潜在深部咬伤发生在骨附近，或有可能存在异物，应进行恰当的影像学检查（如X线平片或超声）。

刺伤伤口处理具有相当大的挑战性，尚没有哪种治疗方法被证明可有效降低这类伤口的污染或这些伤口随后发生的感染。大多数研究涉及的是针对踩在尖锐物体上所致的足底刺伤的处理，而不是关于咬伤所致的刺伤。下列方法是基于临床经验和生物学推理：剔除任何表浅坏死的表皮组织；检查伤口寻找深部刺伤的证据，尤其是如果伤口位于头皮或关节附近；去除任何异物或肉眼能见的污染物；浅表地冲洗伤口，避免高压冲洗入伤口；避免去除深部组织（如"挖核"）。将刺伤伤口在杀菌溶液（如聚维酮碘）中浸泡的有效性尚存在争议。一些专家认为这可促进伤口清洁，其他则考虑因伤口延迟愈合可能性而避免采用该方法。建议在上述步骤实施后可将刺伤伤口浸泡杀菌溶液最多15 min。

### (三) 一期闭合

伤口闭合的方法因咬伤类型不同而在一定程度上有差异。接受过培训和对撕裂伤修复有经验的临床医生对犬咬伤所致的单纯撕裂伤可采取一期伤口闭合（图18-1）。对大多数猫咬伤或人咬伤则不闭合伤口，等待二期愈合。然而，如果美观最重要时（如面部撕裂伤），有经验的医生也可能对这类伤口选择修复。

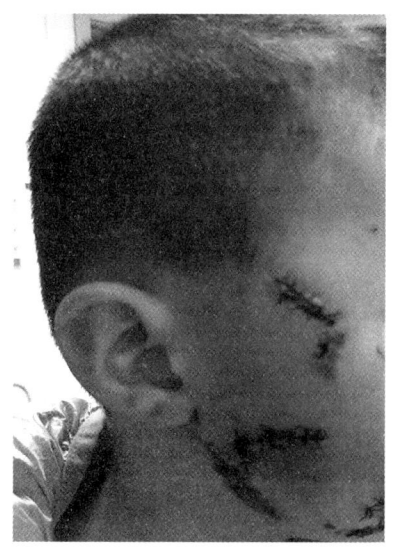

图 18-1 一期伤口闭合

除开放性撕裂伤一期伤口闭合的这些指征外，建议撕裂伤（图 18-2）应符合下列所有标准：①临床无感染；②6 h 以内；③不位于手部或足部。特别是面部的伤口通常要立即闭合，因为外形美观尤为重要，且这些伤口的感染不常见，这可能是由于面部和头皮具有很好的血供。应尽可能避免使用皮下缝线，如果一定要用也应少用，因为污染伤口中的异物会增加感染风险。提供恰当的伤口处理对接受伤口闭合患者的良好预后和降低感染风险至关重要。缝合咬伤伤口时，需要进行充分冲洗、清创，避免深部缝合（如果可能），预防性抗生素治疗以及密切随访。

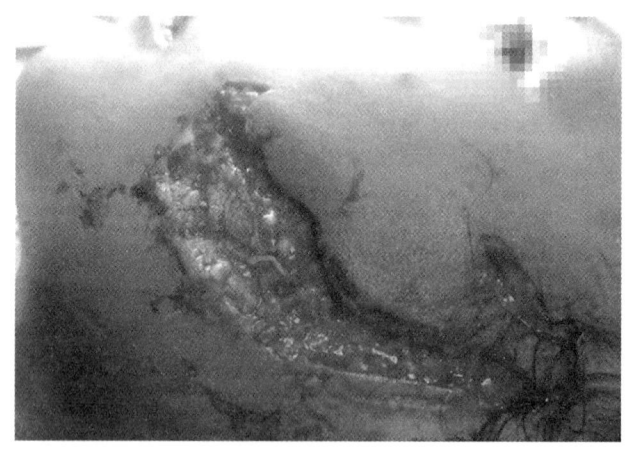

图 18-2 撕裂伤

大多数病例中，发生感染风险较高的伤口（图 18-3）不应进行一期闭合。这些包括：①挤压伤；②刺伤；③累及手和足的咬伤；④6 h 以上的伤口；⑤猫或人咬伤（除了面部咬伤）；⑥发生在缺乏抵抗力的患者的咬伤（如免疫受损、脾切除或脾功能障碍、静脉淤滞、成人糖尿病）。这类伤口应充分冲洗、包扎、开放引流，并且每日查看有无感染征象。

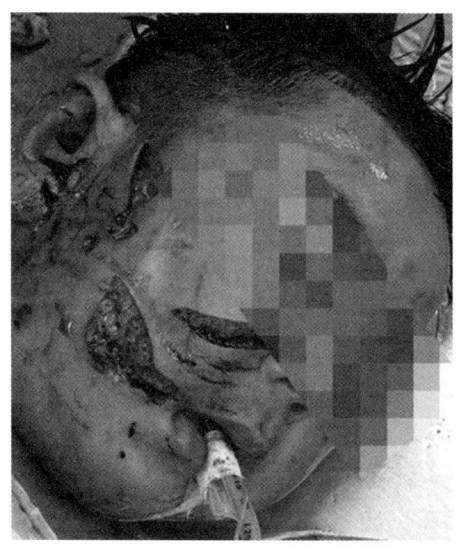

图 18-3　感染风险较高的伤口

（四）延迟闭合

选择将咬伤伤口（图 18-4）开放引流，可能至受伤 72 h 以后再行延迟闭合，在初期治疗中仍应进行伤口清洁和失活组织清创，并用湿生理盐水敷料包扎，2 次/天，直到进行闭合。

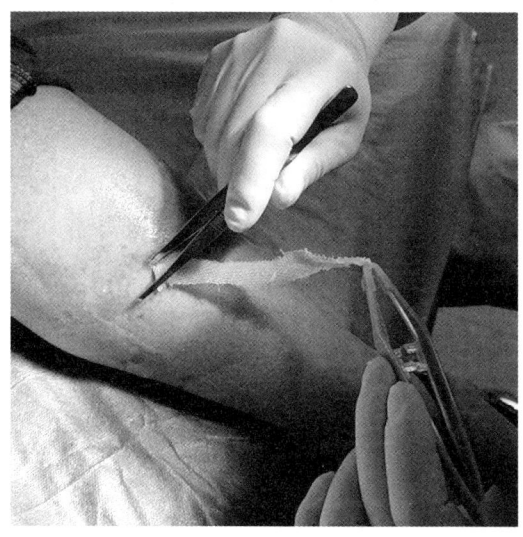

图 18-4　咬伤伤口

### （五）外科会诊

下列伤口通常需要进行专科会诊：①穿透骨合并骨折，肌腱、关节或其他重要结构的深伤口；②复杂的面部撕裂伤；③伴有神经血管受损的伤口；④伴有复合感染的伤口（如脓肿形成、骨髓炎或关节感染）。

### （六）预防性抗生素应用

预防性应用抗生素可减少一些动物咬伤的感染发生率，尤其是猫咬伤。尽管不推荐常规预防性使用抗生素，但对于某些高危伤口有必要进行预防，包括：①深部刺伤（尤其是猫咬伤）；②挤压伤相关的中度到重度伤口；③在有基础的静脉和（或）淋巴受损区域的伤口；④手部、生殖器、面部、靠近骨或关节（尤其是手和人工关节）等部位的伤口需要闭合的伤口；⑤发生在缺乏抵抗力的宿主的咬伤（如免疫功能受损、脾切除或脾功能障碍及成人糖尿病患者）。发生于儿童的人咬伤通常很轻微，不需要预防性应用抗生素。然而，对于穿透真皮的人咬伤，尤其是手部的伤口，因其有更高的感染风险，应进行预防治疗。如果患者将要预防性使用抗生素，应在受伤后尽快给予首剂治疗。

对于猫咬伤、犬咬伤或人咬伤的患者通过胃肠外途径给予首剂以迅速获得有效的组织水平。犬咬伤、猫咬伤或人咬伤初期治疗后，可随后给予口服 3~5 d 的抗生素。

## 三、伤口感染的处置

### （一）伤口感染特征

咬伤伤口感染的临床表现可能为发热、红斑、肿胀、压痛、脓性引流物和淋巴管炎，并发症包括皮下脓肿、手部间隙感染、骨髓炎、脓毒性关节炎、肌腱炎和菌血症。多杀巴斯德菌感染在猫或犬咬伤后迅速特征性发生，红斑、肿胀和剧烈疼痛在咬伤 12~24 h 即已明显。感染的全身体征，如发热和淋巴结肿大，并不常见。该微生物导致的局部蜂窝织炎可亚急性发作，损伤后 24~72 h 开始出现；不到 20% 的患者会发生全身性感染，但可能累及骨、关节、血液和脑膜。咬伤后治疗延迟是影响犬或猫咬伤后感染发病率的众多因素之一。受伤超 24 h 就诊的患者很可能已经出现感染，并且就诊的原因往往是因为感染性体征或症状，而不是为评估未感染的伤口。

### （二）伤口感染的处置

为成功地处理好感染伤口，临床医生必须认识感染的早期征象，并注意可能的病原体。如果咬伤伤口似乎被感染，应采取下列措施：①如果之前曾修复过，应去除缝合材料；②在使用抗生素之前，从已感染的刺伤深部或撕裂伤深部获取标本进行革兰染色以及需氧和厌氧培养，实验室申请单应注明培养标本来源是动物咬伤或人咬伤伤口；③对于有全身性感染征象的患者，在抗生素治疗以前应抽血进行需氧及厌氧血培养；④如果脓肿形成或怀疑存在骨、关节或其他重要深部结构感染（如握拳感染和其他手部感染），对于可能的手术探查、清创和引流请外科医生会诊，清创物应送检，行需氧及厌氧培养；⑤对接受了口服抗生素治疗依然有感染的全身症状或进展或发生感染的患者应收治入院。

（三）经验性抗生素治疗

咬伤伤口发生了感染，进行积极的清创和脓肿引流（需要时）至关重要，对于犬、猫或人咬伤的患者静脉给予广谱抗生素以覆盖可能的感染细菌也至关重要。常用的方法是初始静脉给药治疗直到感染缓解，然后改用口服治疗，总疗程10~14 d。无脓肿形成的浅表伤口感染可给予伤口清创、口服抗生素治疗及密切门诊随访。较深结构的感染（如骨髓炎）需要更长的治疗疗程。对复杂感染，有必要时可请感染性疾病专家会诊。

## 四、辅助检查

（一）实验室检查

对于有感染的咬伤伤口和全身性感染体征的患者，需要在抗生素治疗前进行需氧和厌氧血培养。发生了蜂窝织炎、关节感染、骨髓炎或脓毒症的患者，全血白细胞计数、C反应蛋白和红细胞沉降率可能升高，但这些指标正常不能排除上述感染。

（二）伤口培养

对无感染的咬伤伤口进行培养没有价值，如果咬伤伤口似乎被感染，在使用抗生素前应进行革兰染色及需氧和厌氧培养。实验室申请单应注明培养标本来源是动物咬伤或人咬伤伤口。啮蚀艾肯菌（人咬伤）和多杀巴斯德菌（犬和猫咬伤）均为需要复杂营养菌，常被认错。临床未感染的咬伤伤口不需要进行伤口培养，因为结果并不与感染的可能性或出现于随后发生感染患者的病原体有关。

（三）X线平片和超声检查

关节附近的深部咬伤有必要行正位和侧位的X线平片，以评估骨或关节破坏以及异物（如嵌入的牙齿）证据。对于明显感染的伤口，还需要行 X 线平片检查骨和软组织损伤、皮下气体以及骨髓炎相关的改变。超声检查可有助于识别感染伤口的脓肿形成以及定位感染伤口的放射线可穿透的异物。

### （四）头部计算机断层（CT）扫描

头部的犬咬伤偶尔会穿透颅骨，可能导致凹陷性颅骨骨折、局部感染和（或）脑脓肿。因此，对于深及头皮的犬咬伤（包括刺伤）患者，有必要进行头部计算机断层（computed tomographic，CT）扫描，尤其是对于 2 岁以内的婴儿。下列影像学发现表明穿透伤：骨折、刺穿颅骨外板、颅穹窿内游离气体。

## 五、狂犬病和破伤风预防

### （一）狂犬病预防

狂犬病是动物咬伤的常见问题，尤其是当袭击是非激惹所致的，或动物呈现病态，是野生或流浪的。我国疾病预防控制中心基于动物暴露的类型提供有关狂犬病风险和暴露后是否需要预防的指南，咬伤、抓伤、擦伤或经黏膜或破损的皮肤接触到动物唾液均可传播狂犬病。狂犬病暴露后狂犬病疫苗免疫接种程序包括"2-1-1"程序和"五针法"，对于符合应用被动免疫制剂的暴露应给予被动免疫的注射，早期伤口冲洗、清创是更为重要的预防措施。

### （二）破伤风预防

动物和人咬伤均为破伤风易感伤口。对于任何皮肤破损的咬伤，应确定患者的破伤风免疫接种状态。对需要的患者，在首诊时就应注射破伤风类毒素、白喉破伤风非细胞性百日咳混合疫苗或破伤风白喉混合疫苗，还应评估是否需要注射破伤风免疫球蛋白。

## 六、随访治疗

初期治疗后出院的患者，应由合适的临床医生在 24~48 h 内随访评估伤口状态，对整体情况进行评估，对进一步治疗给予决策指导。遭遇过犬咬伤并至少需要轻微伤口修复的儿童，如果伤口深或不止一处，有可能出现创伤后应激障碍（post-traumatic stress disorder，PTSD），PTSD 的症状表现为恐惧、不敢接触犬类，家属出现自责、害怕伤口愈合出现问题等情况。对于 PTSD 患儿没有给予正确的干预可能导致大脑发育障碍、生物行为和（或）社会行为异常，应予以重视，必要时进行精神科治疗。

◆ 参考文献 ◆

[1] 中国医学救援协会动物伤害救治分会专家组. 动物致伤专家共识[J]. 中国急救复苏与灾害医学杂志，2018, 13(11): 1056-1060.

[2] 周航，李昱，陈瑞丰，等. 狂犬病预防控制技术指南（2016版）[J]. 中华流行病学杂志，2016, 37(2): 161-188.

[3] HISHOLM CD，SCHLESSER JF. Plantar puncture wounds: controversies and treatment recommendations[J]. Ann Emerg Med, 1989, 18(12): 1352-1357.

[4] BROOK I. Human and animal bite infections[J]. J Fam Pract, 1989, 28(6): 713-718.

[5] GOLDESTEIN EJC. Management of human and animal bite wounds[J]. J Am Acad Dermatol，1989(21): 1275-1279.

[6] FLEISHER GR. The management of bite wounds[J]. N Engl J Med, 1999, 340(2): 138-140.

[7] FACISZEWKI T, COLEMAN DA. Human bite wounds[J]. Hand Clin, 1989, 5(4): 561-569.

[8] KANNIKESWARAN N, KAMAT D. Mammalian bites[J]. Clin Pediatr(Phila), 2009, 48(2): 145-148.

（撰写者：墙　华　校对者：范　昭）

# 第十九章　特殊人群动物致伤防治

## 第一节　概述

动物致伤是急诊外科的常见病种。美国每年发生200万～500万例动物咬伤，绝大多数动物咬伤是犬咬伤（60%~90%），其次为猫咬伤（5%~20%），啮齿类动物咬伤（2%~3%），人咬伤（2%~3%）以及罕见的其他动物咬伤。其中，每年有10~20例患者死于动物咬伤，主要是婴儿和低龄儿童。我国儿童各种伤害类型中，动物致伤是常见类型，在老年人中，动物致伤排在各种伤害类型的第2位。我国作为人口大国，据第七次全国人口普查数据，14岁以下及60岁以上人群已达5.1亿。因此，儿童及老年人动物致伤后的防治工作尤为重要。

狂犬病作为人畜共患病，在全球范围内，每年造成约5.9万人死亡，绝大多数死亡病例发生在非洲和亚洲的农村，其中约40%的病例发生在15岁以下儿童。而动物致伤为狂犬病和破伤风的高危因素。因此，本章主要讨论特殊人群（儿童、老年人、孕妇、免疫功能受损人群等）动物致伤后狂犬病暴露后预防处置及破伤风预防。

## 第二节　儿童动物致伤防治

### 一、儿童动物致伤特点

儿童对周围环境和事物充满好奇，由于自我保护意识弱，常常对动物没有防备，因此儿童动物致伤发生率较高。国外相关调查结果显示，儿童因动物咬伤就诊率为成人的3倍左右。儿童动物致伤中，15岁以下儿童多见，男孩发生率高于女孩，高发于夏秋季节，致伤部位以四肢为主，但儿童头面颈部致伤比例高于成人，可能跟儿童身高较低有关,致伤动物及方式以犬、猫抓咬伤为主。城市中家庭喂养宠物犬、猫的儿童为高危人群,农村中除了犬、猫致伤外,一些大型动物比如牛,踩伤或踢伤儿童,某些有角的动物顶伤或刺伤儿童,各种昆虫的叮咬和刺伤儿童也时有发生。儿童动物致伤见图19-1。

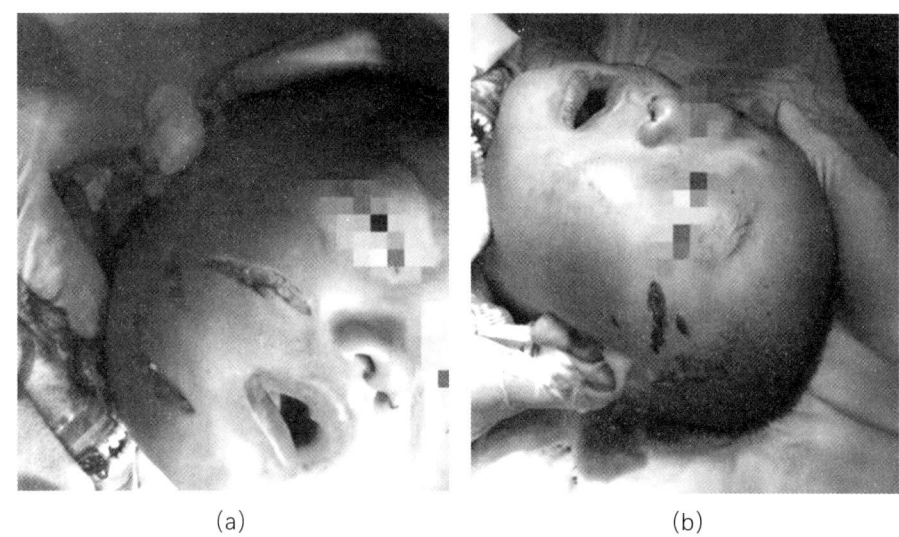

(a)　　　　　　　　　　(b)

图 19-1　儿童动物致伤

## 二、儿童动物致伤后狂犬病免疫防治

(一)主动免疫

1. 接种部位

2岁以下幼童疫苗可接种于大腿外侧肌上1/3处,2岁及以上儿童疫苗接种于上臂三角肌。

2. 暴露后免疫接种程序

1)"五针法"

第0、3、7、14、28天各1剂肌内注射(intramuscular injection,IM)接种。

2)"四针法"

第0天2个部位各接种1剂,第7、21天各1剂IM接种。

3)"简化四针法"

第0、3、7天各1剂,第14~28天中任意一天IM接种1剂。

3. 不良反应

相关回顾性分析表明,18岁以下儿童不良反应率高于其他年龄段患者,以发热、乏力、注射侧肢痛多见。"四针法"由于首次同时接种2针，儿童出现发热等不良反应的概率高于"五针法"，为了降低不良反应的发生，对于年龄较小、依从性高的儿童，可优先推荐"五针法"。

（二）被动免疫

被动免疫策略与成年人相同。

## 三、儿童动物致伤后破伤风免疫防治

6岁以下（不含6岁）儿童，按照国家免疫规划疫苗儿童免疫程序进行含破伤风类毒素疫苗（tetanustoxoid-containing vaccine，TTCV）接种。

6岁以上（含6岁）儿童，参照成人免疫接种程序。

## 四、疫苗的联合接种

（一）优先接种

狂犬病、破伤风为高致死性疾病，狂犬疫苗、破伤风疫苗应优先接种。

（二）联合接种

与其他儿童期疫苗一起接种3剂次单价破伤风疫苗数据表明，破伤风疫苗基础免疫或者加强免疫与其他疫苗没有干扰，适合儿童所有年龄期免疫和随访。

破伤风单价疫苗可与狂犬病疫苗、宫颈癌疫苗、灭活脊灰疫苗、减毒脊灰疫苗、肺炎疫苗、轮状病毒疫苗、麻疹疫苗和脑膜炎球菌结合疫苗共同接种。

（三）联合接种注意事项

当2种及以上疫苗同时接种时，应在不同肢体接种。当接种3种疫苗时，2种疫苗可在同一肢体接种，第3种疫苗可在其他肢体注射。在同一肢体注射至少间隔2.5 cm，这样可以区分局部反应，减少接种时疼痛。

## 五、儿童动物致伤后伤口修复及心理干预

动物致伤后会对儿童造成明显的心理影响。疼痛、恐惧、对医疗行为的未知感、家长慌张激动的情绪等会造成患儿情绪不稳定，导致心理行为的退化、哭闹不止、拒

绝配合，从而导致病史采集、查体、疫苗注射、伤口处置等医疗行为实施困难。相对于哄骗、抚慰，经验丰富的医师与患儿建立熟悉亲密的关系会更有利于同时评估患儿的生理、心理损伤。父母或监护人在场，进行积极的引导和沟通，可以减少患儿的恐惧和焦虑，从而辅助治疗。

儿童动物致伤后生理和心理影响都不能低估，特别是涉及外观容貌、畸形、长期功能、生长发育异常时。儿童头面颈部致伤比例高于成人，在条件允许的情况下，头面颈部伤口尽可能行一期缝合。大多数颌面部外伤患儿在术后较易遗留局部畸形、瘢痕增生明显，从而严重影响患儿整体容貌，并造成心理负担，很多患儿及家属在伤后不久即要求再次进行整形美容手术修复。

# 第三节 老年人动物致伤防治

## 一、老年人动物致伤后狂犬病免疫防治

老年人常常合并糖尿病、心脑血管疾病、肿瘤等基础疾病，特异性体液免疫反应随年龄增长逐步下降，机体免疫往往较差。对于高危的老年患者，有条件的情况下可进行狂犬病抗体测定，以评价疫苗接种后的免疫效果。

## 二、老年人动物致伤后破伤风免疫防治

我国自1978年开始实行儿童计划免疫，相继将卡介苗、脊髓灰质炎疫苗、百白破疫苗、麻疹疫苗纳入我国儿童计划免疫程序。1988年、1990年、1995年先后实现了以省、县、乡（镇）为单位儿童"四苗"接种率达到85%的目标。

由于我国计划免疫实行较晚，老年人群中完成国家计划免疫的比例较低；国内外相关研究报道表明，随着年龄的增长，老年人破伤风抗体保护率和抗体浓度均逐步降低；老年人的特异性体液免疫反应随年龄增长逐步下降；老年人破伤风免疫力弱，存在较大的免疫空白，是破伤风高危人群。有条件的情况下，老年人可进行破伤风抗体测定，以评价疫苗接种后的免疫效果，并指导TTCV加强免疫剂次的使用。

# 第四节 孕妇动物致伤防治

## 一、孕妇动物致伤后狂犬病免疫防治

研究表明，孕妇接种狂犬病疫苗是安全的，不会对胎儿造成影响。对 202 名孕妇接种 Vero 细胞狂犬病疫苗的观察发现，孕妇的不良反应发生率与非孕妇无显著性差异，国内大量研究的结论与上述观点一致。

## 二、孕妇动物致伤后破伤风免疫防治

所有育龄期妇女在第一次做产前保健时均应回顾破伤风接种情况。如果在育龄期前，母亲在童年期接种过 6 剂次单价破伤风疫苗或者在青春期/成年期开展接种 5 剂次单价疫苗，则孕妇和其出生婴儿就可预防出生相关的破伤风，为避免增加局部反应的风险，不需要开展孕期接种。

### （一）接种不完全或接种史不明确

如孕妇的免疫接种不完全或免疫接种史不明确，应尽量完成推荐的 5 剂次免疫接种程序，至少应接种 2 剂次的吸附破伤风疫苗（tetanus vaccine, adsorbed, TT）。孕妇破伤风免疫接种程序见表 19-1。

表 19-1 孕妇破伤风免疫接种程序

| TTCV 接种史 | 孕期免疫接种史 | 产后接种程序 |
| --- | --- | --- |
| 儿童期接种 6 剂 | | |
| 青春期/成年期接种 5 剂 | | |
| 儿童期接种 5 剂 | 加强免疫 1 剂 | |
| 青春期/成年期接种 4 剂 | 加强免疫 1 剂 | 1 年后加强免疫 1 剂 |
| 儿童期接种 3 剂 | 加强免疫 2 剂，间隔 4 周 | 1 年后加强免疫 1 剂 |
| 无免疫接种史 | 妊娠第 4 月、6~7 月各接种 1 剂 | 半年接种 1 剂基础针 +3 剂次加强针免疫（间隔 4 年） |

## （二）接种时间与间隔

首剂应在妊娠期间尽早接种，并在间隔至少4周后接种第2剂次。第2剂次至少应在生产前2周完成接种。

为确保防护有效期不低于5年，在第2次接种至少6个月后应接种第3剂次。

为了保障全生命周期的疫苗保护作用，1年后或下次怀孕前接种第4和第5剂次疫苗，但应注意两个剂次间的最短时间间隔。

## （三）接种疫苗类型

现有资料表明，TT和白喉类毒素对胎儿无致畸作用，建议接种吸附白喉破伤风联合疫苗（diphtheria and tetanus combined vaccine, adsorbed, DT）。

# 第五节　免疫功能受损人群动物致伤防治

## 一、免疫功能受损人群动物致伤后狂犬病免疫防治

研究表明，使用原代鸡胚细胞纯化疫苗的"五针法"免疫程序接种无临床症状的人类免疫缺陷病毒（human immunodeficiency virus, HIV）感染者，首剂接种后14天抗体阳转率为64%，30天抗体阳转率为89%。有明显临床症状的艾滋病（acquired immune deficiency syndrome, AIDS）患者，若 $CD4^+$ 细胞数低于 $300/mm^3$，则对狂犬病疫苗免疫应答很差，首剂接种后14天抗体阳转率仅为25%，30天抗体阳转率仅为42%。对于使用免疫抑制药物的患者，狂犬病疫苗接种后应监测患者是否具有适当的病毒中和抗体应答。

## 二、免疫功能受损人群动物致伤后破伤风免疫防治

免疫功能受损的外伤患者可以安全使用TTCV。有条件的情况下可进行破伤风抗体测定，以评价疫苗接种后的免疫效果，并指导TTCV加强免疫剂次的使用。

## （一）免疫功能轻度受损外伤患者

实体器官移植手术后使用常规抗排异药物的患者、服用糖皮质激素和常规免疫抑制剂的患者、慢性肾功能不全进行透析治疗的患者、$CD4^+$ 细胞计数 ≥ 300/μL 的艾滋病患者，此类人群接受破伤风主动免疫后抗体滴度较正常人群衰减快，外伤后破伤风疫苗和被动免疫制剂的使用在遵循一般人群的使用原则基础上，考虑所有伤口均将加强免疫的时间间隔缩短至 5 年。有条件的机构，可考虑检测破伤风抗体水平。

## （二）免疫功能严重受损外伤患者

实体器官移植后使用抗 CD20 单克隆抗体的患者、非实体肿瘤化疗患者、$CD4^+$ 细胞计数 < 300/μL 的艾滋病患者，此类人群接受破伤风主动免疫后的效果不可靠。有条件的机构，可考虑检测破伤风抗体水平，无检测条件时应给予破伤风人免疫球蛋白（human tetanus immunoglobulin，HTIG）或马破伤风免疫球蛋白 [equine anti-tetanus F(ab')$_2$，F(ab')$_2$] / 含破伤风抗毒素（tetanus antitoxin，TAT）进行保护。

部分既往接受过破伤风全程免疫的造血干细胞移植患者移植后失去保护，应在移植后 12 个月重启破伤风基础免疫。有条件的机构，可考虑检测破伤风抗体水平。移植后重启破伤风基础免疫的效果与正常人群相近。在移植后 12 个月内如果受外伤，可考虑注射 HTIG 或 F(ab')$_2$/TAT 给予临时性保护，不推荐注射疫苗。

◆ 参考文献 ◆

[1] 中国医学救援协会动物伤害救治分会专家组. 动物致伤专家共识 [J]. 中国急救复苏与灾害医学杂志，2018, 13(11): 1056-1061.

[2] 叶鹏鹏. 汪媛，耳玉亮，等. 2016 年中国 12 省份 27 个贫困农村地区留守儿童伤害发生情况 [J]. 中华流行病学杂志，2019, 40(11): 1369-1375.

[3] 雷林，尚庆刚，刘维耿，等. 2012—2016 年深圳市伤害监测系统老年人伤害监测病例特征分析 [J]. 公共卫生与预防医学，2018, 29(1): 64-67.

[4] 国家统计局第七次全国人口普查公报（第 5 号）[EB/OL]. (2021-05-11) [2022-12-12]. http://www.stats.gov.cn/ztjc/zdtjgz/zgrkpc/dqcrkpc/gg/202105/t20210519-1817698.html.

[5] NAHATA KD, BOLLENN, GILL MS, et al. On the use of phylogeographic inference to infer the dispersal history of rabies virus: A review study[J]. Viruses, 2021, 13(8): 1628.

[6] 张成，刘斯，孙玉佳，等. 世界卫生组织破伤风立场文件解读与动物致伤后破伤风的预防 [J]. 中国急救复苏与灾害医学杂志，2018, 13(11): 1051-1055.

[7] 吴珍红，翁玲. 儿童动物咬伤 2 186 例分析 [J]. 海峡预防医学杂志，2019, 25(4): 35-36.

[8] 杨明，赵雄. 儿童颌面部狗咬伤急诊美容缝合的临床效果观察[J]. 中国医疗美容，2018, 8(1): 31-34.

[9] 陈盈. 李丽萍. 国内外儿童动物致伤研究进展[J]. 伤害医学（电子版），2017, 6(1): 51-62.

[10] 非新生儿破伤风诊疗规范（2019年版）编写审定专家组. 非新生儿破伤风诊疗规范（2019年版）[J]. 中华急诊医学杂志，2019(12): 1470-1475.

[11] 王传林，刘斯，邵祝军，等. 外伤后破伤风疫苗和被动免疫制剂使用指南[J]. 中国疫苗和免疫，2020, 26(1): 111-115, 127.

[12] 王传林，王艳华，张晓萌. 中国破伤风免疫预防专家共识[J]. 中华外科杂志，2018, 56(3): 161-167.

[13] 王传林. 外伤后破伤风预防规范[J]. 创伤外科杂志，2020, 22(1): 1-4.

[14] WHO. Tetanus vaccines: WHO position paper, February 2017- Recommendations[J]. Vaccine, 2018, 36(25): 3573-3575.

[15] WHO. WHO Expert Consultation on Rabies[R]. 3 rd ed. Geneva: WHO, 2018.

（撰写者：范 昭 冯祖欣 邵 标 校对者：李 明）

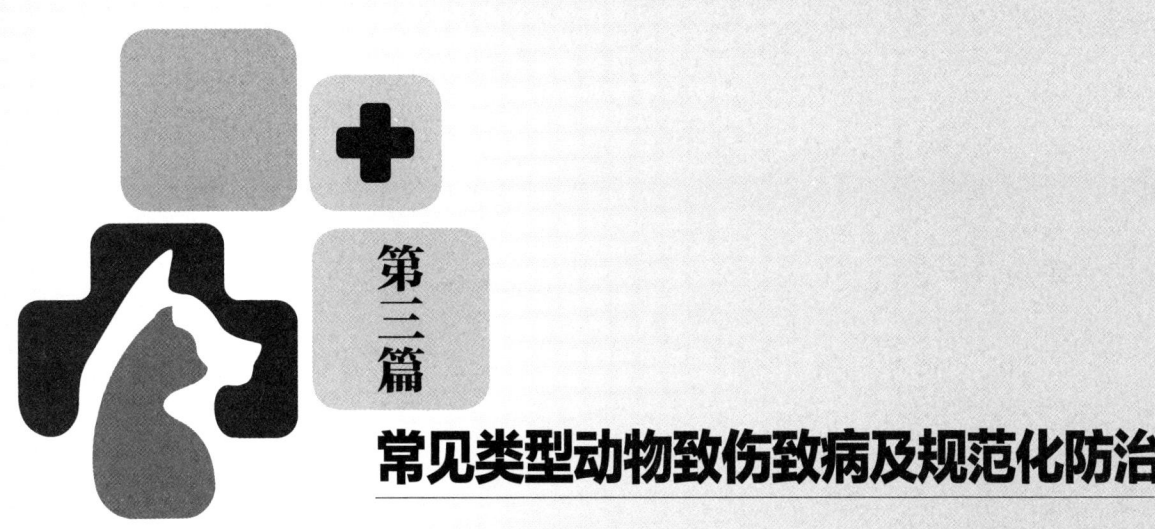

# 第三篇
## 常见类型动物致伤致病及规范化防治

# 第二十章　犬致伤及规范化防治

## 第一节　概述

犬咬伤是动物致伤中最为常见的类型。犬咬伤是指犬齿咬合、切割人体组织导致的皮肤破损、组织撕裂、出血和感染等损伤，除了一般化脓性感染外，还可引起狂犬病、破伤风、气性坏疽等特殊感染。犬咬伤是急诊外科常见的问题，正确的早期伤口处理、感染伤口预防性抗生素应用、根据需要及免疫史进行狂犬病、破伤风等疾病的预防是犬咬伤处理基本原则。

### 一、流行病学

全世界每年有近亿人次被犬咬伤。我国是世界上犬只数量最多的国家，2012 年犬只数量就达到 1.3 亿只，每年咬伤人次超过 1 200 万。犬咬伤是狂犬病病毒最主要的传播方式，狂犬病的病死率几乎是 100%。从世界范围看，每年因狂犬病死亡人数约 5.9 万人，99% 的人狂犬病病例是由犬只传播的，小部分是通过野生动物（如狐狸、狼、豺狼、蝙蝠、浣熊、臭鼬或猫鼬等）传播。虽然近年来我国人狂犬病病例逐年下降，但仍然是 WHO 认定的狂犬病高风险国家之一，犬咬伤不仅可以导致复杂、严重的伤口和并发症，还可以导致机体组织、器官损毁、身体残疾甚至死亡。近几年狂犬病死亡病例数一直居我国 37 种法定报告传染病死亡数前列，对我国人民群众的身心健康和社会安定造成了危害。

### 二、诊治流程

犬咬伤诊治流程见图 20-1。

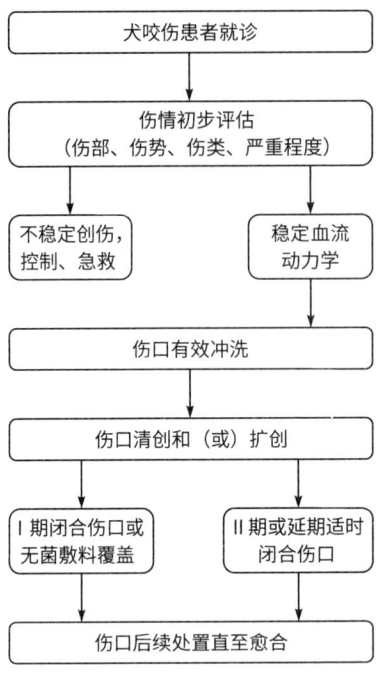

图 20-1 犬咬伤诊治流程

## 第二节 防治规范

### 一、犬咬伤评估和管理

犬咬伤软组织损伤严重、合并症多，伤情复杂，严重者可危及生命。对危及生命的患者，首先要稳定生命体征，关键在于维持气道通畅、给予呼吸支持、稳定血流动力学，控制出血。

气道管理：根据患者情况选择合适的气道管理方式，如立即清除口腔及气道分泌物或异物，采取手法开放气道、呼吸球囊或气管插管保证气道通畅，紧急情况下可采用环甲膜穿刺，必要时气管切开。

呼吸支持：如果在开放气道的前提下，患者仍呼吸窘迫，如呼吸频率小于 10 次/分钟或大于 30 次/分钟，或仍有明显的呼吸困难，应及时采用呼吸支持，并给予氧气吸入。

循环支持：对于血流动力学不稳定的患者，建议立即开通静脉通路，首选的扩容液为平衡液，并尽快使用血制品。如果扩容效果不佳，可选用血管活性药物，具体参见《创伤失血性休克诊疗中国急诊专家共识》。

出血控制：对于活动性外出血，首选推荐直接压迫止血，如果压迫止血无效，对于四肢的出血，建议使用止血带进行止血；对于体腔的出血，建议填塞止血等。

镇痛镇静：根据咬伤部位，结合疼痛分级评估，给予适当镇痛治疗，对于出现谵妄躁动，以及可疑诊断破伤风而出现肌肉强直性收缩等情况，可行镇静控制。

## 二、临床表现

犬咬伤可导致从小伤口到较大且复杂的伤口，如划伤、穿刺伤、撕裂伤等的多种损伤。大型犬的咬合可产生强大力量并伴有撕扯，可导致严重损伤。致死性的损伤通常发生在幼儿的头部和颈部，或见于幼儿重要器官的直接贯穿伤（图20-2）。当大龄儿童或成人被犬咬伤时，四肢（尤其是优势手）是最易受伤的部位（图20-3）。

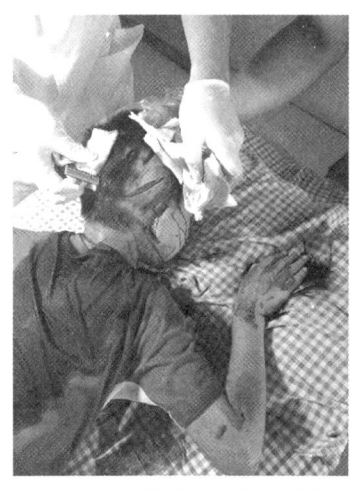
图20-2　幼儿头颈部犬咬伤

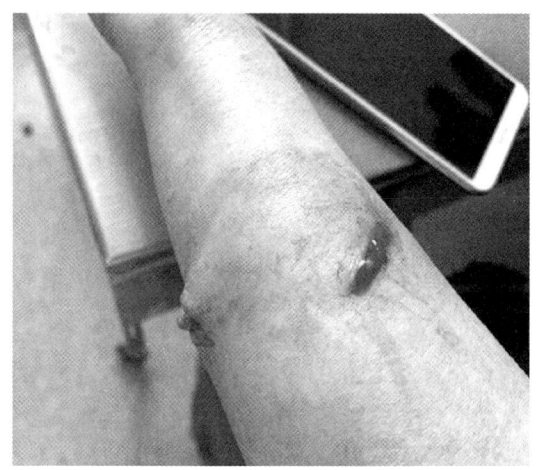
图20-3　成人犬咬伤

咬伤伤口感染的临床表现包括发热、红肿、压痛、脓性分泌物和淋巴管炎，并发症包括皮下脓肿、手部间隙感染、骨髓炎、脓毒性关节炎和菌血症。感染的全身体征包括发热和淋巴结肿大等。局部蜂窝织炎可亚急性发作，损伤后24~72 h开始出现；不到20%的患者会发生全身性感染，但可能累及骨、关节、血液和脑膜。咬伤后治疗延迟是导致犬咬伤后感染发生率高的重要因素之一。受伤后超过24 h才就诊的患者很可能已经出现感染，并且就诊的原因往往是因为感染性症状或体征。

### 三、实验室检查

对于有感染的咬伤伤口和全身性感染体征的患者，需要在抗生素治疗前进行需氧和厌氧血培养。发生了蜂窝织炎、关节感染、骨髓炎或脓毒症的患者，全血白细胞计数、C反应蛋白和红细胞沉降率可能增高，但这些指标正常不能排除上述感染。

伤口分泌物培养，临床未发生感染的咬伤伤口不需要进行伤口培养，因为伤口培养结果并不与感染发生的可能性相关，且与随后发生感染患者的病原体无关。

影像学检查。超声检查有助于识别感染伤口的脓肿形成以及定位感染伤口内的异物。关节附近的深部咬伤有必要行X线平片和（或）CT扫描检查，以评估骨或关节破坏以及异物（如嵌入的牙齿）证据。对于明显感染的伤口，需要影像学检查判断骨和软组织损伤及骨髓炎相关的改变。头部的犬咬伤偶尔会穿透颅骨，也可导致凹陷性颅骨骨折、局部感染和（或）脑脓肿。因此，对于深及头皮的犬咬伤（包括刺伤）患者，需要进行头部CT和（或）MRI检查，尤其是对于2岁以内的婴儿。CT扫描显示颅骨骨折、刺穿颅骨外板、颅内积气则表明穿透伤的存在。

犬咬伤伤口可见于全身各个部位，成人以四肢、尤其上肢、手部最常见，咬伤位于四肢占54%~85%（其中手部为18%~68%），其次为头颈部占15%~27%。儿童以头、面、颈部最常见，4岁以下者约2/3位于头面颈部，年龄越小，头面颈部和会阴部咬伤的比例越高。犬的咬合力根据犬只大小和品种而不同，为310~31 790 kPa（相当于3.162~324.258 kg/cm$^2$），由于犬强大的咬合力和撕扯力，所致的严重咬伤软组织损伤严重，伤情复杂。即便表面看起来并不引人注目的穿刺伤，也可能并发重要的神经、血管、肌腱、韧带甚至是骨骼损伤。因此，所有的犬咬伤创口均需进行仔细的探查，避免遗漏严重的合并损伤。

### 四、预防破伤风

犬咬伤伤口属污染伤口，感染破伤风概率较高，应根据《非新生儿破伤风诊疗规范（2019年版）》中附件1《外伤后破伤风疫苗和被动免疫制剂使用指南》进行破伤风预防。

### 五、预防狂犬病

犬咬伤是狂犬病发生的主要途径，可能感染发病，应根据现行的狂犬病暴露预防处置的规范、指南进行狂犬病预防。

## 六、创口处理

对于有活动性出血的伤口应给予直接压迫止血,并应在伤口远端区域进行神经血管评估;深至重要结构的伤口应作为严重穿透伤处理。伤口的处理不仅有利于重要解剖结构及功能恢复,同时是预防伤口感染,预防破伤风、狂犬病的重要措施,临床必须对伤口处置足够重视,避免不必要的并发症出现。

伤口冲洗和清洗。用肥皂水(或其他弱碱性清洗剂)和流动清水交替清洗所有咬伤处约 15 min,然后用无菌纱布或脱脂棉将伤口处残留液吸尽,若清洗时疼痛剧烈,可给予局部麻醉,如条件允许,可以使用专业的清洗设备对伤口内部进行冲洗,以确保达到有效冲洗,最后用生理盐水冲洗伤口,避免在伤口处残留肥皂水或其他清洗剂。有证据表明,即使在没有狂犬病免疫球蛋白的情况下,通过有效的伤口清洗和立即接种狂犬病疫苗并完成暴露后预防程序,99% 以上的患者可以存活,伤口冲洗见图 20-4。

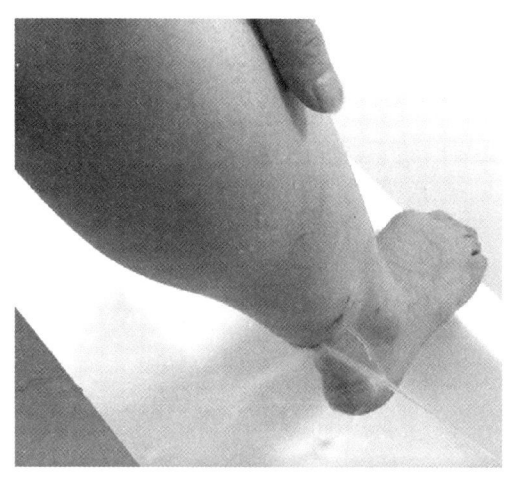

图 20-4 伤口冲洗

消毒处理。彻底冲洗后用稀碘伏或其他具有灭活病毒能力的医用制剂涂擦或清洗伤口内部,可以灭活伤口局部残存的狂犬病病毒。

清创及扩创。犬咬伤伤口尤其撕裂伤清创去除坏死组织,必要时进行扩创术,穿刺伤伤口可以进行必要扩创确保清创效果。

伤口闭合的方法因咬伤类型不同而在一定程度上有差异,划伤及简单穿刺伤不需要一期闭合。单纯撕裂伤伤口,临床医生可采取一期伤口闭合。如果美观需要时,如面部撕裂伤,临床医生也可以对这类伤口选择一期修复。给予恰当的伤口处理对于接受伤口闭合患者的预后和降低感染风险极为重要。缝合咬伤伤口时,需要进行充分的冲洗、清创,避免深部缝合(如果可能),预防性抗生素治疗以及密切随访。

延迟闭合。6 h 以上的伤口;易感染的患者(如免疫受损、无脾或脾功能障碍、静脉淤滞、成人糖尿病)。这类发生感染风险较高的伤口不建议进行一期闭合。早期治疗中进行伤口清洁和失活组织清创,将咬伤伤口开放引流,定时更换敷料,至受伤 72 h 以后可视伤口情况行延迟闭合。

## 七、心理干预

部分犬咬伤患者会出现恐惧、害怕犬类；家属则会出现自责、担心伤口愈合不良等心理问题，甚至出现创伤后应激障碍综合征（post-traumatic stress disorder，PTSD），对于 PTSD 的患儿如果没有给予积极恰当的干预，可能会导致大脑发育障碍、生物行为或社会行为异常。据报道，50% 犬咬伤患者会出现至少 1 个月的 PTSD 症状。

狂犬病恐怖症，又称为癔症性假性狂犬病，是一种对狂犬病过分恐惧的心理疾病，通常伴有强迫症、恐惧症。轻者害怕接触动物，怕被伤到，甚至看到动物就联想到狂犬病、联想到自身是否已被传染；重者即使接种疫苗，也不能消除自身的不安和恐惧。狂犬病恐怖症给伤者身心健康带来严重危害，根本原因是对狂犬病的认识不足，应在必要时给予心理干预治疗。

# 第三节　犬咬伤后的疾病预防

预防性应用抗生素可减少一些犬咬伤的感染发生率，尤其是高危伤口，如深部刺伤；挤压伤相关的中度到重度伤口；在有静脉和（或）淋巴受损区域的伤口；手部、生殖器、面部、靠近骨或关节（尤其是手和人工关节）等部位需要闭合的伤口；发生在缺乏抵抗力的宿主的咬伤（如免疫功能受损、脾切除或脾功能障碍及成人糖尿病患者）。

临床医生应密切观察伤口情况，早期识别感染征象，并注意可能的病原体。如果咬伤伤口疑似被感染（图 20-5），应采取以下措施：在应用抗生素前，取伤口分泌物和血液进行需氧及厌氧菌培养；如果已经形成脓肿或怀疑存在骨、关节或其他重要深部结构的感染，可能需要进行手术探查和清创术，引流物应送需氧及厌氧菌培养；对接受了口服抗生素治疗疗效不佳，有全身感染症状或感染有进展的患者应根据药物敏感试验结果更换敏感抗生素或更改为静脉给药。

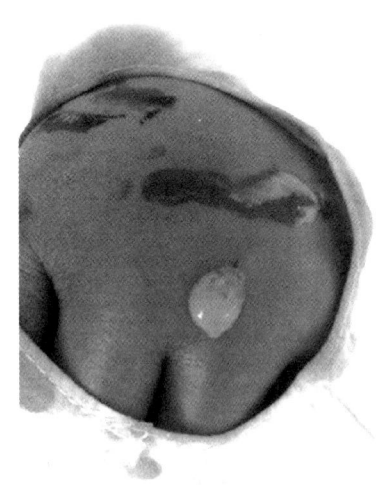

图 20-5　疑似感染伤口

◆ 参考文献 ◆

[1] 刘明华，赵晓东，于学忠. 创伤失血性休克诊治中国急诊专家共识[J]. 临床急诊杂志，2017, 18(12): 881-889.

[2] 王传林，刘斯，陈庆军. 非新生儿破伤风诊疗规范（2019年版）[J]. 临床医学研究与实践，2019, 4(33): 201.

[3] 王传林，刘斯，邵祝军. 外伤后破伤风疫苗和被动免疫制剂使用指南[J]. 中国疫苗和免疫，2020, 26(1)：111-115, 127.

（撰写者：陈庆军　校对者：刘　斯）

# 第二十一章　猫致伤及规范化防治

## 第一节　概述

人类驯养猫的纪录可追溯至 10 000 年前，原目的主要为捕鼠及其他啮齿动物以保护农作物，现在猫成为世界上最为广泛的宠物之一，饲养率仅次于犬。长期饲养的猫平均寿命为 12 年，历史上最长寿的猫可达 38 岁。猫可罹患寄生虫、传染病或非传染病，可能对密切接触者造成生命健康风险。人在有猫活动的地方可能因接触而被猫抓伤或咬伤，进而导致一系列疾病。猫抓咬伤事件呈全球分布，但在救治方面目前世界各国缺乏相应规范。通过借鉴国内外猫抓咬伤救治经验，结合我国国情和临床诊疗实践，制订猫抓咬伤疾病诊治规范，将进一步规范我国猫抓咬伤疾病救治工作，对保障人民群众生命健康有现实意义。猫抓咬伤患者应及时就诊于就近医院或动物致伤门诊，遵循科学有效的临床处置方式。本章将从发病机制、流行病学、临床表现、诊断与评估、治疗、并发症、心理干预与康复、预防等出发，对猫抓咬伤的诊疗进行讲解。

猫抓咬伤规范化诊治流程见图 21-1。

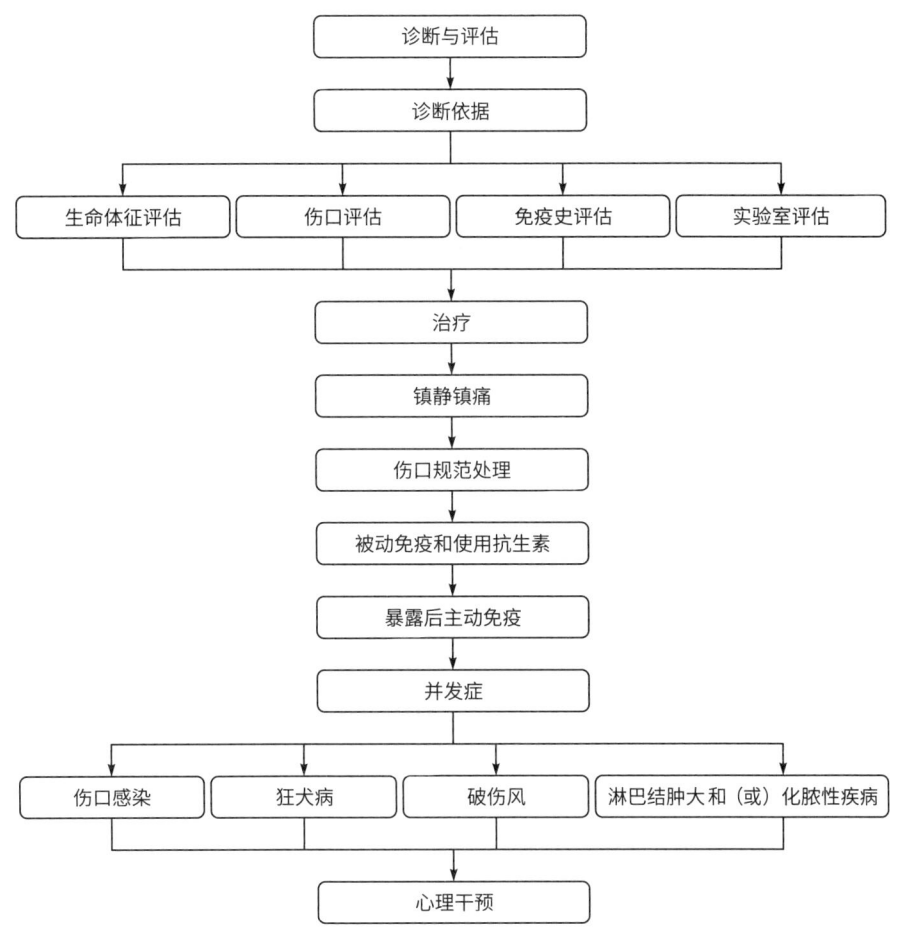

图 21-1 猫抓咬伤规范化诊治流程

## 第二节 防治规范

### 一、发病机制

(一)损伤机制

猫抓咬伤的伤口主要由机械性损伤导致。

## （二）感染机制

猫抓咬伤的并发症（如狂犬病与破伤风）主要由相关病原生物通过破损皮肤或黏膜侵入人体形成；猫通常咬伤四肢，猫咬伤往往比狗咬伤更深，因此更易引起深部感染，例如脓肿、化脓性关节炎、骨髓炎、腱鞘炎、菌血症或坏死性软组织感染。猫咬伤相关感染的病原体包括猫口腔和爪子上的菌群，主要有多杀性巴氏杆菌、各种需氧菌和厌氧菌，以及引起猫抓病（cat scratch disease，CSD）的汉赛巴通体，后者是一种革兰阴性菌。

## 二、流行病学

《2018年中国宠物行业白皮书》显示，全国共有9 150万只猫狗，其中猫4 065万只（狗5 085万只），我国城镇养猫者达2 258万人（养狗者3 390万人），世界范围内猫的数量和养猫者数量更多。与猫密切接触者均有一定概率被猫抓伤或咬伤，粗略估计我国每年猫抓咬伤者数量可达40万~100万人次。

## 三、临床表现

### （一）红肿热痛

猫抓咬伤后常合并出血、疼痛、肿胀、畸形和（或）功能障碍。

### （二）猫抓热

发热，为被抓破皮肤（多见于手臂、面部）形成的脓疮、溃疡等急性炎症反应。

### （三）猫癣

猫癣多为圆形、环形皮疹，边缘有红色小疙瘩或小水泡，可有凸起，痒感。

### （四）狂犬病

极度兴奋，恐风恐水，流涎，呼吸困难，进行性瘫痪，心肺衰竭。

### （五）破伤风

牙关紧闭，全身阵发性或强直性痉挛。

### （六）猫抓病

猫抓病是一种常常以自限性局部淋巴结肿大为典型特征的感染性疾病，临床表现多变。从侵染部位的皮肤病变开始，在病原体侵入皮肤后 3~10 d 发生，通常从水泡发展到红斑，再发展到丘疹、脓疱、溃疡等急性炎症反应，常伴有发热。

局部淋巴结肿大是猫抓病的标志性表现。淋巴结肿大见于侵染部位的近端，有压痛和淋巴部位皮肤红斑。

眼部损害伴耳前淋巴结肿大常提示猫抓病，猫抓病的眼部损害包括 Parinaud 眼腺综合征、视神经网膜炎、视神经乳头炎、视神经炎等，其中 Parinaud 眼腺综合征特征为耳前、下颌下或颈部淋巴结的压痛性局部淋巴结肿大，伴结膜、眼睑或邻近皮肤表面感染。

猫抓病的局部病变一般为自限性，但全身播散性时可出现危及生命的并发症。

### （七）淋巴管炎

淋巴管炎多见于四肢，伤口近侧可出现一条或多条红线，局部硬肿并有压痛，伴有发热、恶寒、乏力等全身临床表现。

## 四、诊断与评估

### （一）诊断依据

患者有明确猫抓咬伤病史，结合症状、体征和相关辅助检查作为确诊依据。

### （二）生命体征评估

针对严重的猫抓咬伤患者，应首先评估和稳定生命体征，主要应依据 ABC 原则：A( airway )，维持气道通畅；B( breathe )，维持呼吸正常；C( circulation )，维持循环稳定。

### （三）伤口评估

伤口评估包括伤口的部位（面部、四肢、会阴等）、类型（划伤、穿刺伤、撕裂伤等）、伤者年龄（老年、儿童等）和伤口感染等相关特征。

### （四）免疫史评估

评估致伤猫的来源、免疫史（是否规律接种猫三联和狂犬病疫苗）和伤者的免疫史（是否规律接种狂犬病疫苗、破伤风疫苗等）。

（五）实验室评估

提取猫抓咬伤患者的血液、淋巴结脓液、伤口组织等进行病原体分离培养、免疫学检查或分子生物学检测，判断有无汉赛巴通体。猫抓病早期可有白细胞计数减少（$< 4.0 \times 10^9$~$10 \times 10^9$/L），淋巴结化脓后可有白细胞计数轻度升高（$> 4.0 \times 10^9$~$10 \times 10^9$/L），中性粒细胞升高（$> 1.80 \times 10^9$~$6.30 \times 10^9$/L），血沉加快等表现。

## 五、治疗

（一）外科治疗

1. 镇静镇痛

对猫抓咬伤部位，应视情况给予适当镇痛治疗；对躁动患者，应给予镇静治疗。

2. 伤口规范处理

针对活动性出血，应首先采用压迫止血的方式进行止血，伤口处理的一般流程如下。

（1）伤口分级。除免疫力低下、服用糖皮质激素等免疫抑制剂的患者外，一般只有 6 h 以内的头面部伤口建议进行一期缝合。

（2）伤口冲洗。推荐用一定压力的肥皂水和流动清水交替冲洗伤口约 15 min。冲洗时水流宜与伤口成一定角度，避免垂直于创面，以减少冲洗导致的组织损伤。对于小而深的伤口，应扩创后进行冲洗。对于污染严重的伤口，应使用含碘制剂或其他皮肤黏膜消毒剂冲洗伤口内部。最后，采用生理盐水冲去残留肥皂水或其他消毒剂。有条件的医疗机构，尽量使用专业的冲洗设备冲洗。

（3）伤口清创。猫抓咬伤患者需视情况清除坏死组织，必要时行扩创术。

（4）伤口闭合。应根据猫抓咬伤的致伤时间、致伤部位、伤口污染程度、伤者健康状况和医务人员的临床经验等决定闭合。

（二）免疫治疗

1. 暴露后使用被动免疫制剂和抗生素

严重猫抓咬伤患者如高热、伴发脑炎及免疫缺陷者建议使用联合抗生素进行治疗和预防。

2. 暴露后使用主动免疫制剂

应结合当地狂犬病、破伤风流行病史、致伤猫免疫史、暴露患者免疫史、伤口严重程度、致伤猫是否为激惹产生等，对患者进行狂犬病和破伤风疫苗接种以预防相关疾病。

## 六、并发症

### （一）伤口感染

猫抓咬伤后可能引发伤口感染，临床表现为红、肿、热、痛、脓性分泌物和淋巴管炎，并可进一步引发皮下脓肿、局部蜂窝织炎和菌血症等疾病。

### （二）狂犬病

由狂犬病病毒经宿主动物传播感染引起的一种人畜共患的中枢神经系统急性传染病，临床表现多表现为特异性恐风、恐水、咽肌痉挛、进行性瘫痪等。

### （三）破伤风

由破伤风梭状芽孢杆菌通过皮肤或黏膜破口侵入人体，在厌氧环境中繁殖并产生外毒素，侵袭神经系统的运动神经元而引起的以全身骨骼肌强直性收缩和阵发性痉挛为特征的急性、特异性、中毒性疾病。

### （四）淋巴结肿大或（和）化脓性疾病

如 EB 病毒感染、分枝杆菌属感染、葡萄球菌属感染、性病、恙虫病、布鲁菌病、良恶性淋巴瘤、川崎病等，有眼部损害伴耳前淋巴结肿大常提示猫抓病。

## 七、心理干预与康复

部分猫抓咬伤患者会出现恐惧心理，患者家属也会出现自责、担心患者康复不良等心理问题，即创伤后应激障碍综合征（post-traumatic stress disorder，PTSD），该病会引起幼儿大脑发育障碍、生物行为或社会行为异常。与之相似的是狂犬病恐怖症，又称癔症性假性狂犬病，猫作为狂犬病病毒的可能宿主动物，具有引发该病的可能。部分猫抓咬伤患者会害怕接触动物，甚至看到动物就会联想到狂犬病，怀疑自身是否已被传染，并频繁接种狂犬病疫苗，给伤者身心健康带来严重的危害。因此，针对猫抓咬伤患者有必要时应就诊专门医疗机构进行心理干预。

### （一）精神药物治疗

如氟西汀、帕罗西汀、舍曲林、托吡酯、文拉法辛等对改善 PTSD 症状群有效。

## （二）心理治疗

心理治疗主要包括暴露疗法［如延长暴露疗法（prolonged exposure，PE）、认知加工疗法、动眼脱敏疗法等］和非暴露疗法（如现在关注治疗、人际关系治疗和正念疗法等）。

## 八、预防

### （一）定期给猫剪指甲

定期给猫剪指甲可以降低人被猫抓伤的可能性，可以为猫佩戴预防抓伤用的指甲套防止抓伤。

### （二）掌握猫的脾气、习性

猫与人一样有喜怒哀乐，在猫不开心的时候逗玩，人被抓咬伤的概率自然就高。

尽量避免触碰猫身体上的禁区，如鼻子、耳朵、肚子、胡须、肉垫、尾巴等。如果强行抚摸，可能导致猫受激惹而伤人。

此外，猫大多不喜欢洗澡，在给猫洗澡的时候要注意防护。

如果猫正处于换牙期，要避免把手指放在猫嘴里让猫咬。因为在换牙期，猫不太会控制咬合的力度，人往往会被其误伤。

刚生产完的母猫一般不喜欢其他人靠近幼猫，如果不听母猫的警告贸然接近，被抓咬伤的概率很高，猫的主人也应当注意避免。

### （三）笼养

如果猫的脾气实在暴躁无法驯服，最好的办法是买一个大一点的笼子，定时放养。

### （四）衣物防护

在与猫互动玩耍的时候，尽量穿长衣长裤，避免皮肤直接与猫接触。逗猫的时候也可以选择逗猫棒和玩具等，避免用手直接互动。

◆ 参考文献 ◆

[1] 王传林，李明，陈庆军，等．常见动物致伤诊疗规范（2021年版）[S]．国家卫生健康委员会，2021．

[2] 王传林，刘斯，邵祝军，等．外伤后破伤风疫苗和被动免疫制剂使用指南[J]．中国疫苗和免疫，2020, 26(1): 111-115, 127.

[3] 王传林．外伤后破伤风预防规范（T/CADERM 3001-2019）[J]．创伤外科杂志，2020, 22(1): 1-4.

[4] 史映红，刘昌弟，黄川，等．绵阳市猫爪伤致狂犬病死亡调查[J]．寄生虫病与感染性疾病，2009, 7(2): 65.

[5] 刘惠芳，张风朝，佟志明，等．猫抓伤患狂犬病死亡8例报告[J]．河北医学院学报，1989(1): 52.

[6] 易旭夫，邓振华，陈晓刚，等．动物致人体损伤19例法医临床学分析[J]．法律与医学杂志，2020, 12(1): 60-61.

[7] ALLIZOND V, COSTA C, SIDOTI F, et al. Serological and molecular detection of Bartonella henselae in specimens from patients with suspected cat scratch disease in Italy: A comparative study[J]. PloS one, 2019, 14(2): e0211945.

[8] 吴诊红，翁玲．1 800例动物咬伤创口感染特点[J]．海峡预防医学杂志，2017, 23(3): 90-92.

[9] 龙昌国，杨仕飞，赵军，等．1 572例犬猫伤人流行病学调查研究[J]．疾病监测与控制，2017, 11(1): 125-126.

[10] 陈瑞丰，王立秋，黄立耸，等．犬与猫咬伤创口特点及感染的研究[J]．转化医学杂志，2013, 2(4): 219-221.

（撰写者：李　明　郭　维　陈　博　李延森　支海宁　郭志涛　校对者：赵连泽）

# 第二十二章 毒蛇咬伤及规范化防治

## 第一节 概述

全世界有蛇类3 340多种,其中650种是毒蛇,但只有250余种毒蛇具有重要的医学价值。分布在我国的蛇类有210多种,隶9科62属,其中毒蛇(venomous snake)60余种,危害性较大的10余种。毒蛇头部的毒腺(venom gland)通过排毒导管和毒牙(fang)相连。毒牙作为毒蛇标志性器官,按其形态分为沟牙和管牙。毒蛇咬人时,咬肌收缩,毒腺被压迫,蛇毒液经排毒导管从毒腺流至有管道的毒牙(管牙)或有沟的毒牙(沟牙)注入人体组织,引起局部组织及全身多系统器官损害。管牙类毒蛇的代表为蝰蛇科;眼镜蛇科属前沟牙类的毒蛇;后沟牙毒蛇包括水蛇、大头蛇和非洲树蛇等游蛇科;游蛇科有种属为无沟牙类。值得一提的是毒蛇咬人时,并非都排毒,很多情况下是"干咬"不排毒,根据周围环境、攻击物性质、自身体能等情况毒蛇还可控制毒液的排出及排毒量。

## 第二节 防治规范

### 一、发病机制

蛇毒是自然界成分最复杂、最精炼的天然高效价毒素之一,毒液多呈淡黄色或乳白色半透明黏稠的液体,含有酶、多肽、糖蛋白和金属离子等,其中毒性蛋白质有数十种,毒液分别对机体神经系统、血液系统、肌肉组织、循环系统、泌尿系统、内分泌系统、消化系统等产生广泛影响。蛇毒被吸收后,分布于全身各器官,其中肾最多,脑最少。蛇毒主要在肝中分解,并由肾排泄,72 h后蛇毒在体内含量已极微。

虽然蛇毒素是一种很复杂的蛋白质，但是为了便于理解及临床对蛇伤患者的及时诊断与治疗，依据蛇毒的主要毒性成分及其使人致死、致残的生物效应和蛇伤临床特点进行分析，可把蛇毒素简单分为三大类，即神经毒素、血液毒素和细胞毒素。

（一）神经毒素作用机制

神经毒素主要是 β 神经毒素（β-neurotoxin，β-NT）和 α 神经毒素（α-neurotoxin，α-NT），分别作用神经突触和终板，β-NT 抑制乙酰胆碱释放，α-NT 与胆碱受体相竞争，均可阻滞神经的正常传导，引起神经肌肉弛缓性麻痹症状，早期临床表现比较突出为眼睑下垂、吞咽困难，接着出现呼吸肌麻痹引起呼吸衰竭，甚至呼吸停止，蛇毒神经毒素的作用机制见图 22-1。最典型的神经毒素是银环蛇毒素。

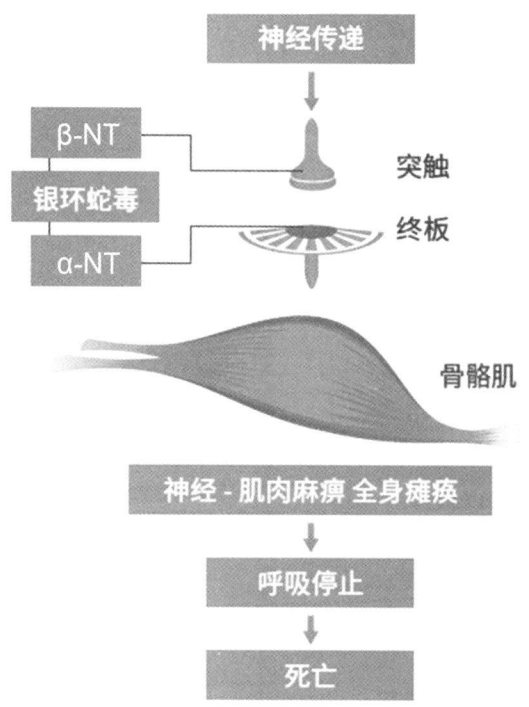

图 22-1　蛇毒神经毒素的作用机制

（二）血液毒素作用机制

血液毒素的种类多种多样，分别作用于血液系统的不同部分。蛇毒蛋白酶直接或间接作用于血管壁，破坏管壁有关结构，诱导缓激肽、组胺、5- 羟色胺的释放，损伤毛细血管内皮细胞，抑制血小板聚集，可引起出血。蛇毒溶血因子直接作用于血细胞膜，使其渗透性、脆性增加。磷脂酶 A 能将血液中的卵磷脂水解而成为溶血卵磷脂，产生溶血作用。蛇毒促凝因子（例如蝰亚科蛇毒的第 X、V 因子激活剂）可使血液凝成血块和发生微循环血栓，引起弥散性血管内凝血（disseminated intravascular coagulation, DIC）。而蝮亚科蛇毒中的类凝血酶（thrombin-like enzyme）具有类似凝血酶的活性，既能促进纤维蛋白单体的生成，又能激活纤溶系统，故具有双重作用（低剂量促凝，高剂量抗凝）；在蛇毒纤维蛋白溶解酶的共同作用下导致去纤维蛋白血症，也叫类 DIC。DIC 或类 DIC 的相同临床表现都是出血，轻者发生皮下出血、鼻出血、牙龈出血，严重可导致血液失凝状态、伤口流血不止、血尿、消化道出血，甚至脑出血。DIC 患者常伴有休克、微循环障碍、循环衰竭和急性肾衰竭等。蛇毒致 DIC 及类 DIC 的机制见图 22-2。

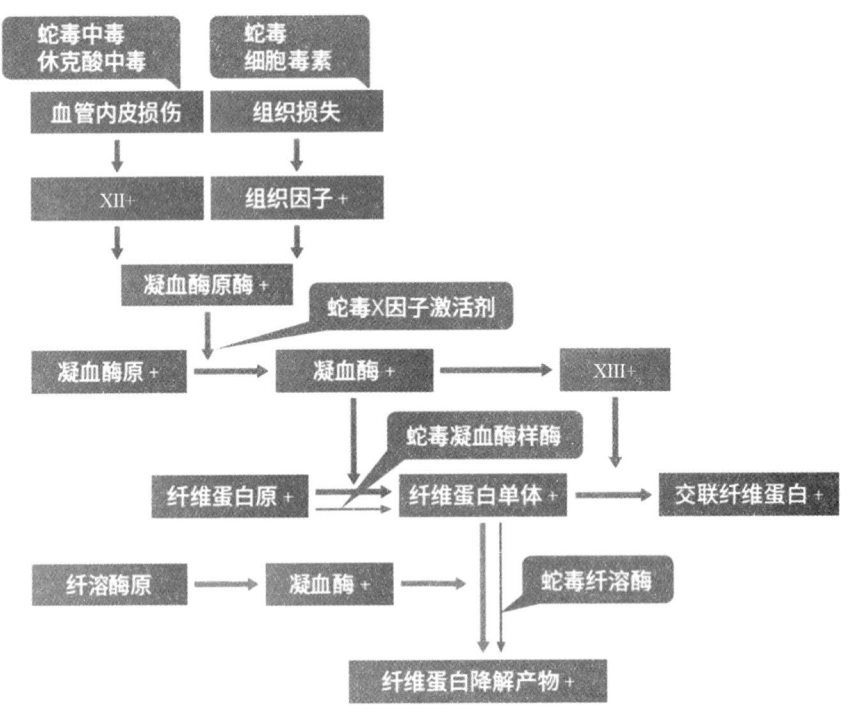

图 22-2　蛇毒致 DIC 及类 DIC 的机制

（三）细胞毒素作用机制

蛇毒透明质酸酶可致伤口局部组织透明质酸解聚、细胞间质溶解及组织通透性增加，除出现局部肿胀、疼痛等症状外，还可使蛇毒毒素更易通过淋巴管和毛细血管吸收进入血液循环，出现全身中毒症状。蛇毒蛋白水解酶可损伤血管和组织，同时释放组胺、5-羟色胺、肾上腺素等多种血管活性物质。心脏毒素（或称膜毒素、肌肉毒素、眼镜蛇胺等）会导致细胞破坏、组织坏死，轻者可导致局部皮肤肿胀坏死，重者出现局部大片坏死，深达肌肉骨膜，患肢残废，还直接造成心肌损伤，甚至心肌细胞变性坏死。

（四）其他

蛇毒作为异种异体蛋白进入人体后可引起过敏反应。毒牙及伤口可携带病毒、细菌等病原微生物进入机体造成感染，加重局部肿胀和全身症状。在多种蛇毒素的作用下，炎症介质由免疫细胞释放引起全身炎症反应综合征（systemic inflammatory response syndrome，SIRS），甚至发生多器官功能障碍（multiple organ dysfunction syndrome，MODS）。

## 二、临床表现

临床表现主要包括伤口局部和全身中毒症状，中毒严重程度与毒蛇种类、排毒量、毒力、毒液吸收量、被咬伤部位、中毒途径及就诊时间等密切相关，不同的时段可出现不同的病程及症状。中毒的严重程度也因人而异，儿童及年老体弱者中毒更严重。

（一）局部表现

毒蛇咬伤局部可见两处较大呈"．．"形的毒牙咬痕（较一般无毒牙痕大），毒蛇伤口见图22-3；也可呈"："形，除毒牙痕外，还可呈现出副毒牙痕迹，后者说明蛇咬较深。毒蛇体形越大，牙距越宽。而有两列整齐深浅一致的牙痕多属无毒蛇咬伤，无毒蛇伤口见图22-4。神经毒素局部症状可不明显，无红、肿、痛或起初有轻微痛和肿胀，不久发生麻木，牙痕小且不渗液。血液毒素致局部肿胀疼痛，轻者血自牙痕或伤口处流出难以凝固，严重者可引起伤口流血不止。细胞毒素作用的局部表现有剧痛、红肿、起水泡、坏死及溃烂。

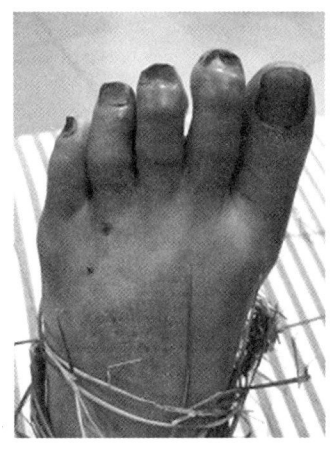

图22-3　毒蛇伤口

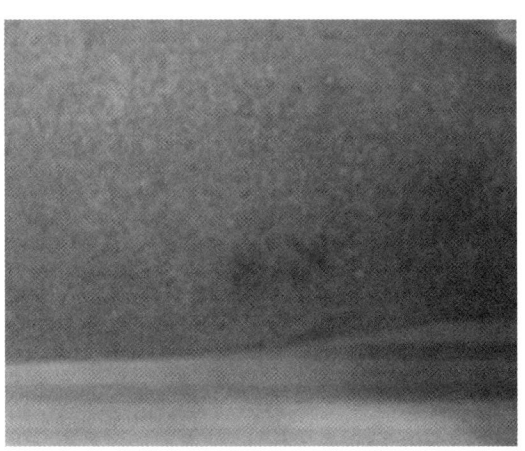

图22-4　无毒蛇伤口

（二）全身表现

1. 神经毒素的表现

四肢无力、吞咽困难、言语不清、复视、眼睑下垂（图22-5）、呼吸浅慢、窒息感、瞳孔对光反应和调节消失、昏迷、呼吸麻痹、自主呼吸停止、心搏骤停，例如银环蛇、金环蛇咬伤。

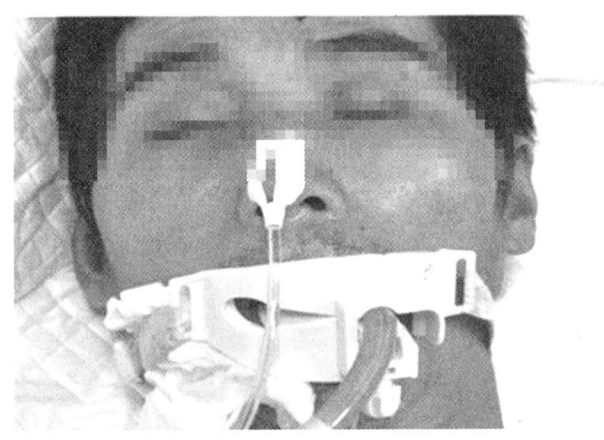

图 22-5　蛇毒神经毒素中毒致眼睑下垂

2. 血液毒素的表现

皮下出血紫癜、鼻出血、牙龈出血，甚至大片皮下出血瘀斑（图22-6）。泌尿系统出血有肉眼血尿，消化道出血时出现柏油样大便，严重者可有脑出血症状。合并DIC时除全身出血外，皮肤潮冷、口渴、脉速、血压下降、休克、黄疸、酱油样尿发生于血管内溶血时，严重者会出现急性肾衰竭。凝血功能检查是血液毒中毒的可靠指标，DIC样综合征可表现为凝血时间延长，APTT、PT、TT延长，Fib减少，"3P"试验和FDP阳性，$\alpha_2$-PI活性降低，但AT-Ⅲ活性和血小板下降不明显，血小板下降明显和D-二聚体阳性时为DIC。DIC样综合征可出现于竹叶青、烙铁头、五步蛇以及红脖游蛇咬伤后。蝰蛇、蝮蛇咬伤常合并DIC，甚至MODS。

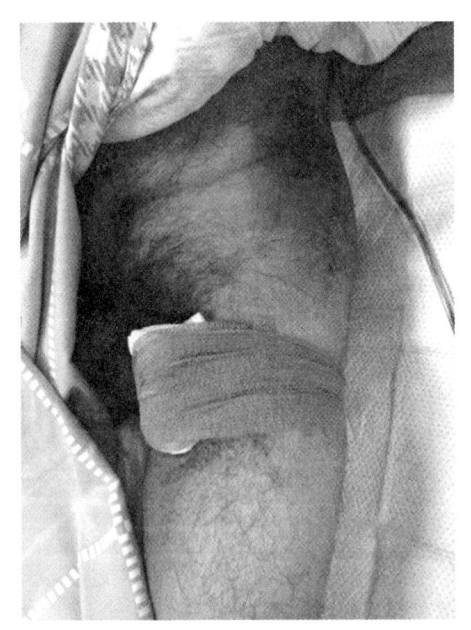

图 22-6　蛇毒血液毒素中毒致皮下广泛出血

3. 细胞毒素的表现

患肢的肿胀可不断延至躯干，坏死溃烂可导致患肢残疾（图22-7）；全身疼痛并出现SIRS，心肌损伤时出现心功能不全，如眼镜蛇咬伤。

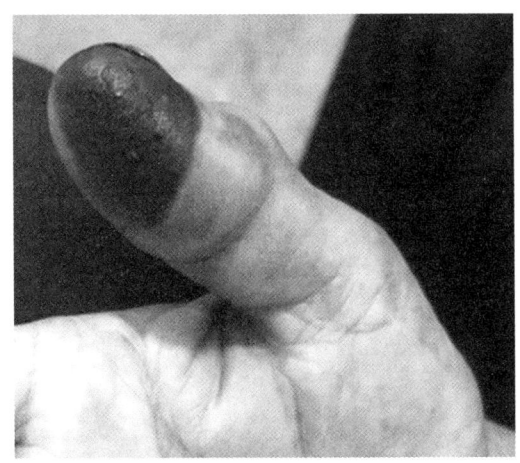

图22-7 蛇毒细胞毒中毒致局部坏死

4. 混合毒素的表现

眼镜王蛇咬伤以神经毒素表现为主，但也有细胞毒素表现；五步蛇咬伤主要表现为血液毒素和细胞毒素；蝮蛇、海蛇咬伤主要表现为神经毒素和血液毒素。

（三）实验室检查

1. 血常规

出现SIRS或合并感染时，白细胞增高，中性粒细胞增高，核左移；出血过多或溶血时，血红蛋白下降、红细胞减少；发生DIC时，血小板减少。

2. 尿常规

发生急性血管内溶血时有血红蛋白尿，肌肉损害时出现肌红蛋白尿；肾功能不全时尿量减少，可见蛋白和管形，相对密度下降。

3. 凝血纤溶系统检查

凝血时间、APTT、PT、TT、Fib、FDP、D-二聚体、"3P"、AT-Ⅲ和α2-PI活性等检查有助于血液毒素中毒的诊断。

4. 血生化检查

胆红素、黄疸指数、AST、ALT、A/G、Cr、BUN、LDH、CPK等检查有助于发现肝、肾等器官功能不全。

5. 血气分析

血气分析有助于呼吸功能及内环境的评价。

6. 心电图

心电图有助于了解心肌损害情况，可有窦性心动过速、心律不齐、传导阻滞及 ST-T 改变。

7. 肌电图

肌电进行性衰减在四肢肌肉和胸大肌等出现可有助于神经肌肉麻痹诊断。

## 三、常见毒蛇与咬伤识别

（一）眼镜蛇科毒蛇及咬伤

（1）银环蛇（*bungarus multicinctus*）见图 22-8，银环蛇咬伤（两颗表浅牙印）见图 22-9。

（2）金环蛇（*bungarus fasciatus*）见图 22-10，金环蛇咬伤见图 22-11。

（3）眼镜蛇（*naja naja atra*）见图 22-12，眼镜蛇咬伤见图 22-13。

（4）眼镜王蛇（*ophiophagus hannah*）见图 22-14，眼镜王蛇咬伤（呼吸衰竭）见图 22-15。

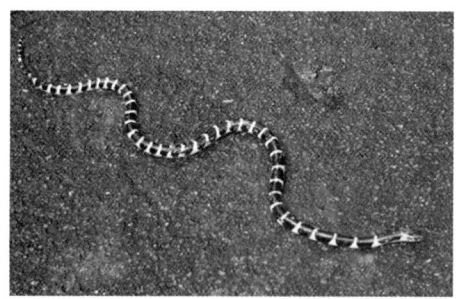

图 22-8　银环蛇

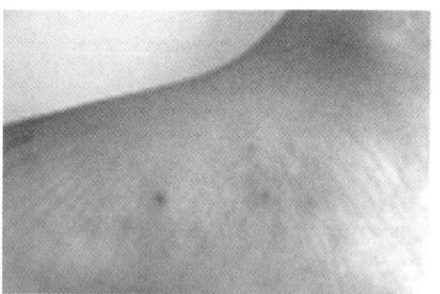

图 22-9　银环蛇咬伤（两颗表浅牙印）

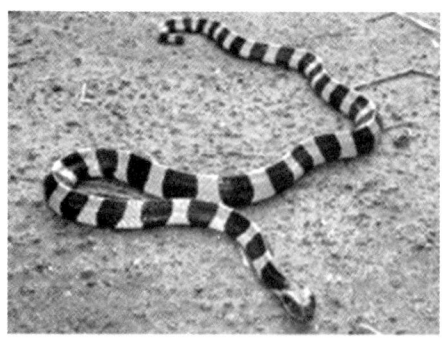

图 22-10　金环蛇

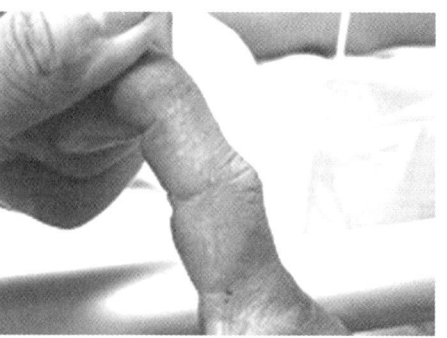

图 22-11　金环蛇咬伤

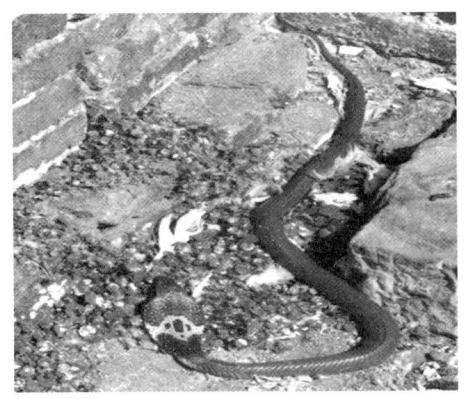
图 22-12　眼镜蛇

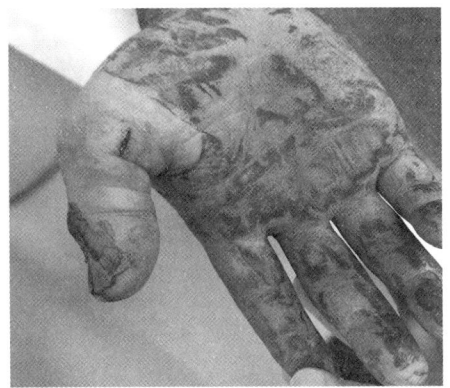
图 22-13　眼镜蛇咬伤

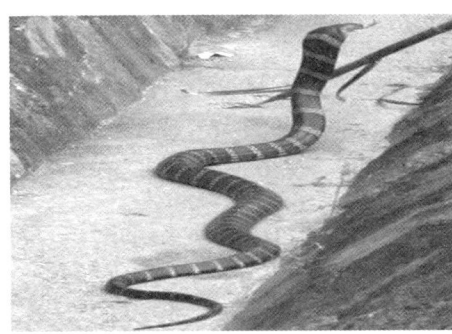
图 22-14　眼镜王蛇

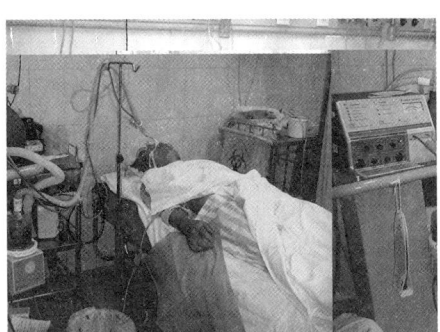
图 22-15　眼镜王蛇咬伤（呼吸衰竭）

（二）蝰科毒蛇及咬伤

（1）蝰蛇（*vipera russelli*）见图 22-16，蝰蛇咬伤见图 22-17。

（2）五步蛇（*donagkistrodon acutus*）见图 22-18，五步蛇咬伤见图 22-19。

（3）蝮蛇（*agkistrodon haly*）见图 22-20，蝮蛇咬伤见图 22-21。

（4）竹叶青（*trimeresurus stejnegeri*）见图 22-22，竹叶青咬伤见图 22-23。

（5）烙铁头（*trimeresurus mucrosquamatus*）见图 22-24，烙铁头咬伤见图 22-25。

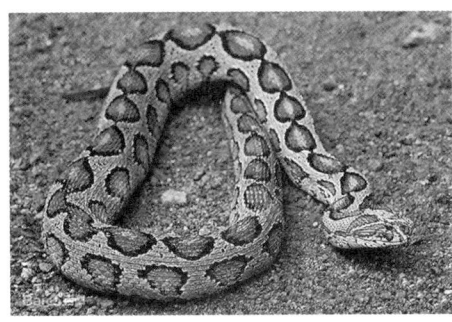
图 22-16　蝰蛇

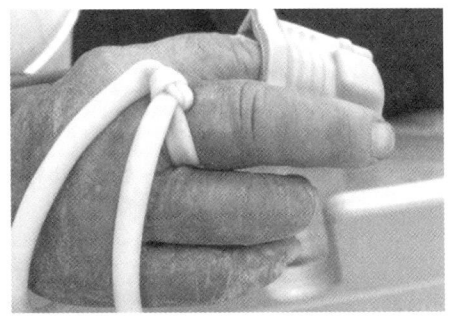
图 22-17　蝰蛇咬伤

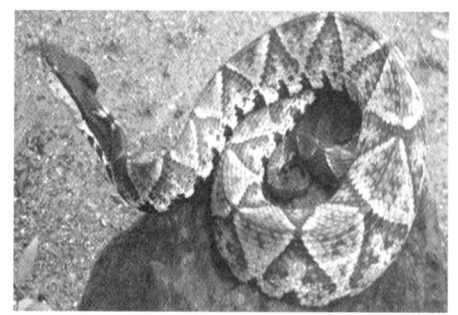

图 22-18 五步蛇

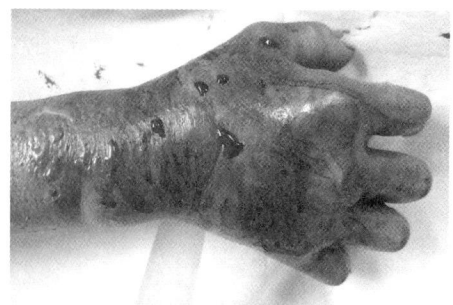

图 22-19 五步蛇咬伤

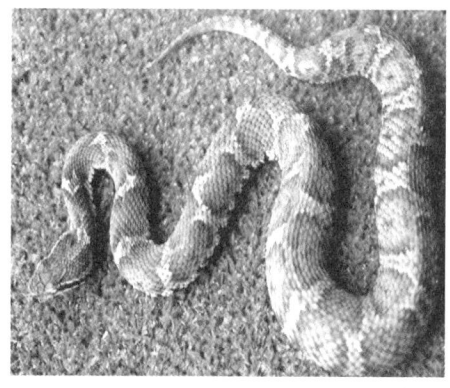

图 22-20 蝮蛇

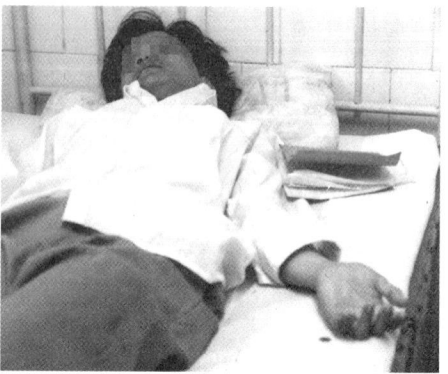

图 22-21 蝮蛇咬伤

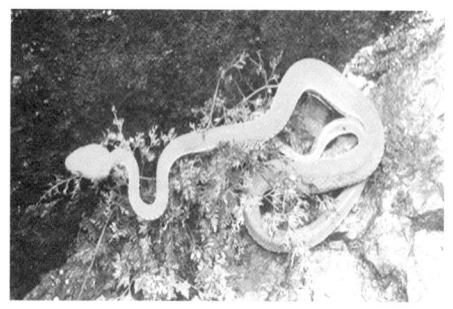

图 22-22 竹叶青

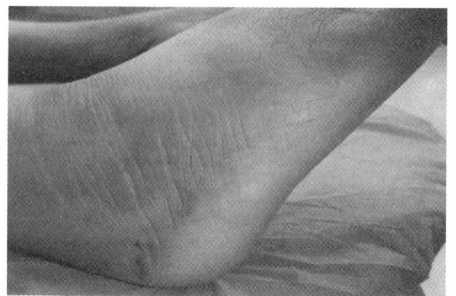

图 22-23 竹叶青咬伤

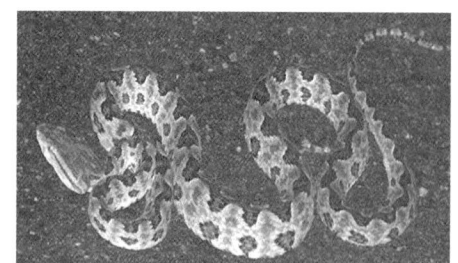

图 22-24 烙铁头

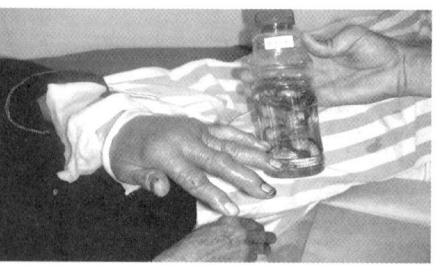

图 22-25 烙铁头咬伤

### (三)海蛇科毒蛇及咬伤

青环海蛇(*hydrophis cyanocinctus*)见图 22-26,青环海蛇咬伤见图 22-27。

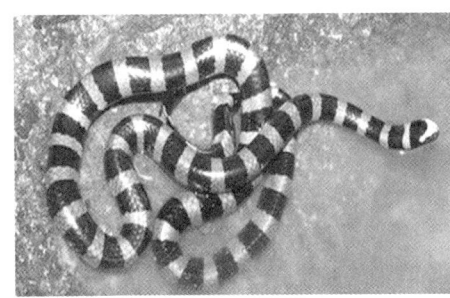
图 22-26 青环海蛇

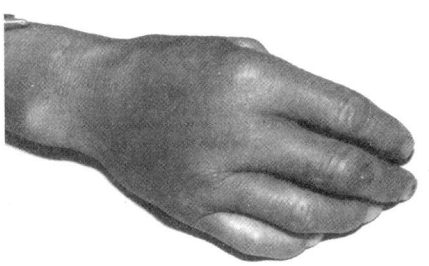
图 22-27 青环海蛇咬伤

### (四)游蛇科毒蛇及咬伤

红脖游蛇(*rhabdophis subminiatus*)见图 22-28,红脖游蛇咬伤(全身皮下瘀斑)见图 22-29。

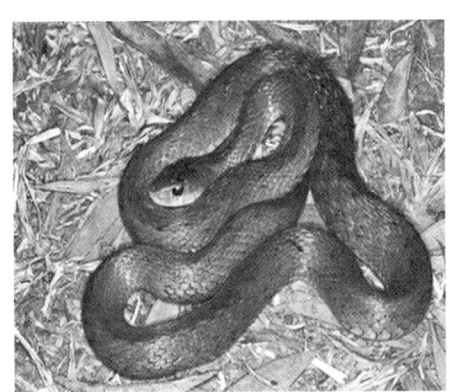
图 22-28 红脖游蛇

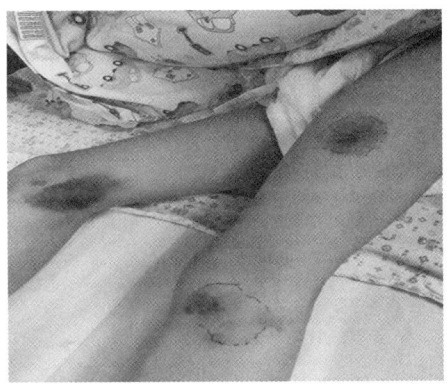
图 22-29 红脖游蛇咬伤(全身皮下瘀斑)

## 四、诊断要点与鉴别诊断

### (一)诊断要点

(1)询问患者被蛇咬伤的时间、地点和当时感受。
(2)蛇的情况,是否看到或捕获,其形态特征的描述,有专家鉴定结果较好。
(3)首先要分辨出是有毒蛇还是无毒蛇咬伤。

（4）各种毒蛇咬伤的特殊临床表现。需要与蜂蜇伤，蜈蚣咬伤，毒虫如毒蜘蛛、毒蝎咬伤等鉴别。如条件允许，不明致伤时，可以行酶联免疫吸附试验（enzyme linked immunosorbent assay，ELISA），也可通过乳胶凝集试验（毒蛇抗原抗体反应试验）来确定毒蛇种类。

（5）注意是否存在贫血、溶血、凝血机制障碍、血液浓缩、血浆蛋白改变、肝肾功能及电解质平衡失调等症状。

（二）毒蛇咬伤与无毒蛇咬伤的鉴别

毒蛇与无毒蛇咬伤的临床特征鉴别要点见表22-1。

**表22-1　毒蛇与无毒蛇咬伤的临床特征鉴别要点**

| 临床表现 | 蛇的种类 | |
| --- | --- | --- |
| | 有毒蛇咬伤 | 无毒蛇咬伤 |
| 牙痕 | 成对的牙痕，呈"..”或",," | 两排细小的锯齿牙痕，呈// \\ |
| 咬伤伤口及肢体 | 伤口剧痛难忍（神经毒蛇咬伤伤口疼痛不明显）、瘀斑、血泡、水疱，肢体肿胀、溃烂、坏死、麻木，甚至出现骨筋膜室综合征，组织坏死 | 轻度疼痛、少许出血 |
| 全身表现 | 全身各部位可出现自发性出血、DIC、休克、心肌损害、急性肾损伤、MODS、急性呼吸衰竭等 | 可有头昏、乏力、心悸胸闷等 |
| 实验室检查 | 血小板下降、凝血功能异常、肝肾功能异常等 | 无明显异常 |

（三）毒蛇咬伤与其他毒虫咬伤的鉴别

毒蛇与其他毒虫咬伤鉴别要点见表22-2。

**表22-2　毒蛇与其他毒虫咬伤鉴别要点**

| 类别 | 类似症状 | 鉴别要点 |
| --- | --- | --- |
| 蜈蚣 | 剧痛，局部炎症，可有组织坏死 | 牙痕呈楔状，无下颌牙痕，伤口不麻，全身症状轻或无 |
| 胡蜂 | 局部肿痛 | 伤口多个点状，可发生休克及肾衰竭 |
| 蝎子 | 局部疼痛、麻木 | 常有流泪、流涎 |
| 海蜇 | 局部剧痛 | 有涉海经历，伤口呈条索状，可发生休克 |
| 蚂蟥 | 伤口出血难止 | 伤口痒，不痛、不肿、不麻，无全身反应 |

## 五、急诊治疗

急诊治疗原则：立即排除和破坏伤口局部毒液，排出已吸收毒素，确定毒蛇种类后应尽快使用抗蛇毒血清，治疗各种并发症。急诊院前急救流程见图22-30。

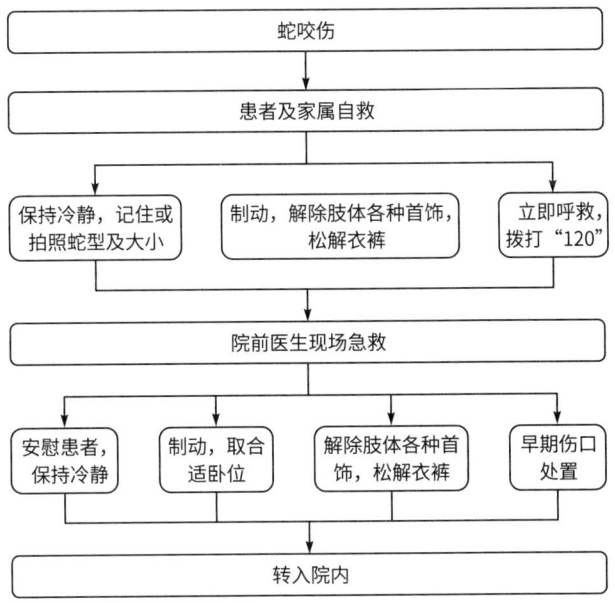

图 22-30 急诊院前急救流程

毒蛇咬伤院内急诊急救流程见图22-31。

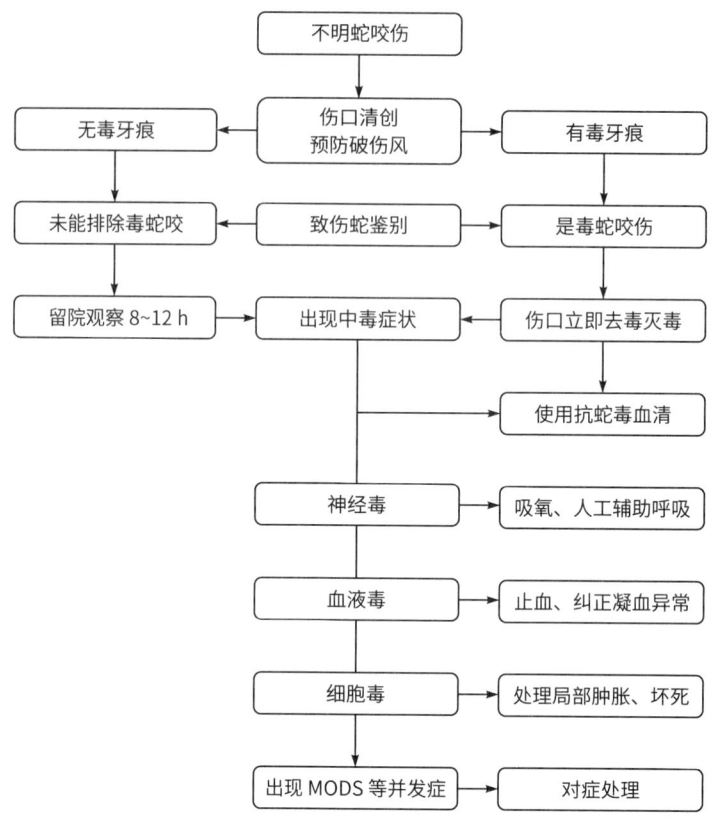

图 22-31 毒蛇咬伤院内急诊急救流程

## （一）现场急救及伤口处理

1. 判断蛇伤性质

咬伤处无毒蛇牙痕，或无红肿及疼痛，则可能是非毒蛇咬伤，可不需治疗；可疑毒蛇咬伤，应观察 8 h 以上。毒蛇与无毒蛇咬伤后不易区别时，应一律按毒蛇咬伤治疗。

2. 禁止饮酒

饮酒不能解蛇毒，反而加快蛇毒扩散，醉酒还可使病情加重而复杂。

3. 防止蛇毒素扩散、吸收

1) 伤口排毒处理

（1）即刻用利器在咬伤部位纵向扩大伤口皮肤，再用手术钳等钝器扩创，可深至毒牙尖端，以利蛇毒液体外流，不主张挤压伤口排毒。而且不宜切断血管和切口太深，以免毒液渗入而加速扩散。

（2）尽快将伤口内毒液吸出。以吸吮、拔火罐或用吸毒器（紧急制作方法：将注射器底部割去磨平，然后将底部罩在伤口上即可抽吸）尽可能地从伤口内吸出毒液并反复冲洗伤口（图 22-32）。越快越好，15 min 内持续吸引 1 h 可将毒液吸出 30%~50%。

若在伤口周围同时注射生理盐水并抽吸可以起到"伤口内冲洗"的作用，蛇毒排出更彻底。如在现场无条件的紧急情况下，可以直接用口吸吮，但吸吮者口腔应无破损，吸吮后最好用茶水漱口，伤口应消毒。伤口负压吸引排毒法见图22-33。

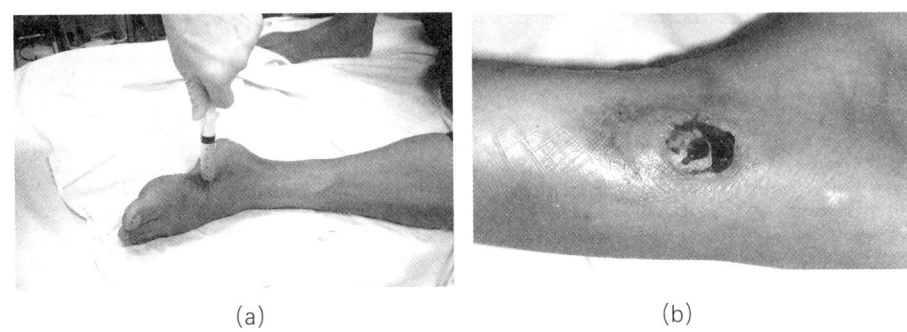

图22-32 注射器吸出毒液

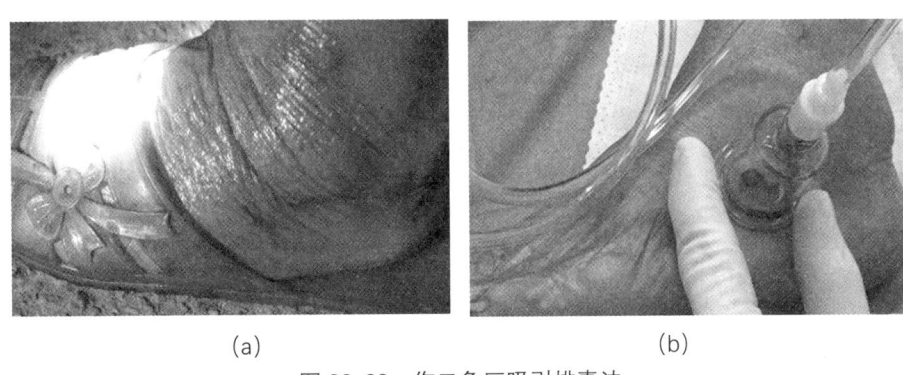

图22-33 伤口负压吸引排毒法

2）破坏伤口局部残留蛇毒

（1）银环蛇、圆斑蝰蛇、海蛇咬伤其蛇毒残留皮肤浅层时，可在伤口局部进行火灼，蛇毒蛋白遇高温变性即失去毒性，烧灼变性排毒法见图22-34（该法目前存在争议，可参考）。

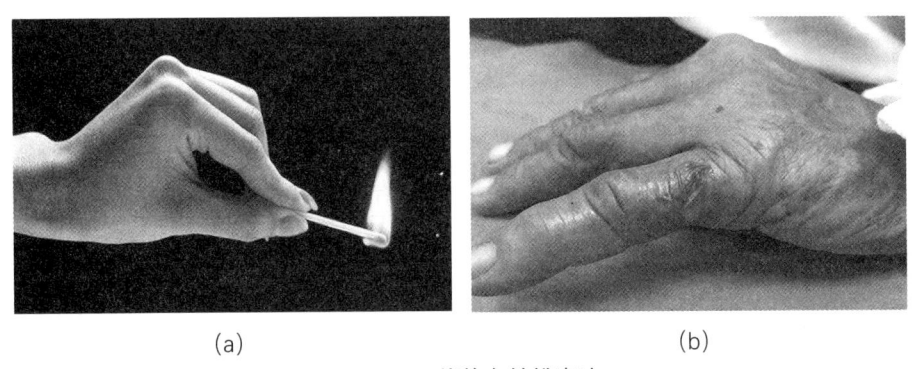

图22-34 烧灼变性排毒法

（2）伤口及周围组织浸润注射解毒剂。①胰蛋白酶可破坏蛇毒毒素中的蛋白质成分，特别是神经毒素。用法：胰蛋白酶 2 000 U 加入 0.25% 利多卡因 10~20 mL 中局部浸润封闭式疗法。可在用药前先肌注异丙嗪 25 mg 或静注地塞米松 5~10 mg，以防止过敏反应；如缺乏胰蛋白酶时，可用糜蛋白酶替代。②依地酸二钠属于金属螯合剂，血液毒素多数是金属蛋白酶，依地酸二钠可与蛇毒酶的活性中心的金属离子螯合而使毒素失去作用。用法：10% 依地酸二钠注射液 4 mL（或 2% 依地酸二钠注射液 25 mL）加入 0.25% 利多卡因 10~20 mL 中局部浸润注射和环状封闭。动物实验发现，1/1 000 高锰酸钾溶液进行牙痕伤口内冲洗，也可将部分局部蛇毒破坏。

3）阻止蛇毒扩散

伤后要保持安静，慢步行走，如条件允许，应由他人运送。伤肢要压迫制动，近心端肢体行大面积包扎并固定，绷带加压固定仅推荐用于神经毒素的毒蛇咬伤，松紧度以扪到远端动脉搏动为宜，这种措施既能阻止蛇毒沿着皮下组织或通过静脉和淋巴回流往上扩散，又能保证远端组织的血液供应，同时开放伤口，让毒液经伤口流出。应注意的是，结扎对某些含细胞毒素的毒蛇（如眼镜蛇、五步蛇）咬伤会加重其局部损害，不管是何种蛇咬伤，患肢结扎过紧、时间过长均可引起局部损害，甚至坏死。包扎并固定阻止蛇毒扩散见图 22-35。

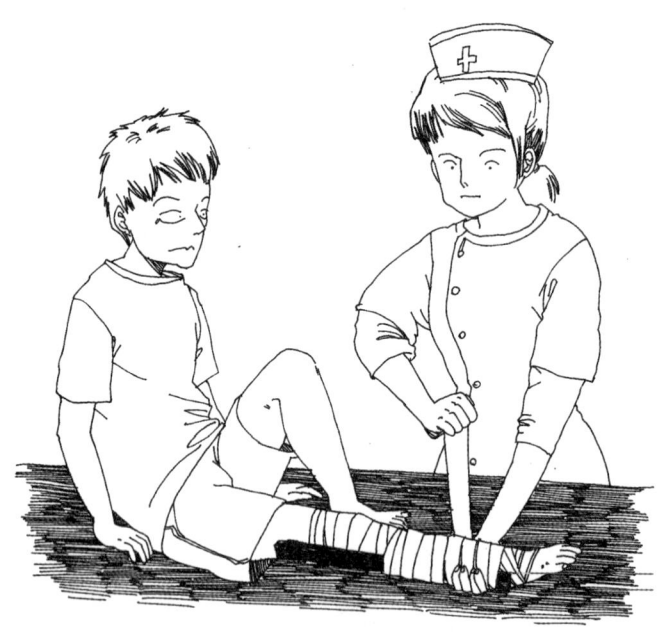

图 22-35 包扎并固定阻止蛇毒扩散

4）蛇伤超过 24 小时

一般不再排毒，伤肢局部肿胀疼痛时给予冷敷可减轻症状，如伤口周围肿胀过大，可用消毒钝头粗针平刺直入 2 mm；如有局部坏死时，可切开坏死表面，以利排液减压，加速局部消肿，同时应清除坏死组织，以利修复。

5）遇伤口流血不止时

伤口流血不止时，应给予局部"点压止血法"处理，伤口点压止血法见图 22-36。

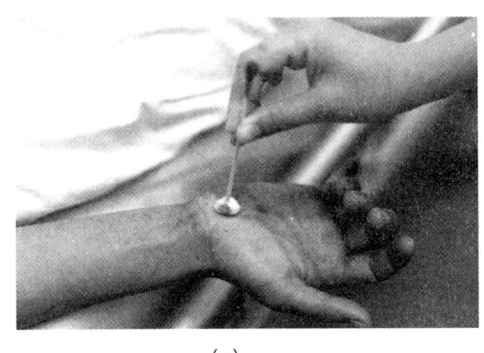 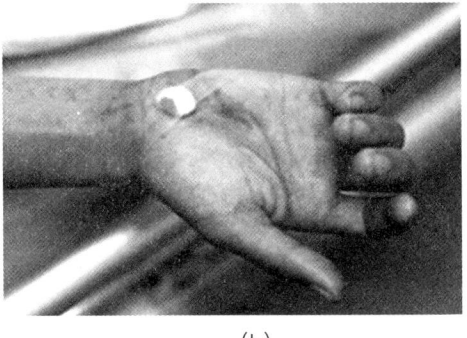

(a) (b)

图 22-36　伤口点压止血法

### （二）全身进行解毒治疗

#### 1. 抗蛇毒血清

抗蛇毒血清的疗效确切，被毒蛇咬伤后，有条件者应尽早使用。如能确定被何种毒蛇咬伤，应首选单价特异抗蛇毒血清（如抗蝮蛇毒血清 6 000 U/ 瓶、抗五步蛇毒血清 2 000 U/ 瓶、抗眼镜蛇毒血清 1 000 U/ 瓶、抗银环蛇毒血清 10 000 U/ 瓶），否则，可选择多价抗蛇毒血清，但目前我国还未生产多价抗毒血清，由于同科蛇毒抗原抗体间存在交叉免疫现象，所以使用同科抗蛇毒血清治疗同科毒蛇咬伤可有一定的疗效。用药前应做皮内试验，若试验呈阳性，应常规脱敏注射，并同时给予异丙嗪及糖皮质激素，加强抗过敏作用。使用方法：因各种抗蛇毒血清的效价不同，一般首次 1~2 支，稀释后除静注外，应在伤口周围作皮下注射及肌注一定剂量，视病情轻重，可间隔重复用药。

#### 2. 中草药蛇药

如中医中药、壮瑶医药（七叶一枝花、了哥王、半边莲等）尚有不少药剂配方，均具有一定疗效，使用时注意灭菌消毒，慎防继发性感染。

### （三）对症支持疗法

#### 1. 预防破伤风

毒蛇口腔及毒牙可能带有破伤风梭菌，按照《非新生儿破伤风诊疗规范（2019 年版)》预防。

2. 抗生素

可选用广谱抗生素口服治疗局部伤口感染，明确有合并严重感染时根据伤口分泌物培养药敏实验选择敏感抗生素，可肌注或静滴。

3. 新斯的明

肌肉瘫痪时，可试用新斯的明。实验证明，新斯的明可使眼镜王蛇毒神经毒素阻滞神经－肌肉传导作用部分逆转，有促进肌力恢复的作用。新斯的明 1 mg 肌注，可 2~4 次 / 天。因新斯的明有增加分泌物的不良反应，遇到患者气管分泌物增多时应少用或停用，使用莨菪类药可减轻其不良反应。

4. 加兰他敏

作用及用法同新斯的明，可同新斯的明交替使用。

5. 止血疗法

一般止血剂如安络血、止血敏、抗血纤溶芳酸、氨甲环酸、维生素 $K_1$ 等也可使用。必要时补充凝血因子，新鲜血浆中含有多种凝血因子，可少量多次输注。

6. 莨菪类药（山莨菪碱）与地塞米松合用

莨菪类药（山莨菪碱）与地塞米松合用可改善微循环、减轻蛇毒中毒反应，有防治 DIC 及多器官功能不全（MODS）的作用。根据病情每日可反复使用，连续 3~4 d。

7. 局部伤口处理

伤口周围有水泡或血泡时，可先用注射器将渗出液抽出，然后再湿敷或外敷药膏（如磺胺嘧啶银冷霜）。若伤口出现坏死、溃烂，应予以清创处理，用 1∶5 000 呋喃西林（或雷佛奴尔）溶液或烧伤润肤膏湿敷有利于坏死组织溶脱和肉芽生长。VSD（负压封闭引流术）有一定效果，可根据情况选用。肢端坏死应尽快行功能修复手术。

（四）防治并发症

出现呼吸衰竭、心肌损害、心力衰竭、休克、DIC、肌筋膜室综合征、急性肾衰竭、继发感染等均应及时处理，特别是呼吸衰竭发生率高、出现早、持续时间长，应及时应用人工呼吸机辅助呼吸。

# 六、预后

一旦毒蛇咬伤，须及时正确急救，尽快（30 min 内）转至有蛇伤救治资质的医疗机构就诊，总体预后良好。如延误治疗，将产生严重不良后果甚至死亡。

◆ 参考文献 ◆

[1] 覃公平. 中国毒蛇学 [M]. 2版. 南宁：广西科学技术出版社，1998: 546-772.

[2] 日本救急医学会. 标准救急医学 [M]. 3版. 东京：医学书院，2006: 422-425.

[3] 李其斌，林可干，黄嫣娇，等. 山莨菪碱（654-2）治疗圆斑蝰蛇咬伤 [J]. 广西医学院学报，1988, 5(3): 44-46.

[4] 李其斌，林可干，黄嫣娇，等. 抢救眼镜王蛇咬伤中毒12例临床研究报告 [J]. 蛇志，1993, 5(2): 25-28.

[5] LI Q B, WANG N P, TANG S X, et al. Report on treatment of seasnake bites with antivenom of hydrophis cyanocinctus in China[J]. The SNAKE, 1996, 27(2): 110-112.

[6] 赵克浩，宋时英，孟五一，等. 江浙蝮蛇毒溶血毒素晶体培养及初步晶体学研究 [J]. 生物化学杂志，1997, 13(5): 566-569.

[7] 龚坚，李其斌，潘磊. 眼镜蛇咬伤局部坏死的处理 [J]. 医学文选，1999, 18(2): 187.

[8] 叶文娟，冉永禄，赖仞，等. 尖吻蝮蛇蛇毒出血毒素的纯化与部分性质 [J]. 蛇志，1999, 11(3): 22-24.

[9] LI Q B, PAN R, WANG G F, et al. Anisodamine as an effective drug to treat snakebites[J]. Natural Toxins, 1999, 9(3): 327-330.

[10] LI Q B, YU Q S, HUANG G W, et al. Hemostatic disturbance observed in patients with snakebite in south China[J]. Toxicon, 2000, 38(10): 1355-1366.

[11] LI Q B, YU Q S, HUANG G W, et al. Hematological studies on DIC-like finding observed in patients with snakebite in south China[J]. Toxicon, 2001, 39(7): 943-948.

[12] 雷丹青，王秋雁，刘绵林，等. 广西眼镜蛇毒细胞毒素的分离及对人鼻咽癌等细胞抑制作用的研究 [J]. 中国药理学通报，2002, 18(1): 61-64.

[13] 李虹，章良，吴梧桐. 中国皖南尖吻蝮蛇毒细胞毒素的体外抗癌活性 [J]. 中国天然药物，2003, 1(4): 223-225.

[14] 李其斌，甘廷庆，余奇松，等. 竹叶青蛇咬伤中毒致DIC样综合征的临床研究 [J]. 中国急救医学，2004, 24(7): 478-480.

[15] 李其斌，余奇松，黄光武，等. 红脖游蛇咬伤中毒的临床研究 [J]. 广西医科大学学报，2004, 21(5): 676-678.

[16] 罗学宏，刘逸舟. 急诊医学 [M]. 长沙：湖南科学技术出版社，1999: 181-188.

[17] 陆一鸣. 急症与急救 [M]. 北京：人民卫生出版社，2001: 157-159.

[18] 张承翎，王泰蓉，张佩芬. 1 016例动物致伤病例的流行病学分析 [J]. 上海预防医学杂志，2006, 18(7): 336-337.

[19] 张剑锋，陆嘉，李其斌. 机械通气辅助抗蛇毒血清抢救银环蛇咬伤致呼吸衰竭的临床分析 [J]. 蛇志，2006, 18(4): 279-281.

[20] 张剑锋，李其斌.毒蛇咬伤致急性呼吸衰竭38例救治分析[J].蛇志，2007, 19(2): 118−120.

[21] 邓海霞，李其斌.银环蛇咬伤中毒发病机制和治疗的研究进展[J].蛇志，2008, 20(1): 35−46.

[22] 王威，李其斌.磺胺嘧啶银霜治疗中华眼镜蛇咬伤坏死的价值探讨[J].天津医药，2010, (8): 711−712.

[23] 王威，李其斌，陈泉芳，等.中华眼镜蛇咬伤中毒患者256例临床特点分析[J].山东医药，2012, 52(33): 46−48.

[24] 秦华珍，徐冬英.壮药学[M]版.北京：中国中医药出版社，2019: 211−217.

[25] 中国蛇伤救治专家共识专家组.2018年中国蛇伤救治专家共识[J].中国急救医学，2018, 38(12): 1026−1034.

[26] 王万春，严张仁.毒蛇咬伤中医诊疗方案专家共识（2016版）[J].中医杂志，2017, 58(4): 92−95.

[27] EDITORIAL. Snake-bite envenoming: a priority neglected tropical disease [J]. Lancet, 2017(390): 2.

[28] 中国医学救援协会.蛇咬伤救治规范[EB/OL].(2020−08−16)[2021−01−05]. http://www.biaozhuns.com/archives/20200816/ show−250480−108−1.html.

[29] 王传林，刘斯，陈庆军，等.非新生儿破伤风诊疗规范[J].中华流行病学杂志，2020, 41(2): 162−166.

[30] BAWASKAR H S, BAWASKAR P H. The global burden of snake bite envenoming [J]. J R Coll Physicians Edinb, 2021, 51(1): 7−8.

[31] 应雪红，王永安，王汉斌.毒蛇咬伤的诊断和治疗进展[J].中国医刊，2007, 42(7): 24−28.

[32] 陆宇燕，李丕鹏.我国毒蛇的生物多样性[J].四川动物，2000(3): 143−145.

（撰写者：李其斌　唐华民　王　威　兰　频　朱晓玲　吴红月　校对者：范　昭）

# 第二十三章 啮齿动物致伤及规范化防治

## 第一节 概述

啮齿动物是哺乳动物中种类和数量最多、分布最广的一个类群。在我国，每年因啮齿动物致伤者众多，门诊调查致伤动物构成比，以鼠咬伤为主的啮齿动物致伤位居犬咬伤、猫咬伤之后，成为第三大动物致伤来源。啮齿动物致伤后，除局部创伤所致功能障碍外，还可因伤口途径传播感染性疾病，如肾综合征出血热、鼠咬热、破伤风等，对人类健康造成重大威胁。

## 第二节 防治规范

### 一、发病机制

（一）啮齿动物致伤特点

啮齿动物致伤主要为抓咬等动物行为造成的人体机械性损伤。啮齿动物致伤以体型较小的鼠类和兔形目居多，体型较大如河狸、水豚等较少与人类接触，致伤案例罕见。

常见的鼠咬伤有如下特点：多系卫生条件较差地区或农村山区、多发生于睡眠中、女性居多、四肢部位多发、婴幼儿（0~4岁）致伤比例最高，宠物鼠致伤多在逗玩或喂养时、动物实验室从业人员抓鼠不当时发生。

（二）啮齿动物致伤后直接传播的疾病（如鼠咬热）

啮齿动物致伤后直接传播的疾病主要由致病细菌、病毒或螺旋体等病原体通过破损皮肤或黏膜侵入人体形成。

（三）啮齿动物致伤后间接传播的疾病（如鼠疫）

啮齿动物致伤后间接传播的疾病主要由动物所带寄生虫（如跳蚤等），通过虫媒等途径，致人感染细菌、病毒或其他病原体造成。本规范主要针对啮齿动物致伤及与损伤直接相关的传播性疾病，不包括间接传播疾病和与损伤无关的直接传播疾病。

## 二、流行病学

啮齿动物是现存哺乳动物中最大的一目，两个最主要的特征即门齿无齿根和无犬齿，因其在进食过程中以门齿啃咬食物，因此统称为啮齿动物，包括啮齿目和兔形目。作为自然疫源性疾病和人畜共患病的储存宿主，啮齿动物可通过携带大量的跳蚤、蜱、螨、虱等医学昆虫作为媒介，传播病毒、立克次体、细菌、螺旋体和原虫等多种病原体，可通过被啮齿动物抓咬，处理啮齿动物，与啮齿动物的粪便、尿液或唾液接触直接传播给人类。啮齿动物直接传播的疾病有：汉坦病毒肺综合征（hantavirus pulmonary syndrome，HPS）、肾综合征出血热（hemorrhagic fever with renal syndrome，HFRS）、钩端螺旋体病、鼠疫、鼠咬热、沙门氏菌病、兔热病等。啮齿动物间接传播的疾病有：幼虫病、科罗拉多蜱热、莱姆病、鼠伤寒、恙虫病、立克次体痘、回归热、斑疹伤寒等。

我国部分地区医疗机构动物致伤门诊调查数据显示，不同地区致伤动物来源构成中，鼠咬伤占比最低 0.8%，最高达 11.8%，目前国内尚缺乏大规模流行病学数据。

## 三、临床表现

（一）局部表现

啮齿动物抓咬伤后常表现为局部出血、疼痛、肿胀，极少数严重者可伴有局部缺损或毁损、功能障碍等。密切接触和致伤人类的啮齿动物通常体型较小，如家鼠、仓鼠等，其门齿呈现"凿牙"等特征，咬伤后创面或创口严重程度次于猫咬伤。

鼠咬痕的形态特征一般表现为：创口不大，创缘极不规则，有锯齿状的小齿痕，多较浅表，其深度一般仅达皮下筋膜。鼠咬痕的部位，多分布于肌肉脂肪组织菲薄而皮肤、筋膜、软骨较集中的部位，常见于颜面部（如眼睛、口唇、鼻尖、耳廓等部位）。部分鼠咬伤患者可出现深部组织穿刺伤。

值得警惕的是，婴幼儿或长期卧床者因无摆脱或反抗能力，若致伤时间长及反复发生，颌面部（耳鼻等部位）组织撕脱毁损或缺损常比较严重，外科修复处置难度较大。

兔形目动物致伤创面多较整齐，呈对称"门齿状"咬痕，多为上下各两个，创口深度和组织撕脱较轻，出血较少。

啮齿动物抓伤表现同犬猫抓伤。

### （二）特异性表现

*1. 鼠咬热*

鼠咬热是由啮齿动物（主要为鼠类）咬伤或抓伤后，导致人体感染小螺菌或念珠状链杆菌引起的动物传染病，两种细菌导致的鼠咬热症状不同。念珠状链杆菌鼠咬热：潜伏期 3~21 d，一般为 2~3 d；多表现为突起高热，伴有寒战、呕吐、头痛、剧烈背痛、关节酸痛等毒血症症状。小螺菌鼠咬热：潜伏期 2~3 周；多表现为反复发热，咬伤处溃疡，伤口周围肿胀，淋巴结肿大，淋巴管炎。此外，更严重的并发症可能包括：心脏感染、脑膜炎（脑部感染）、肺炎（肺部感染）、内脏脓肿。

*2. 肾综合征出血热*

肾综合征出血热主要为汉坦病毒感染引起，目前全球已发现 170 多种脊椎动物可感染汉坦病毒，而其中最主要的宿主动物及传染源为啮齿动物中的黑线姬鼠和褐家鼠。接触感染鼠的血液、体液及排泄物均可致汉坦病毒感染，如被鼠咬抓伤、吸入鼠排泄物的气溶胶、进食鼠排泄物污染的水源或食物、母婴传播等。多数患者早期无特异性临床表现，症状都不典型，少部分患者可出现特异性表现，如发热、出血、急性肾损伤等，常可分为 5 个时期，即发热期、休克期、少尿期、多尿期和恢复期。

*3. 破伤风*

破伤风具有牙关紧闭，苦笑面容，全身（或局部）阵发性或强直性痉挛伴疼痛等特异性表现。特别指出的是，诊断破伤风不一定依赖外伤史。

## 四、诊断与评估

### （一）诊断

具有啮齿动物接触史（如抓咬伤等），局部创伤表现和符合肾综合征出血热、鼠咬热、破伤风等特异性表现是诊断的主要依据。野外环境或睡眠状态下发生的动物致伤常不能明确动物种类时也不能排除。

### （二）鉴别诊断

啮齿动物咬伤（主要为鼠咬伤）常需与毒蛇咬伤、蜘蛛咬伤等鉴别。

1. 毒蛇咬伤

毒蛇咬伤局部可见两颗较大呈"‥"分布的毒牙咬痕，亦有呈"："形，除毒牙痕外，还出现副毒牙痕迹的分布形状。伤口多有剧痛难忍或麻木感、出血不止等症状，咬伤肢体短时间内可出现肿胀、瘀斑、血疱、水疱，甚至出现骨筋膜室综合征、组织坏死。治疗要点：迅速破坏和清除局部毒液，减缓毒液吸收，早期足量使用抗蛇毒血清。

2. 蜘蛛咬伤

蜘蛛咬伤可无牙印牙痕，部分可见 2 个点状"牙痕"。蜘蛛咬伤处有剧烈针刺样疼痛，可见小片紫绀伴周围发红，多有皮疹及轻度水肿，有些咬伤患者可见皮肤周围水泡或组织坏死病变。治疗要点：防止毒素吸收，排出已吸收的毒素，防止各种并发症。

## 五、治疗

（一）外科治疗

1. 评估

根据高级创伤生命支持（ATLS）ABCDE 方法，即 A（airway with cervical spine protection）——气道和颈椎保护、B（breathing and ventilation）——呼吸与通气、C（circulation and stop the bleeding）——循环与止血、D（disability or neurologic status）——残疾/神经功能状态、E（exposure and temperature control）——充分的暴露和环境温度控制，对患者进行初始评估，对于生命体征不稳定，存在严重危及生命情况者，在评估的同时及时抢救，待患者病情初步稳定后进行再次评估。

1）伤口评估

评估伤口的部位、类型、大小、深度，有无神经、血管、肌腱、骨骼等损伤，有无软组织缺损，有无异物残留。

2）致伤动物评估

评估动物系家养、野生或流浪，动物免疫接种史，动物是否呈现病态。

3）致伤方式及情景评估

致伤方式（抓挠、噬咬、舔舐等），致伤情景是因动物受激惹而发动袭击还是非激惹状态的主动袭击。

4）患者评估

患者年龄、营养状况、基础疾病史、遗传病史、服药史、免疫接种史。影像学评估：必要时完善数字 X 线摄影（DR）或 CT 检查，明确有无骨折、异物残留等。

2. 伤口处置

用一定压力的流动清水交清洗每处伤口至少 15 min，有条件的可以考虑使用专业伤口冲洗设备。小而深的伤口，应考虑在解剖学允许的情况下，适当扩创后冲洗。彻底冲洗后用含碘制剂或其他具有病毒灭活效力的皮肤黏膜消毒剂涂擦或进行伤口内部消毒。最后用生理盐水冲洗伤口，去除残留的清洗剂，用无菌脱脂棉将伤口处残留液吸干。

清创与缝合：伤口清创"越早越好，6 h 内最好"，及早清除伤口内失活组织及异物。伤口是否进行一期缝合需要综合考虑多方面因素，如受伤时间、致伤动物、受伤部位、伤口的污染程度、病例的基础健康状况以及医务人员的临床经验等，对于存在高感染风险因素的病例应避免一期缝合。

由于外鼻处于面部正中，鼠咬伤后鼻缺损对人的容貌会产生巨大的影响，若在儿童性格形成期前未给予修复重建，甚至会导致严重的性格缺陷。根据鼻缺损的部位和范围，鼠咬伤后鼻缺损可分为单纯鼻尖缺损、单纯鼻翼缺损、鼻尖+部分鼻翼缺损及全鼻缺损。早期修复重建尤其重要，根据不同的缺损类型，可通过鼻唇沟皮瓣、耳廓复合组织瓣、上臂内侧管状皮瓣、额部扩张皮瓣等方法进行修复重建。

3. 抗生素的使用

不推荐对所有啮齿动物致伤病例预防性使用抗生素，对存在感染高危因素或已出现伤口感染的病例可预防性或治疗性使用抗生素。对于深部的轻/中度感染应使用口服抗生素治疗，中度/严重感染的高危患者需尽快静脉输注抗生素。抗生素最好根据伤口分泌物的细菌培养及药物敏感试验结果选择。

（二）狂犬病预防

啮齿动物总体上被 WHO 列为狂犬病暴露极低风险类。一般认为，啮齿目和兔形目动物不是狂犬病毒的自然宿主，不能在狂犬病的流行病学和传播中发挥作用。啮齿动物在特定情况下可感染狂犬病毒成为高风险动物，但概率极低。啮齿动物接触一般不被认为是人类感染狂犬病的原因，经充分评估后若有必要，可根据现行狂犬病暴露预防处置规范、指南进行啮齿动物致伤后预防。

（三）破伤风预防

啮齿动物喜啮咬较坚硬的物体，门齿磨损后始终呈锐利的凿状，人类被其咬伤容易造成小而深的伤口，属破伤风高风险，须结合患者既往免疫接种史评估破伤风感染风险，破伤风疫苗和被动免疫制剂的使用见表 23-1。

表 23-1　破伤风疫苗和被动免疫制剂的使用

| 既往免疫史 | 最后 1 剂注射至今时间 | 伤口性质 | TTCV | TIG/F（ab'）$_2$/TAT |
|---|---|---|---|---|
| 全程免疫 | ＜5 年 | 所有类型伤口 | 无须 | 无须 |
| | ≥5 年且＜10 年 | 清洁伤口 | 无须 | 无须 |
| | ≥5 年且＜10 年 | 不洁或污染伤口 | 加强 1 剂 | 无须 |
| | ≥10 年 | 所有类型伤口 | 加强 1 剂 | 无须 |
| 非全程免疫或免疫史不详 | | 清洁伤口 | 全程免疫 | 无须 |
| | | 不洁或污染伤口 | 全程免疫 | 需要 |

（四）特殊治疗

特殊治疗包括心理治疗与康复干预等。部分啮齿动物致伤患者会出现创伤后应激障碍综合征（PTSD）。啮齿动物致伤较重且有医疗处置经历的儿童，有可能发生创伤后应激障碍综合征，表现为恐惧、不敢接触该类动物，家属出现自责、害怕伤口愈合问题等情况，对于创伤后应激障碍综合征患儿没有给予正确的干预，可能导致大脑发育障碍、生物行为和（或）社会行为异常，应予以重视。啮齿动物致伤患者心理康复治疗有必要时可就诊专门医疗机构。

## 六、并发症

（一）鼠咬热

具有鼠类接触史（如抓咬伤）、毒血症症状、皮疹、硬结性溃疡、关节症状等有重要诊断参考价值。鼠咬热病原体为小螺菌或念珠状链杆菌。一般治疗和对症治疗原则与其他急性传染病相同，应重视伤口局部的早期规范处理，原则见前述外科治疗。两种病原体感染均可用抗生素治疗，总疗程 14 d，首先选静脉给予青霉素 G 或头孢曲松 5~7 d，余下疗程可序贯口服青霉素，如阿莫西林或青霉素 V 钾，对青霉素或头孢过敏者，可口服多西环素或四环素，疗程 14 d。如有心内膜炎等并发症时，青霉素剂量应增加，疗程 4~6 周。

## （二）肾综合征出血热

肾综合征出血热的诊断主要依靠特征性临床症状和体征（典型发热、出血、肾损害和 5 期临床过程），结合实验室检查（血液浓缩、尿蛋白等），血清学和病毒核酸抗体检测，同时参考流行病学史等进行诊断。目前，美国 FDA 还未批准任何一个药物治疗肾综合征出血热，所以肾综合征出血热的治疗往往是对症支持性：卧床休息，维持电解质平衡，维持血压稳定，防止无尿状态威胁体内电解质平衡发生，严重患者常伴有肾功能不全，应考虑进行血液透析，如病症进一步发展出现血细胞减少症和出血，应采取紧急输入血小板处理。利巴韦林已被证明具有体内外抗汉坦病毒的效果，国内也使用利巴韦林治疗，一般在症状出现 5 d 内治疗有效。需注意，由于可能导致更严重的急性肾损伤，治疗期间应避免使用 NSAIDs。

肾综合征出血热的传播途径有多种，20 世纪 70~80 年代是我国流行最严重的时期，主要感染途径是人吸入感染鼠的尿液或粪便风干后形成的气溶胶，易感人群是从事农活的男性农民、在山地和荒地的建设者，通过以灭鼠防鼠为主的综合防治措施，并且从 20 世纪 90 年代开始采用自主研制生产的疫苗接种免疫，使我国肾综合征出血热疫情得到了控制，但该病仍时有发生。目前，我国因误食感染鼠叮咬的食物，或被鼠咬后感染的概率较低。

## （三）破伤风

破伤风主要由厌氧的破伤风梭状芽孢杆菌引起，部分啮齿动物尖细的凿状门齿咬伤造成小而深的伤口，容易形成一个厌氧环境，从而激活休眠状态的芽孢，引起破伤风。

破伤风的症状主要有全身肌肉疼痛性痉挛，逐渐发展可出现张口困难、苦笑面容，以致牙关紧闭，进一步加重可表现为颈僵硬、角弓反张、板状腹等。治疗要点包括灭活循环毒素、消除伤口中破伤风梭状芽孢杆菌、控制肌肉痉挛、治疗自主神经功能障碍、气道管理、一般支持性措施和并发症的防治以及免疫预防。

# 七、预防

啮齿动物和人类及自然界关系密切。对于工作、生活环境中常接触如鼠、兔等啮齿动物的人群，如野外露宿者、农民、动物实验室工作人员、污水处理工人、户外运动者和动物相关工作人员等，应注意行为规范和自身防护，遵循人和动物和平相处守则，合理使用工作服、面罩和手套等。尤其要注意保护婴幼儿和久病虚弱者，防止被动物反复长时间咬伤。若被啮齿动物致伤，除彻底冲洗、清创处置伤口外，可根据伤口风险等级酌情使用有效抗生素、破伤风主被动免疫制剂等预防感染，并嘱其不适随诊。疫苗是预防肾综合征出血热的有效措施之一。我国已研制几种灭活肾综合征出血热疫苗，易感人群可考虑提前接种。

◆ 参考文献 ◆

[1] 陈津津，汤芳，王晓芹，等. 北京市自然景区啮齿动物部分病原体感染调查研究[J]. 军事医学，2020，44(2): 122-130.

[2] 李喆，戴霞，李世荣，等. 鼠咬伤后鼻缺损的分类及手术方式初探[J]. 第三军医大学学报，2010, 32(21): 2340-2342.

[3] WHO. WHO Expert Consultation on Rabies[R]. Geneva: WHO. 2018 Contract No: 1012.

[4] WHO. Tetanus vaccines: WHO position paper, February 2017-Recommendations[J]. Vaccine, 2018, 36(25): 3573-3575.

[5] FITZPATRICK J L, DYER J L, BLANTON J D, et al. Rabies in rodents and lagomorphs in the United States, 1995—2010[J]. Journal of the American Veterinary Medical Association, 2014, 245(3): 333-337.

[6] CHILDS J E, COLBY L, KREBS J W, et al. surveillance and spatiotemporal. associations of rabies in rodents and lagomorphs in the unted states, 1985—1994[J]. Journal of Wildlife Diseases, 1997, 33(1): 20-27.

[7] VAN C N, CARRIQUE-MAS J, VO BE H, et al. Rodents and risk in the Mekong Delta of Vietnam: seroprevalence of selected zoonotic viruses in rodents and humans[J]. Vector borne and zoonotic diseases (Larchmont, N. Y.), 2015, 15(1): 65-72.

[8] HILL W A, BROWN J P. Zoonoses of rabbits and rodents[J]. Veterinary Clinics of North America: Exotic Animal Practice, 2011, 14(3): 519-531.

[9] TIJJANI M, MAJID R A, ABDULLAHI S A, et al. Detection of rodent-borne parasitic pathogens of wild rats in Serdang, Selangor, Malaysia: A potential threat to human health[J]. International journal for parasitology. Parasites and wildlife, 2020, 11: 174-182.

（撰写者：范　昭　校对者：李　明）

# 第二十四章　海蜇蜇伤及规范化防治

## 第一节　概述

海蜇（jellyfish）为海生腔肠动物，在我国黄海、渤海、东海、南海沿岸水域均有分布。海蜇由半球形的伞部和口腕部组成，通体透明或半透明，游泳者很难发现，故容易被海蜇蜇伤，海蜇见图 24-1。海蜇口腕部的丝状触手上有密集的刺丝囊，能分泌毒液。当人体被海蜇蜇伤后，毒液会引起皮肤局部损害，重者可导致全身过敏反应、休克，甚至死亡。被海蜇蜇伤后，应立即采取正确的现场急救措施，并尽早到就近医院或动物致伤门诊就诊，但在实际救治过程中还存在很多错误或不规范的问题。通过借鉴国内外海蜇蜇伤救治经验，结合我国国情和临床诊疗实践，我们制订了《海蜇蜇伤的诊治规范》，并由国家卫健委于 2021 年 8 月正式发布，极大地推进了我国海蜇蜇伤的标准化救治工作。

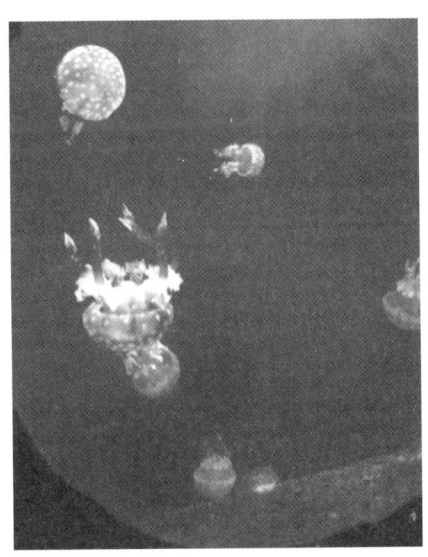

图 24-1　海蜇

本章将从发病机制、流行病学、临床表现、诊断与临床分型、鉴别诊断，治疗等流程对海蜇蜇伤的规范化救治进行说明。

海蜇蜇伤诊治流程见图24-2。

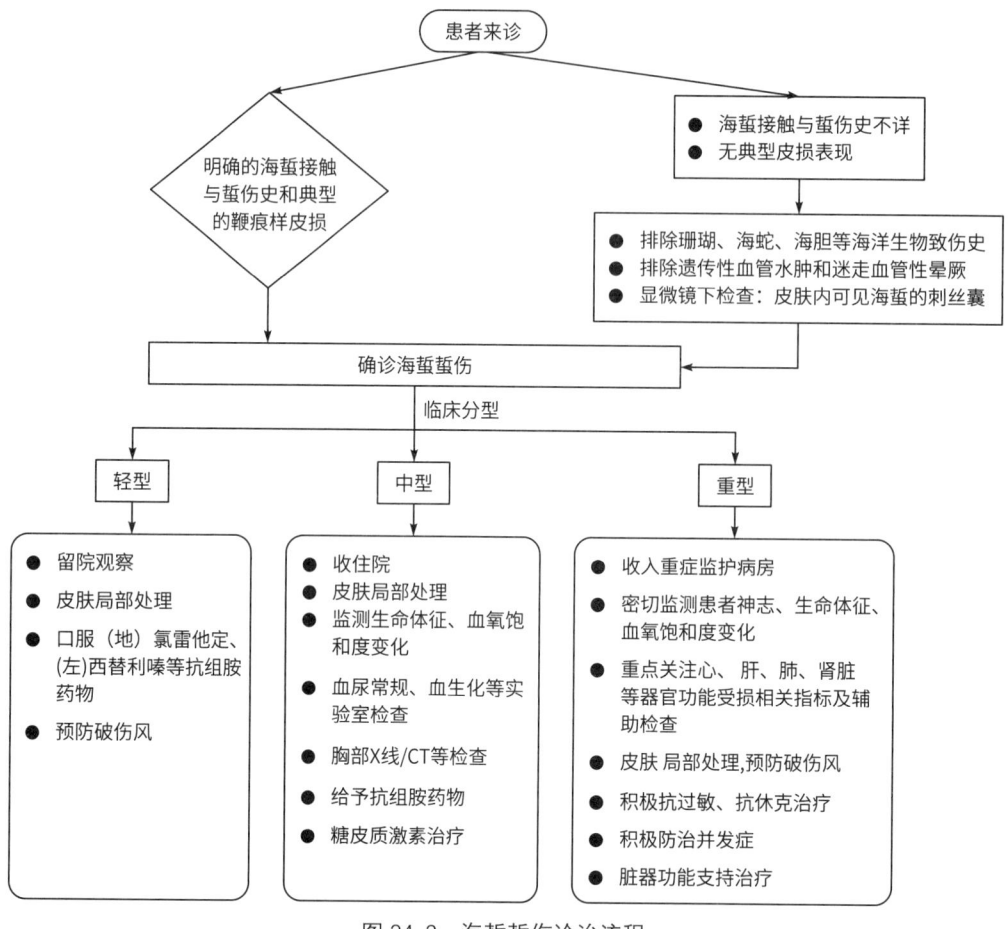

图24-2 海蜇蜇伤诊治流程

# 第二节 防治规范

## 一、发病机制

海蜇毒液内含有多种毒素，主要有类蛋白毒素、多肽和酶类、强麻醉剂、四氨铬物、组胺、5-羟色胺等，有致皮肤坏死，溶血及心血管、神经、肺脏、肝脏、肾脏损害等多种生物毒性。当人体与海蜇接触时，其触手上的刺丝囊小管刺入人体并释放多种毒素，继而引起多种病理生理学改变并产生相应的临床表现。

海蜇蜇伤后的中毒效应是多种毒素共同作用的结果，不同种类毒素对人体致伤的作用机制也不尽相同。毒液中的类蛋白毒素、弹性蛋白酶、羧肽酶等能直接作用于心肌细胞，造成心肌细胞溶解，还可引起冠状动脉痉挛，冠状动脉血流量减少，导致心肌严重受损、心律失常、心力衰竭，甚至心搏骤停。激肽样成分可使局部小静脉和毛细血管扩张，通透性增加，引起角质细胞水肿，红细胞、中性粒细胞、嗜酸性粒细胞和淋巴细胞等外渗到组织间隙，导致皮肤充血水肿、疼痛、发痒、水疱、糜烂、出血等。磷脂酶、皂素等溶血毒素，具有直接溶血作用。毒素还可增加血儿茶酚胺浓度，改变肺血流动力学，引起毛细血管渗漏、急性肺水肿。部分毒素可在短时间内导致肝细胞坏死，还可以作用于肾皮质引起大量透明质样物质及空泡产生，导致肾功能损害，甚至肾衰竭等，此外，毒素还可作用于中枢和外周神经系统，使神经细胞膜去极化，阻断或减慢神经传导，引起明显的精神或神经症状。若大量毒素进入体内，可使全身毛细血管广泛扩张，通透性急剧增加，有效循环血量锐减，导致患者出现顽固性低血压或休克。

## 二、流行病学

我国沿海地区经常发生海蜇蜇伤事件，其中以秦皇岛市、威海市、大连市及三亚市报告病例居多。每年 6~9 月为海蜇蜇伤的高发期，男性略多于女性，病死率为 1‰~3‰。蜇伤部位以下肢居多，其次是上肢、躯干部及头面部。患者病程长短不一，多数患者在 1~2 周内痊愈。

## 三、临床表现

轻型蜇伤仅出现局部皮损表现，中、重型蜇伤可引起全身过敏反应、休克，甚至死亡。海蜇蜇伤的临床表现与海蜇种类、患者年龄、健康情况、皮损面积、受伤部位、就诊时间、个体敏感程度等有关。患者皮损面积越大、皮损部位越接近躯干、就诊时间越晚，则病情越重，越容易出现并发症。

### （一）局部表现

人体被海蜇蜇伤后，蜇伤部位可有触电样刺痛、麻木、瘙痒及烧灼感，局部可有线状红斑、丘疹或风团样损害。海蜇蜇伤后典型的鞭痕状皮损见图 24-3，皮损走行多与触手接触方向一致，可伴有水疱、瘀斑，甚至表皮坏死等。局部皮损较轻者，2~3 d

后开始消退，1~2周即可痊愈。严重者可持续数天、数月，甚至出现皮肤色素沉着、瘢痕形成、坏疽等。

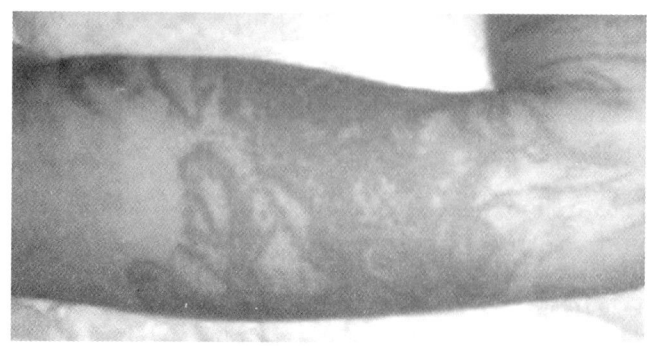

图24-3 海蜇蜇伤后典型的鞭痕状皮损

### （二）全身表现

中、重型蜇伤后几分钟至数小时内可出现全身过敏反应，主要表现如下。

（1）皮肤黏膜。胸部皮肤发紧、皮肤潮红、瘙痒、荨麻疹及血管神经性水肿，水肿以眼周、口唇、耳部多见。

（2）呼吸系统。有咳嗽、胸闷、气短、呼吸困难、咳大量泡沫样痰等急性肺水肿表现。部分患者出现喉头水肿、急性呼吸窘迫综合征及呼吸衰竭。

（3）循环系统。心律失常、心肌梗死、心力衰竭、低血压甚至休克等。

（4）消化系统。恶心、呕吐、纳差、腹痛、腹泻、吞咽困难、唾液分泌增加等。

（5）运动系统。弥漫性肌痛、关节痛、肢体肿胀、肌肉痉挛等。

（6）神经系统。头痛、头晕、精神萎靡、烦躁不安、谵妄、昏迷等。

（7）血液系统。凝血功能异常、溶血等。

（8）其他。发热、寒战、眼结膜炎、球结膜水肿等。

### （三）过敏性休克

海蜇毒素进入人体后，可能会导致患者在短时间内迅速发生过敏性休克，主要表现如下。

（1）血压下降至休克水平，伴出冷汗、面色苍白、脉速而弱、四肢湿冷、发绀、烦躁不安、意识不清或完全丧失等。

（2）在休克出现之前或同时，伴有一些过敏相关的症状，如：①畏寒，皮肤潮红或苍白、荨麻疹；②眼、口唇、咽喉黏膜发生水肿，咽喉堵塞感；③胸闷、喘鸣、憋气、发绀；④头晕、乏力、眼花、心悸、出汗等。

## 四、实验室及其他检查

目前无特异性辅助检查。大多数患者的白细胞计数、中性粒细胞比例和（或）嗜酸性粒细胞比例增高。部分患者 C- 反应蛋白（CRP）增高。累及心、肝、肾等脏器时，可出现血清丙氨酸氨基转移酶（ALT）、天冬氨酸氨基转移酶（AST）、尿素氮（BUN）、血肌酐（SCr）、肌酸激酶同工酶（CK-MB）等指标异常。部分患者出现血小板计数降低，凝血酶原时间（PT）和（或）活化部分凝血活酶时间（APTT）缩短或延长，血浆鱼精蛋白副凝（3P）试验阳性，D- 二聚体增高等凝血功能指标异常。机体酸碱失衡者，动脉血气分析指标，如 pH 值、$HCO_3^-$、BE（碱剩余）、$PaCO_2$ 等异常。部分患者心电图表现异常。发生肺水肿时，胸部 X 线有 Kerley B 线、肺门蝴蝶状阴影等表现。

## 五、诊断与临床分型

### （一）诊断

患者具有明确的海蜇接触与蜇伤史，以及典型的临床表现即可作出诊断。当海蜇蜇伤史不详或临床表现不典型时，通过显微镜下检查，皮肤内可见海蜇的刺丝囊，可帮助确诊。

### （二）临床分型

（1）轻型。仅有局部皮损，无明显全身表现。

（2）中型。有局部皮损，同时还伴有轻微全身表现（畏寒、发热、肌肉疼痛、乏力、咳嗽、胸闷、腹痛、腹泻、精神和食欲欠佳等），但不伴有脏器功能明显受损表现。轻型患者中出现下列情况的，如过敏体质、年龄＞65 岁且合并高血压、糖尿病、冠心病等基础疾病者，按中型病例处理。

（3）重型。除有局部皮损和严重的全身表现（如持续高热、肢体严重肿胀、血压下降、呼吸困难、烦躁不安、精神萎靡等）外，伴有休克、急性肺水肿、弥漫性血管内凝血，以及心、肺、肝、肾等器官功能障碍或衰竭表现时，即可诊断为重型。

## 六、鉴别诊断

当海蜇蜇伤诊断不明确时，要注意与下列疾病相鉴别。

（一）珊瑚刺伤

珊瑚刺伤的最初反应是疼痛、红斑和瘙痒，依珊瑚种类和刺伤大小而异，人体的前臂、肘和膝是易受损伤部位，刺伤伤口周围在几分钟内可能出现红斑，1~2 h 消失。极少数病例会发生蜂窝织炎、淋巴管炎、滑囊膜炎及局部溃疡和坏死等。

（二）海蛇咬伤

海蛇咬伤有瞬时疼痛，后伴麻木感，伤口一般不红、不肿、不痛，被咬部位常有一对短浅如针头大小的毒牙痕，有时难以辨认。咬伤 3~6 h 后，可见明显的全身中毒症状，如全身筋骨疼痛，张口、吞咽、言语困难，眼睑下垂，视物模糊。中毒严重的患者还会出现进行性呼吸困难，不能自主呼吸，多数因窒息死亡。

（三）海胆刺伤

海胆刺伤急性期表现为刺伤部位红肿、疼痛，随后引发皮炎出现紫红斑，毒刺数量过多时可致全身毒性反应，如皮肤感觉异常、放射状疼痛、低血压、心悸、肌无力、呼吸困难、失语、耳聋、面瘫、休克等临床症状，甚至导致死亡。慢性期表现为患处肉芽肿、创伤性关节炎、滑膜炎、腱鞘炎、创伤性神经瘤、持续性神经病变，乃至骨质破坏及迟发性超敏反应。

（四）迷走血管性晕厥

迷走血管性晕厥多由情绪反应引起，常见于体质较弱者，尤其是在患者有发热、失水或低血糖倾向时。患者出现面色苍白、恶心、出冷汗、晕厥，易被误诊为过敏性休克。但此症无瘙痒或皮疹，晕厥经平卧后立即好转，血压虽低但脉搏缓慢，这些与过敏性休克不同。迷走血管性晕厥可用阿托品类药物治疗。

（五）遗传性血管性水肿

遗传性血管性水肿是一种常染色体显性遗传病，主要表现为皮肤和呼吸道黏膜的血管性水肿。患者可在感染、创伤等非特异性因素刺激下发病。呼吸道黏膜水肿可造成气道阻塞，引起喘鸣、气急、呼吸困难等症状，这与海蜇蜇伤所致的呼吸道症状颇为相似。但本病起病较慢，不少患者有家族史或自幼发作史，发病时通常无血压下降，也无荨麻疹等，可与海蜇蜇伤患者表现相鉴别。

## 七、治疗

### （一）治疗原则

迅速脱离蜇伤环境，立即正确处理蜇伤部位，清除局部毒液，阻止毒素的继续吸收；密切观察和评估患者的生命体征及意识、呼吸和循环状态，尽早识别重症患者；积极抗过敏性、抗休克及对症治疗；防治各种并发症。

### （二）现场处置

（1）被海蜇蜇伤后，要立即上岸，尽快脱离蜇伤环境。

（2）用海水反复冲洗蜇伤部位，尽量清除局部毒液。但切勿用淡水或生理盐水清洗，避免因渗透压过低刺丝囊破裂引起毒素的大量释放而加重病情。

（3）用塑料硬卡片（如银行卡）、镊子等工具清除残留在皮肤中的海蜇触手及刺丝囊。禁止用手直接接触、禁止用力摩擦蜇伤部位。救护人员应戴手套，避免被蜇伤。

（4）去除触手和刺丝囊后用热水浸泡蜇伤部位，水温为 40~50 ℃，持续 20 min。

少数患者病情发展迅速，十几分钟至 6 h 内突然出现急性肺水肿、过敏性休克等，甚至死亡。患者在现场处理后，应尽快送往医院诊治，以免贻误治疗时机。

### （三）院内救治

海蜇蜇伤患者进入医院后，应根据临床分型，采取不同的治疗措施。

轻型患者：皮肤局部处理，医院留观 6~12 h，口服抗过敏药物治疗。

中型患者：收住院治疗；监测生命体征、血氧饱和度等；行血尿常规、血生化、血气分析等实验室检查；行胸部 X 片或胸部 CT 检查；口服（地）氯雷他定、（左）西替利嗪及咪唑斯汀等抗组胺药物；给予糖皮质激素治疗，如甲泼尼龙琥珀酸钠或地塞米松等。

重型患者：收重症监护病房；监测生命体征、血氧饱和度等；行血常规、尿常规、血生化、血气分析、凝血功能、心肌酶谱、BNP、NT-proBNP、肌钙蛋白以及心电图、胸部 CT 等检查；给予抗组胺药、大剂量糖皮质激素、肾上腺素治疗；出现休克，积极抗休克治疗；心、肺、肝、肾等器官功能障碍或衰竭时，采取相应的治疗措施，最大限度地保护器官功能。

1. 局部处理

患者到达医院后，用 5%~10% 碳酸氢钠溶液冲洗蜇伤部位，并用碳酸氢钠溶液纱布湿敷，也可用炉甘石洗剂外涂或糖皮质激素类软膏局部涂擦。

2. 预防破伤风

海蜇蜇伤后有感染破伤风风险，应根据《非新生儿破伤风诊疗规范（2019年版）》中附件1《外伤后破伤风疫苗和被动免疫制剂使用指南》进行正确的破伤风预防。

3. 对症治疗

（1）疼痛。疼痛较轻者，可口服曲马多、布洛芬、对乙酰氨基酚片等。疼痛剧烈时可皮下注射吗啡或肌内注射哌替啶等。肌痉挛者，可静注10%葡萄糖酸钙或地西泮等治疗。

（2）低血压。容量不足者快速补液。积极补充容量后仍为顽固性低血压者，可给予去甲肾上腺素等升压药。

（3）支气管痉挛和呼吸困难。对于支气管痉挛和呼吸困难患者，可通过鼻导管或面罩给氧，应用肾上腺素、糖皮质激素和支气管扩张剂，如氨茶碱、沙丁胺醇、特布他林等。若发生急性喉头水肿，立即给予肾上腺素治疗，尽早气管插管，若插管困难可考虑环甲膜穿刺术或气管切开术后接呼吸机辅助通气，以缓解症状。

4. 并发症治疗

（1）过敏性休克。对于过敏性休克患者，应积极抗过敏、抗休克治疗。具体措施：仰卧位或休克体位；吸氧，保持呼吸道畅通，如出现喉梗阻，行紧急环甲膜穿刺术，如严重呼吸困难，应尽早气管插管接呼吸机辅助通气；立即肌内注射肾上腺素；早期足量应用糖皮质激素（如甲泼尼龙琥珀酸钠）；迅速建立静脉通道进行液体复苏；必要时给予血管活性药物（去甲肾上腺素等）。

（2）急性肺水肿。半坐位或坐位，减少回心血量；立即吸氧，必要时无创正压通气治疗；应用利尿药、血管扩张药，以降低心脏前后负荷和肺毛细血管压，进而减轻肺水肿；应用糖皮质激素抑制炎症反应，促进水肿消退；根据病情适当给予强心药物，增强心肌收缩力；应用抗生素控制感染。

（3）心律失常。注意寻找诱发心律失常的原因，根据患者病理生理改变进行针对性治疗。注意预防和识别尖端扭转型室性心动过速。心搏骤停者，立即行心肺复苏术（CPR）。

（4）器官功能障碍或衰竭。海蜇蜇伤易引起肺、肝、肾等单个或多个器官功能障碍或衰竭，应积极进行器官功能的支持和保护，如预防应激性溃疡、改善氧代谢、纠正组织缺氧、重视营养和代谢支持，必要时选择连续性肾脏替代治疗（CRRT）、中医药治疗等。

（5）预防和治疗感染。轻型患者一般不需预防应用抗菌药物，若蜇伤严重、皮损有污染者可应用抗菌药物。

# 第三节　海蜇蜇伤的健康管理与疾病预防

## 一、健康管理

（一）心理指导

被海蜇蜇伤患者患有明显的皮损，有的患者有较剧烈的疼痛，且海蜇毒液内含多种毒素，患者因害怕而有焦虑、急躁等表现，尤其是患者得知海蜇蜇伤会导致多器官功能障碍或衰竭，甚至死亡这样的严重后果后，上述表现更为明显。对于这样的患者，医务人员要耐心倾听患者的倾诉，并根据患者的性别、年龄、职业、文化层次等，采取相应的交谈方式，安定其情绪，告诉患者积极、正确、及时治疗，病情大多转归良好。安慰鼓励患者，用和蔼的语言、亲切的态度、精湛的技术取得患者及家属的信任。

（二）饮食指导

鼓励患者多饮水，有助于稀释毒素，促进毒素排出。避免酸性食物，以营养丰富、易消化食物为主，多食用含有丰富纤维素、B族维生素、维生素C的食物。

（三）休息、活动指导

急性期嘱患者卧床休息，保持身心安静，以利于治疗和及早康复。意识模糊、躁动的患者给予床边加护栏，防止发生意外伤害。急性期过后嘱患者适当活动，注意休息，以利于身体功能的恢复。

海蜇蜇伤患者有过敏体质，合并高血压、糖尿病、冠心病等以及并发肺、肝肾等脏器功能障碍或衰竭者，根据不同情况予以相应的健康宣教及指导。

## 二、疾病预防

积极的预防可减少海蜇蜇伤的发生率，其预防措施如下。

（1）在海蜇蜇伤高发区域设置警示牌，向游客或渔民宣传海蜇蜇伤及急救相关知识。

（2）不要在海蜇密集区域游泳。下雨时海蜇会向海边靠近，故避免雨后去海里游泳。

（3）下海游泳要穿防蜇伤泳衣，做好防护。

（4）遇到海蜇（包括已死亡的海蜇），不能直接用手抓取，防止被蜇伤。漂上海滩的海蜇碎片也不要用手触摸。

◆ 参考文献 ◆

[1] 国家卫生健康委员会. 常见动物致伤诊疗规范（2021年版）[S]. 2021.

[2] 卢畅, 费文超, 纪世召, 等. 海军某士官学校学员基层部队服役期间训练伤发生情况调查[J]. 解放军预防医学杂志, 2017, 835(1): 16–18.

[3] 张重阳, 吕喆, 吴金辉, 等. 2017至2019年秦皇岛市沿海浴场海蜇蜇伤事件报告[J]. 中华危重病急救医学, 2021, 22(5): 593–599.

[4] 霍书花, 田英平, 张玉坤, 等. 秦皇岛市2 577例海蜇蜇伤流行病学分析[J]. 河北医科大学学报, 2017, 38(10): 1141–1143.

[5] 康新, 路小光, 范治伟, 等. 海蜇蜇伤致过敏、中毒性休克及多器官功能障碍综合征一例[J]. 中华急诊医学杂志, 2009(5): 552–553.

[6] 张重阳, 孟庆义, 邱泽武, 等. 2014年中国海蜇蜇伤救治专家共识[J]. 临床误诊误治, 2014, 27(10): 1–5.

[7] 河北省医学会急诊医学分会. 河北省环渤海海域海蜇蜇伤诊疗专家共识（2016）[J]. 中国急救医学, 2016, 36(12): 1066–1068.

[8] 王兵, 鞠衍馨, 董桂芝. 重症海蜇蜇伤救治42例临床观察[J]. 中国中西医结合急救杂志, 2014(2): 137–138.

[9] 庞瑛. 海训中海蜇蜇伤的护理与预防[J]. 解放军护理杂志, 2003, 20(7): 27.

（撰写者：康　新　校对者：邓玖旭）

# 第二十五章　胡蜂蜇伤及规范化防治

## 第一节　概述

我国是农业大国，退耕还林后植被生长茂盛，为胡蜂提供了良好的生存环境，胡蜂生长更迅速，蜂蜇伤发生率随之升高。胡蜂隶属于昆虫纲膜翅目细腰亚目针尾组，亦名马蜂、黄蜂、草蜂等。世界上已知胡蜂5 000多种，中国记载的有200余种，包括胡蜂亚科的剧毒杀人胡蜂黑胸胡蜂、金环胡蜂和基胡蜂等。胡蜂蜇伤主要发生在适宜蜂群生长繁殖的山地丘陵地区，严重者可致多器官功能障碍综合征（multiple organ dysfunction syndrome，MODS），甚至死亡。同时，蜂蜇伤患者多为山区居民，收入有限，医疗救治对其财产造成重大损失，因此已经演变为公共卫生问题。本章将对胡蜂蜇伤的规范化诊治进行讲述。胡蜂蜇伤规范化诊治流程见图25-1。

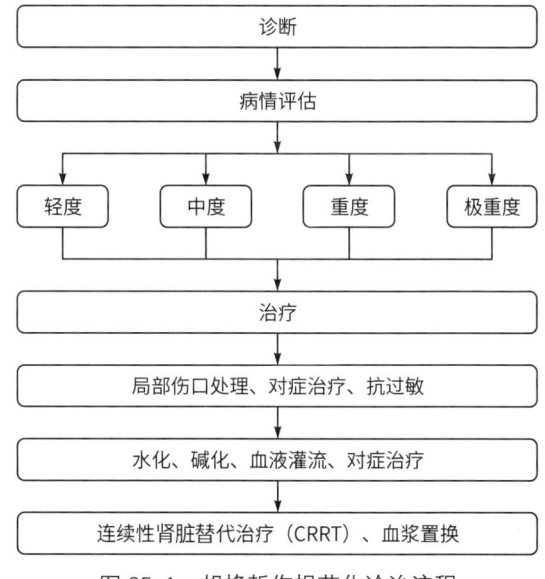

图 25-1　胡蜂蜇伤规范化诊治流程

## 第二节 防治规范

### 一、发病机制

胡蜂具备极强的攻击性，由于毒刺结构特别，刺入受害者皮肤释放毒素后可轻易拔出，因此其具备较强的生命力。

胡蜂毒囊内毒素主要包括各种胺类物质（组胺、多巴胺等）、多肽物质（激肽、肥大细胞脱粒多肽等）以及高分子蛋白（神经毒蛋白、磷脂酶 A、透明质酸酶等），其中最重要的是磷脂酶 A、透明质酸酶及 Antigen5。胡蜂蜇伤人后毒囊内毒液进入人体血液，其中抗原成分（Antigen5）迅速诱发机体发生 IgE 介导速发型过敏反应，而毒液中预先储备的物质（组胺及激肽等）及新合成的物质（白三烯、前列腺素、血小板活化因子、细胞因子 IL-4 和 IL-13 等）促进局部炎症反应的发生，被胡蜂蜇伤后局部伤口可出现疼痛、红肿、丘疹及红斑，或黑钉头似的坏死性病灶，严重时引起全身炎症反应（systemic inflammatory response syndrome，SIRS），可伴有循环系统、神经系统、泌尿系统等全身多系统损害，严重中毒者可死亡。蜂毒肽具有较强的细胞毒副作用，可直接导致急性肾小管坏死、间质性肾炎、肾皮质坏死，同时具有溶血和血管活性作用，引起急性肾功能衰竭、肝损伤、心肌损伤、呼吸衰竭和神经系统损伤等；磷脂酶 A2 主要与蜂毒肽协同作用引起急性溶血反应及过敏反应。此外，组胺、透明质酸可造成心脏、肝脏等器官的损害和过敏反应。

### 二、流行病学

胡蜂分布在全世界。据报道，全世界约有 5% 的人曾被蜜蜂或黄蜂蜇伤。发达国家对于蜂蜇伤中毒的病例报道甚少，大多数报道集中在印度、越南、泰国、马来西亚、尼泊尔等发展中国家。瑞典统计了 10 年蜂蜇伤中毒患者死亡率为百万分之 0.2。日本每年有超过 30 例患者被蜜蜂或者黄蜂蜇伤致死，大多数为大黄蜂群蜂袭击所致。在尼泊尔，蜂蜇伤已经成为严重威胁当地居民生命健康的"杀手"，几乎有 25% 的蜂蜇伤中毒患者死亡。

胡蜂在我国华北、西北、云贵、浙江、台湾等地山区的丛林中都有分布。各月份均有胡蜂蜇伤报道病例，但其发病具有明显的季节性。发病高峰出现在 8~10 月，7 月和 11 月也较多，应加强重视。胡蜂蜇伤病例呈广泛分布趋势，城乡分布中，乡镇分布较多。男性高于女性，中年人高于其他年龄段人群。

## 三、临床表现

胡蜂的尾针刺破人的皮肤后，能释放毒素，毒液侵入人体引起中毒，其实质为生物毒素中毒。被胡蜂蜇伤后，可发生过敏反应及直接毒性作用，前者与中毒剂量无关，后者存在明显的剂量/效应关系，临床上主要表现为过敏和多器官功能损害。

### （一）红肿热痛

局部皮肤红肿、疼痛伴/不伴瘙痒，蜂刺部位可发生中心性坏死，可持续数天。胡蜂蜇伤的皮损（头部）见图25-2，胡蜂蜇伤的皮损（基本痊愈，上臂）见图25-3。

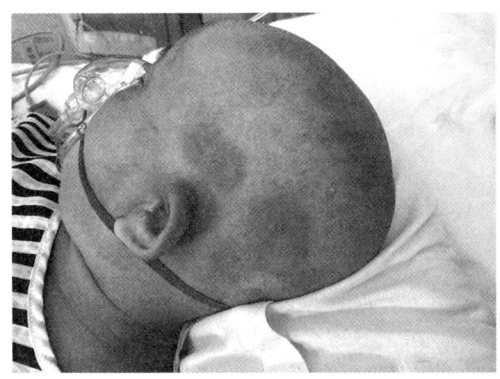

图25-2 胡蜂蜇伤的皮损（头部）　　图25-3 胡蜂蜇伤的皮损（基本痊愈，上臂）

### （二）过敏反应

患者可出现瘙痒、荨麻疹、水肿、红斑等，严重者可发生过敏性休克、喉头水肿等，甚至引起呼吸道痉挛，导致窒息直至呼吸衰竭而死亡。

### （三）横纹肌溶解征

胡蜂尾针及毒素可致横纹肌损伤，细胞膜完整性改变，细胞内容物（如肌红蛋白、肌酸激酶、小分子物质等）漏出，导致针刺局部疼痛、肌酶升高、肉眼血尿，多伴有急性肾衰竭及代谢紊乱（高钾血症等）。

### （四）血管内溶血

蜂毒可以改变毛细血管通透性导致局部疼痛，引发红细胞的通透性改变，胞内胶体渗出，致红细胞处于低渗状态而破裂，红细胞溶解。红细胞的内容（血红蛋白）被释放入血浆，导致血红蛋白尿、急性肾衰竭。

## （五）泌尿系统

早期会出现尿液颜色及尿量的改变。一般因毒素直接损害肾小管，横纹肌溶解，血管内溶血等，出现少尿、血尿、酱油尿等，酱油色尿见图 25-4，肾功能及电解质异常、酸碱失衡，也有个别病例报道出现急性间质性肾炎及肾皮质坏死。

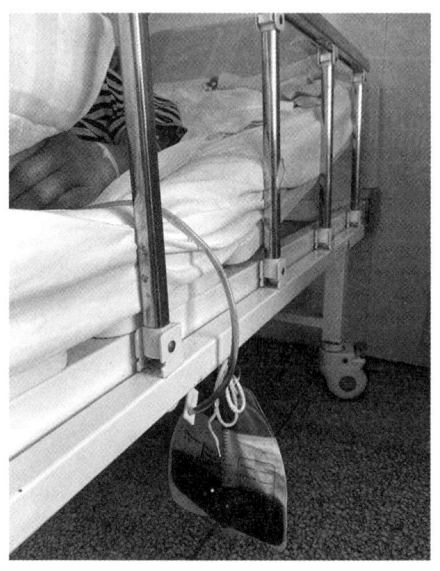

图 25-4　酱油色尿

## （六）神经系统

头晕、头痛、一过性晕厥等。

## （七）呼吸系统

表现为气促、胸闷、呼吸困难等，部分患者发展为急性呼吸窘迫综合征，胡蜂蜇伤导致的急性肺损伤见图 25-5。

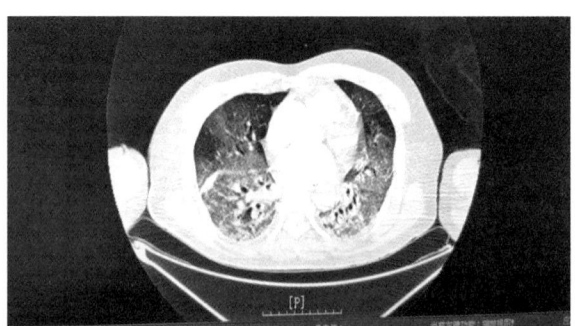

图 25-5　胡蜂蜇伤导致的急性肺损伤

## （八）血液系统

可诱发凝血功能异常，出现非蜇伤部位的皮下出血点、瘀斑、呕血，甚至便血。

## （九）消化系统

轻者常表现为腹胀、恶心、呕吐，严重者可诱发消化道出血。

## （十）循环系统

部分患者可出现低血压、心律失常等。

## （十一）多器官功能障碍综合征

机体有两个或两个以上的器官或系统同时或序贯发生功能障碍，以至不能维持内环境稳定的临床综合征，可出现弥散性血管内凝血（DIC）。

## 四、诊断

有胡蜂蜇伤病史，伴有以上症状即可诊断。

## 五、鉴别诊断

胡蜂蜇伤应与蜜蜂蜇伤或其他蚊虫叮咬相鉴别，以下是鉴别要点。
（1）生活在胡蜂活动的地区，能见到胡蜂蜂巢（俗称葫芦包）。
（2）具有胡蜂蜇伤的典型皮损：蜇伤处疼痛，皮肤呈局部瘀斑，溃疡性凹陷形成，周围伴发荨麻疹样改变。
（3）蜜蜂蜇伤或其他蚊虫叮咬的局部皮肤一般肿胀、充血，疼痛或瘙痒，没有溃疡性凹陷。
（4）蜜蜂蜇伤一般不会造成全身多脏器功能损害。
（5）蜜蜂蜂毒为酸性，局部处理需用碱性液体，这是与胡蜂蜇伤最大的区别。

## 六、现场应急救治与院前救治

胡蜂蜇伤早期救治是防止发展为重症的关键，如果判断为被胡蜂蜇伤，应立即前往医院，迅速评估病情。

（一）胡蜂蜇伤早期规范处置方法

（1）蜇伤局部治疗。①对蜇刺仍遗留在皮肤者，可拔除或胶布粘贴拔除，不能挤压。②局部可以清水或生理盐水进行冲洗，或选择弱酸性液体如食醋等。③可将蛇药片碾碎调成糊状涂抹伤处。

（2）预防破伤风。

（二）尽早评估病情

早评估指一经诊断，需要即刻作出评估。根据胡蜂蜇刺的数量（间接反映胡蜂数量及毒液量）、有无过敏反应及其他器官受损情况进行病情分级，按级别进行相应处理。

（1）轻度。①胡蜂蜇刺数量＜15针；②伴／不伴轻度过敏反应，无全身荨麻疹及喉头水肿；③尿量正常，无血尿、酱油尿，肾功正常；④无其他器官受损。

（2）中度。①胡蜂蜇刺数量≥15针；②伴／不伴过敏反应，甚至全身荨麻疹，无喉头水肿；③尿量减少，＜0.5 mL/（kg·h）（时间＞6 h），无血尿、酱油尿，血清Cr绝对升高≥0.3 mg/dL或相对升高≥50%；④无心、肺等其他器官受损，生命体征平稳。

（3）重度。①出现血尿、酱油尿，尿量进一步减少，＜0.5mL/（kg·h）（时间＞12 h），血清Cr相对升高＞200%~300%；②伴／不伴心、肺、消化道等其他重要脏器受损；③生命体征平稳。

（4）极重度。①出现多器官功能障碍综合征（MODS）；②生命体征不平稳。

# 七、院内救治

（1）轻度。局部治疗，对症、支持治疗，如果有轻度过敏反应，可使用少量激素或抗组胺药物，观察病情变化。

（2）中度。①抗过敏。过敏严重者可使用氢化可的松200~400 mg/d，或甲强龙40~80 mg/d，病情好转后逐渐减量，疗程3~7 d。②全身水化及碱化治疗。水化治疗：输注0.9%氯化钠及5%葡萄糖注射液，1 L/h或10~15 mL/（kg·h），保证尿量200~300 mL/h，每日液体入量＞3 000 mL。注意避免因为输液速度过快引发肺水肿。碱化治疗：可使用4%~5%碳酸氢钠注射液，每日400~600 mL，使用碱性药物将尿pH值调整至7.0以上。③血液灌流治疗。尽早使用，可吸附进入血液中的蜂毒。④必要时行血液透析治疗。⑤对症支持治疗。

（3）重度。除前述全身水化、碱化及血液灌流治疗外，需行CRRT治疗。

（4）极重度。有条件转 ICU 治疗，给予血液灌流及 CRRT 清除蜂毒及炎性介质，必要时行血浆置换，呼吸机辅助通气等治疗。血浆置换治疗见图 25-6，胡蜂蜇伤后血浆置换出的血浆见图 25-7。

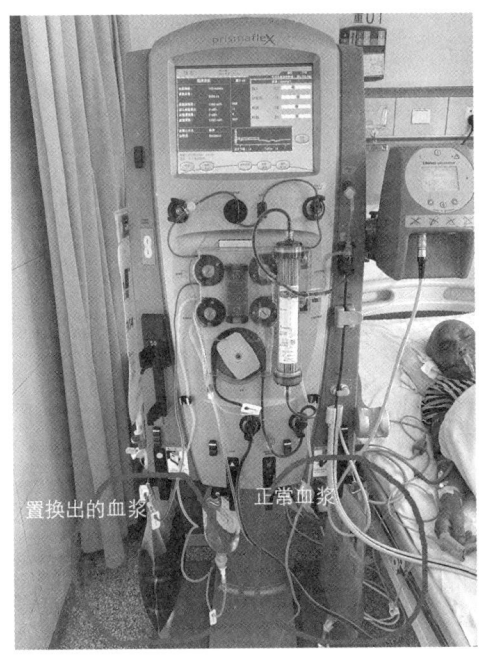

图 25-6　血浆置换治疗

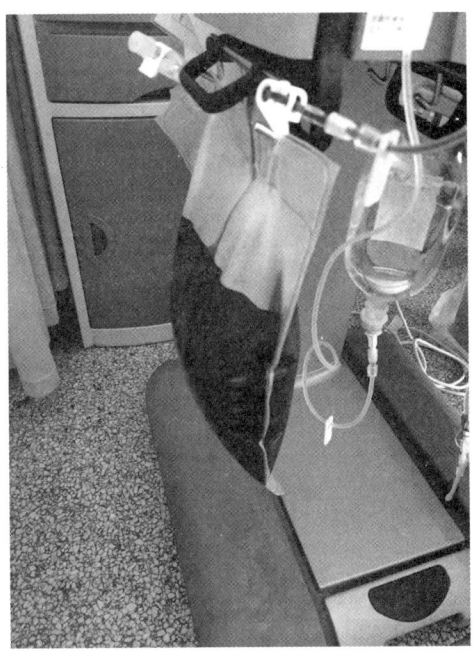

图 25-7　胡蜂蜇伤后血浆置换出的血浆

## 八、早期规范转诊

若患者病情分级在中度及以上，基础疾病较多，建议初步处理后尽快转往能进行高级生命支持和血液净化治疗的医疗单位，转诊前务必做好病情评估和病情交接。满足以下条件时可转至基层医院：①生命体征平稳；②本次中毒损害停止；③受损脏器功能好转，不需要人工支持干预。

# 第三节 预防要点

## 一、健康宣教

在胡蜂蜇伤的高发季（8~11月）对山区丘陵地区居住或旅游的人们进行宣传，远离山间及树丛中的蜂巢。

## 二、做好防护

胡蜂蜇伤的高发季，山间或田地劳作时穿长衣长裤，必要时戴防护面网。

◆ 参考文献 ◆

[1] 李莉, 夏羽茜, 李馨欣, 等. 蜂蜇伤发病机制的研究进展[J]. 海南医学杂志, 2018, 29(20): 2940-2942.

[2] ABRISHAMI M A, BOYD G K, SETTIPANE G A. Prevalence of bee sting allergy in 2 101 girl scouts[J]. Acta Allergol, 1971(26): 117-120.

[3] BARNARD J. Studies of 400 Hymenoptera sting deaths in the United States[J]. J Allergy Clin Immunol, 1973, 52(5): 259-264.

[4] PASTORELLO EA, INCORVAIA C, PRAVETTONI V, et al. L'allergia al veleno diinsetti[J]. Prosp Pediatr, 1991(21): 25-29.

[5] 张季林, 殷玉婷. 蜂毒免疫疗法治疗蜂蜇伤的研究态势[J]. 中医药学刊, 2003, 21(5): 673-674.

[6] XIE C, XU S, DING F, et al. Clinical features of severe wasp sting patients with dominantly toxic reaction: analysis of 1 091 cases[J]. PLos One, 2013, 8(12): e83164.

[7] JOHANSSON B, E RRIKSSON A, ÖRNEHULT L. Human fatalities caused by wasp and bee stings in Sweden[J]. Int J Legal Med, 1991, 104(2): 99-103.

[8] SHIMADA A, NAKAI T. Systemic rhabdomyonecrosis and acute tubular necrosis in a dog associated with wasp stings[J]. The Veterinary Record, 2005, 156(10): 320-322.

[9] SIGDEL MR, RAUT KB. Wasp bite in a referral hospital in Nel[J]. J Nepal Health Res Counc, 2013, 11(25): 244-250.

[10] MULLER U. Insect sing allergy: Clinical picture, diagnosis and treatment [Z]. 1990.

[11] NAKAJIMA T. Pharmacologic biochemistry of vespid venoms. In: Piek T(ed) Venoms of the hymenoptera [M]. London: Academic Press, 1986.

[12] JACOBSON RS, HOFFMAN DR. Honey-bee venom acid phosphatase is a member of the prostatic acid phosphatase family [J]. J Allergy Clin Immunol, 1995(95): 372.

[13] CZARNETZKI BM, THIELE T, ROSENBACH T. Evidence for leukotrienes in animal venoms[J]. J Allergy Clin Immunol, 1990(85): 505-509.

[14] DE GRAAF D C, ALERTS M, DANNEELS, E, et al. Bee, wasp and ant venomics pave the way for a component-resolved diagnosis of sting allergy[J]. J Proteomics, 2009(72): 145-154.

[15] HABERMANN E. Bee and wasp venoms[J]. Science, 1972(177): 314-322.

[16] NAKAJIMA T. Biochemistry of vespid venoms[M]. New York: Handbook of Natural Toxins, 1984.

[17] SCHWARTZ HJ, SUTHEIMER C, GAURERKE MB, et al. Hymenoptera venom specific IgE antibodies in post-mortem sera from victims of sudden, unexpected deaths[J]. Clin Allergy, 1988(18): 461-468.

[18] SUBRAMANIAN C, JAIN V, SINGH M, et al. Allergic and systemic reactions following yellow jacket stings[J]. Indian Pediatr, 2000(37): 1003-1005.

[19] WATERHOUSE AT. Bee stings and anaphylaxis[J]. Lancet, 1914, 184(4755): 946.

[20] VALENTINE MD, SCHUBERTH KC, KAGEY-SOBOTKA A, et al. The value of immunotherapy in children with allergy to insect stings[J]. N Engl J Med, 1990(323): 1601-1603.

[21] ZHANG R, MELEG SMITH S, BATUMAN V. Acute tubulointerstitial nephritis after wasp stings[J]. A m J Kidney Dis, 2001, 38(6): e33.

[22] PRAMANIK S, BANERJEE S. Wasp stings with multisystem dysfunction[J]. Indian Pediatr, 2007, 44(10): 788-790.

[23] RUDENKO SV, NIPOT EE. Protection by chlorpromazine, albumin and bivalent cations against haemolysis induced by melittin, Al-14]melittin and whole bee venom[J]. Biochem J, 1996, 317(3): 747-754.

[24] DECHYAPIROM W, CEVIK C, NUGENT K. Concurrent acute coronary syndrome and ischemic stroke following multiple bee stings[J]. Int J Cardiol, 2011(151): e47-e52.

[25] 刘克英，刘勇. 蜂蜇伤中毒12例临床分析 [J]. 中国煤炭工业医学杂志, 2000, 3(10): l064.

[26] 刘池玮，吴绍军，孙小进. 毒蜂蜇伤中毒死亡1例 [J]. 中国法医学杂志, 2005, 20(6): 377.

[27] 张季林，殷玉婷. 蜂毒免疫疗法治疗蜂蜇伤的研究态势 [J]. 中医药学刊，2003, 21(5): 673-674.

[28] XIE C, XU S, DING F, et al. Clinical features of severe wasp sting patients with dominantly toxic reaction: analysis of 1 091 cases[J]. PLoS One, 2013, 8(12): e83164.

[29] PéREZ PIMIENTO AJ, ALONSO GONZáLEZ L. Anafilaxia por picadura de himenóptero: estudio de 113 casos[J]. Med Clin(Barc), 2005, 125(11): 417-420.

（撰写者：王　敬　校对者：赵连泽）

# 第二十六章　蚂蚁蜇伤及规范化防治

## 第一节　概述

蚂蚁（ant）是一种常见的昆虫，隶属于昆虫纲，膜翅目，蚁科，是地球上分布最广泛、种类和数量最多的社会性昆虫，蚂蚁在全世界有16 000种以上，我国有2 000多种，常见的有600多种。生活中常见的有工蚁、小黄家蚁、剑颚臭家蚁、伊氏臭蚁、大头蚁、黑蚁及火蚁等，蚂蚁常在路边、草丛、墙角及墙缝中筑巢。在我国南方省份蚂蚁物种较丰富，而北方及西北干旱地区等省份物种较少。根据蚂蚁种类的不同，毒液成分及含量表现出复杂、多样，但主要含有多肽及蛋白质、生物碱、蚁酸及生物胺等有毒物质。据不完全统计，随着地球变暖及人类活动的增加，全球每年被蚂蚁蜇伤后就诊的人数达数百万，在中国每年就诊的人数就有数十万，轻者引起局部肿痛，重者可引起过敏性休克，甚至个别病情严重者可引起死亡等。但目前国内外尚缺乏针对蚂蚁蜇伤的诊治规范或指南等，为了更好地指导蚂蚁蜇伤患者的诊治，提高救治水平及减少死亡，保障医疗质量和医疗安全，本章重点论述规范化防治措施。

蚂蚁蜇伤诊治流程见图26-1。

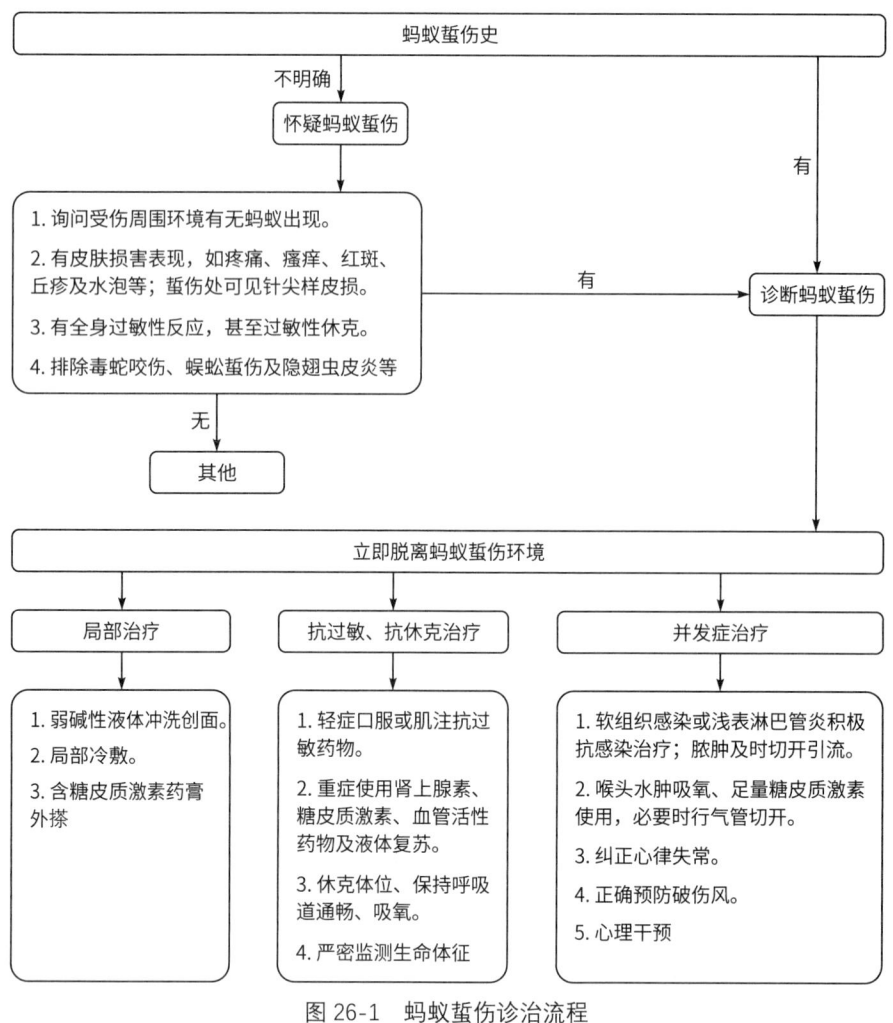

图 26-1 蚂蚁蜇伤诊治流程

## 第二节 防治规范

### 一、发病机制

通常蚂蚁以大颚咬住人的皮肤，用其蜇针将毒囊中大量的毒液注入皮肤，致使人体发生中毒和（或）过敏反应。蚂蚁毒液是复杂的生物毒性化学混合物，其主要活性包括溶细胞性、溶血性、过敏性、麻痹性及促炎性等，毒液中多肽及蛋白质类毒素主要起细胞毒性、神经毒性及过敏反应，线性肽具有细胞溶解和溶血作用，神经毒性肽主要作用于离子通道，阻断突触传递而引起弛缓性麻痹，导致周围性呼吸衰竭，引起缺氧性脑病、肺部感染及循环衰竭等，多肽是主要的过敏源，引发 IgE 介导的速发型过敏反应，磷脂酶作为主要蛋白质毒素之一能引起神经毒性、血小板活化、过敏反应、溶血和组织损伤；毒性生物碱会促使肥大细胞释放组胺和血管活性胺类物质，引起溶血及细胞、组织坏死，火蚁毒液含有大量的疏水性哌啶类生物碱，短时间内对人体产生强烈的作用，引起烧灼感、水肿、脓疱、溶血及坏死等；蚁酸具有强烈的细胞毒作用，使细胞内外渗透压失衡，导致细胞溶解破裂；过多的生物胺使全身毛细血管扩张、血管容积增大、血管通透性增加，使有效循环血量锐减，引起头晕、恶心、心悸、血压下降等。目前国内外对蚂蚁致病机制研究得不充分，尚未完全阐明具体机制，总之，蚂蚁蜇伤后的中毒效应是多种毒素共同作用的结果，不同种类蚂蚁引起的中毒机制也不同。

## 二、流行病学

蚂蚁广泛分布于全世界，主要分布于热带及亚热带地区，在我国分布范围也甚广，全国各地都有，但主要分布在海南、广西、云南、广东及福建等地区，蚂蚁蜇伤主要集中在每年的 4~10 月份，白天及傍晚都可以发生，常见于户外劳作或乘凉时，个别还发生在家中。据不完全统计，我国每年被蚂蚁蜇伤后就诊人数达数十万，约 15% 会产生局部严重反应，2% 会产生严重系统性反应，普通蚂蚁蜇伤后，症状轻，预后良好，但是红火蚁或黑火蚁蜇伤后病情较重，极个别可引起死亡等。红火蚁见图 26-2。

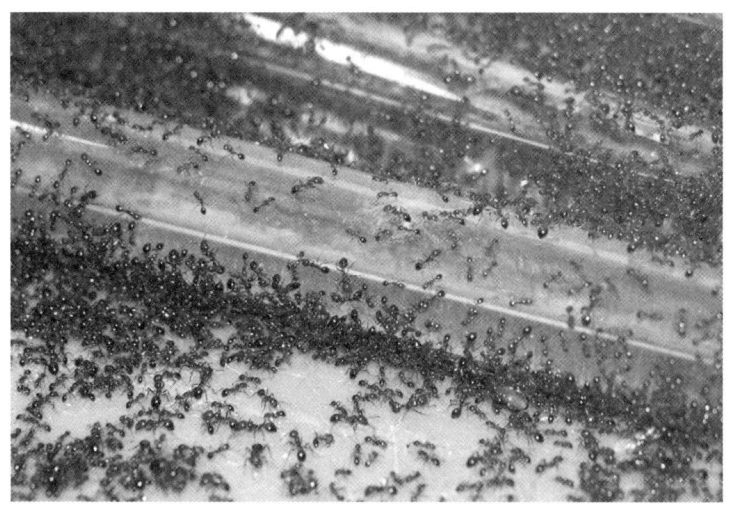

图 26-2　红火蚁

## 三、临床表现

(一)局部症状

(1)风团和红晕。大多数被蚂蚁蜇伤患者的伤处皮肤迅速出现瘙痒、疼痛、红肿及风团样皮疹,一处或多处蜇伤处可见针尖样皮损。局部红肿见图 26-3。

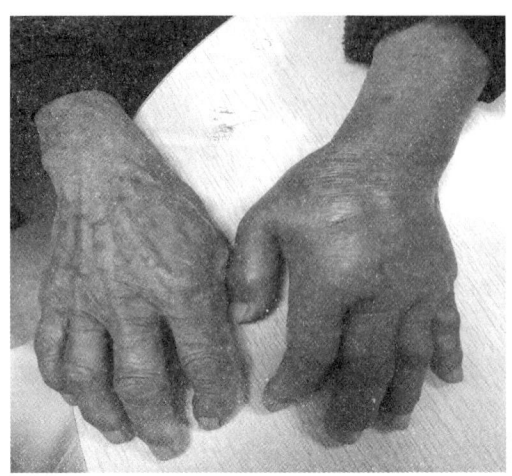

图 26-3 局部红肿

(2)水疱或脓疱。最初 24 h 内,蜇伤处或其周边可形成水疱或脓疱,在 24 h 左右达到最大,可持续 1 周或更长时间,若未规范处理可继发创面感染。水疱或脓疱见图 26-4。

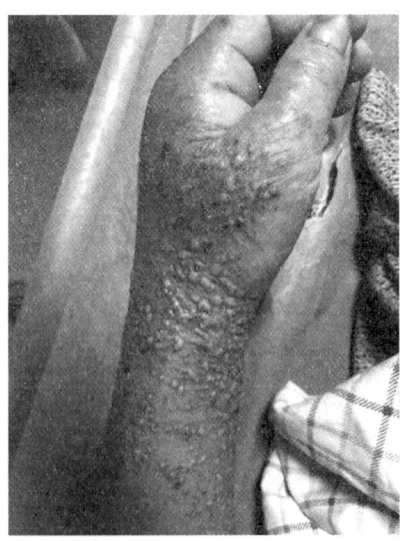

图 26-4 水疱或脓疱

（3）大面积局部反应。部分患者蚂蚁蜇伤部位周围皮肤可出现大面积红斑，肿胀明显，伴发大片水疱或脓疱。

（二）全身症状

大多数全身症状可在蜇伤后数分钟发生，轻者可表现为全身瘙痒，风团样皮疹或皮下散在性和弥漫性红斑，风团样皮疹见图26-5。重者出现头晕、乏力、烦躁不安、一过性昏迷及抽搐等脑缺氧和脑水肿表现。少数严重病例可合并致死性心律失常，危及生命。

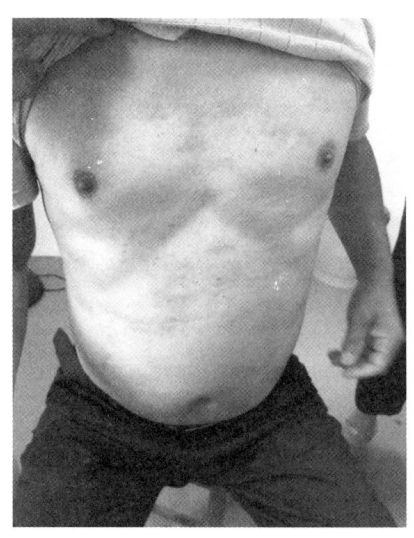

图 26-5　风团样皮疹

（三）过敏性休克

过敏性休克多猝然发生，表现为蚂蚁蜇伤后迅速起病，常在短时间内发生严重反应，部分患者迟发性出现。过敏性休克的主要特点如下：

（1）有休克表现，即收缩压 < 90 mmHg，平均动脉压 < 65 mmHg，或自基线下降 ≥ 30%，患者有出现意识障碍，轻则意识模糊，重则昏迷。

（2）休克出现之前或同时，常伴随过敏相关的症状。

皮肤黏膜表现：如皮肤潮红、瘙痒，继以广泛的荨麻疹和（或）血管神经性水肿等。

呼吸道阻塞症状：有胸闷、憋气、发绀、喉头堵塞感、气急等表现，以致因窒息而死亡。

循环衰竭表现：先有心悸、出汗、面色苍白、脉速而弱，然后发展为肢冷、发绀、血压迅速下降，乃至测不到血压，脉搏消失，最终导致心脏停搏。

## （四）并发症

（1）软组织感染。蜇伤后未及时清洗消毒伤口或无菌性水疱破溃后未及时规范处理，伤口可继发周围软组织感染，表现为伤口周围软组织红肿或形成脓肿，软组织红肿或形成脓肿见图26-6，皮温高可合并畏寒、发热及疼痛等全身症状。

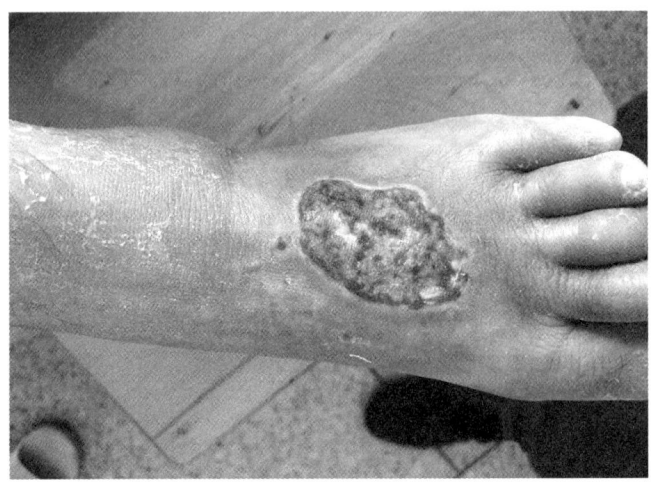

图 26-6　软组织红肿或形成脓肿

（2）急性浅表淋巴管炎。急性浅表淋巴管炎可表现为蚂蚁蜇伤处临近淋巴结肿胀、触痛，伤口同侧肢体索条状红线、硬且触痛，可伴畏寒、发热等全身症状。

（3）喉头水肿。喉头水肿可出现咽痛、声嘶、喘鸣、呼吸困难等，甚至发生窒息。

（4）心律失常。心律失常可出现阵发性室上性心动过速、心房扑动及尖端扭转型室性心动过速等各种心律失常。

## 四、诊断与评估

### （一）诊断依据

主要依据蚂蚁蜇伤史和临床表现进行诊断。

（1）有明确的蚂蚁蜇伤史易诊断，但个别因天黑等其他原因不能明确蚂蚁蜇伤史也不能排除。

（2）典型的局部症状和全身表现。被蜇伤部位（一处或多处）有瘙痒、疼痛、红肿、皮疹及水疱等局部症状，蜇伤处可见针尖样皮损，部分患者表现为全身过敏反应，少数患者可发生严重的过敏性休克。

（二）辅助检查

目前无特异性辅助检查。

1. 血常规

白细胞计数、中性粒细胞百分比可升高。

2. 肾功能

尿素氮（BUN）、肌酐（Cr）等可升高。

3. 肝功能

天冬氨酸转氨酶（AST）、谷丙氨酸转氨酶（ALT）等可轻度升高。

4. 心肌酶谱

肌酸激酶（CK）、乳酸脱氢酶（LDH）、羟丁酸脱氢酶（HBDH）等可升高。

5. 凝血功能

凝血酶原时间（PT）、活化部分凝血活酶时间（APTT）、凝血酶时间（TT）、纤维蛋白原（FIB）等可有轻微异常。

6. 电解质

低钾、低钠等。

7. 心电图

心电图可出现阵发性室上性心动过速、心房扑动及尖端扭转型室性心动过速等各种心律失常。

8. 彩超

若局部感染处形成脓肿，在彩超下可见混合型回声团块。

（三）鉴别诊断

蚂蚁蜇伤要注意与常见动物致伤鉴别，如毒蛇咬伤（血液毒素类）、蜈蚣蜇伤和隐翅虫皮炎等。

1. 毒蛇咬伤（血液毒素类）

咬伤处有牙痕1~4个点，典型病例有两点大而深的牙痕，被咬部位疼痛或局部麻木，伤肢肿胀，第2~3天时最为严重，其周围可出现血疱、水疱及瘀斑等，严重者出现皮下及内脏出血。该病肿胀及疼痛明显，常伴有血小板明显下降及凝血功能明显异常。

2. 蜈蚣蜇伤

伤口为一对小出血点，局部疼痛、红肿，伴有眩晕、恶心、呕吐、发热、心悸、谵妄、昏迷等，一般无水疱，常无瘙痒，以伤口疼痛为主要特征，可与蚂蚁蜇伤鉴别。

3.隐翅虫皮炎

由于皮肤接触隐翅虫毒液所引起的急性炎症反应，皮损常发生在暴露部位，表现为在接触部位出现条状、片状或点簇状水肿性红斑，伴有烧灼疼痛感，其上逐渐出现密集的丘疹、水疱或脓疱，可继发表皮坏死、糜烂及结痂等，1~2周脱痂愈合，留下暂时性色素沉着，根据隐翅虫接触史及皮损情况可与蚂蚁蜇伤鉴别。

## 五、治疗

目前国内还没有特异性的抗毒血清。

（一）治疗原则

立即脱离蚂蚁蜇伤环境；迅速评估病情，尽早识别过敏性休克、发现威胁患者生命的各种危象；积极抗过敏、抗休克及对症治疗；注意观察并进行及时有效的器官功能支持。

（二）抗过敏、抗休克治疗

发生危及生命的严重过敏，如过敏性休克时，应立即展开抢救。肾上腺素是治疗严重过敏的首选药物，按 0.01 mg/kg 体重给药，成人单次剂量 0.3~0.5 mg，14 岁以下儿童单次最大剂量 0.3 mg。与手臂的皮下注射或肌内注射相比，前外侧大腿肌内注射起效更快。如症状控制不佳，可能需要多次重复给药；抢救过敏性休克时，应常规仰卧位、下肢抬高、松衣扣、保持呼吸道畅通、吸氧及液体复苏等；H1 受体拮抗剂、短效 β2 受体激动剂、糖皮质激素可作为严重过敏救治的二线药物使用，如支气管痉挛、呼吸困难者，可吸入短效 β2 受体激动剂；去甲肾上腺素、多巴胺等血管活性药物可酌情使用；严密监测生命体征；发生呼吸心搏骤停时立即行心肺复苏等。

轻者口服氯雷他定、西替利嗪等抗组胺药物或肌注苯海拉明等。

（三）局部治疗

（1）局部以弱碱性液冲洗，可使用 1% 软皂溶液、肥皂水、2.5%~2.8% 氨水或 5% 碳酸氢钠溶液（或碳酸氢钠注射液）冲洗。

（2）蜇伤局部可冷敷，以减轻疼痛和肿胀。

（3）局部使用含糖皮质激素的药膏，如醋酸氟轻松乳膏、复方醋酸地塞米松乳膏、糠酸莫米松乳膏等；也可用炉甘石洗剂、百部酊等。

（4）被蜇伤后应尽量避免将水疱弄破，防止伤口继发感染，伤口予以消毒包扎。

（5）大面积局部反应给予抗过敏处理，也可加用清热燥湿、泻火解毒类中药内服外用。

## 六、并发症

蚂蚁蜇伤常见并发症有软组织感染和急性浅表淋巴管炎、喉头水肿、心律失常等，蚂蚁蜇伤伤口属于污染伤口，有感染破伤风风险，应根据《非新生儿破伤风诊疗规范（2019年版）》中附件1《外伤后破伤风疫苗和被动免疫制剂使用指南》进行正确的破伤风预防。

### （一）软组织感染和急性浅表淋巴管炎

出现软组织感染或浅表淋巴管炎应规范抗感染处理，软组织感染出现脓肿可切开引流。

### （二）喉头水肿

面罩吸氧，咽喉部喷雾0.1%肾上腺素，雾化吸入糖皮质激素，足量糖皮质激素静脉注射，使水肿尽快消除。严重喉阻塞者，发现后立即气管切开。

### （三）心律失常

针对不同类型的心律失常，注意寻找诱发心律失常的原因，选用针对性抗心律失常药物及其他治疗，积极改善心律失常。如阵发性室上性心动过速首选腺苷或维拉帕米；心房扑动可用β受体阻滞剂；尖端扭转型室性心动过速静脉注射镁盐等；伴有中、重度缺钾者，为了改善心律失常，应积极给予补钾治疗等。

## 七、心理干预与康复

蚂蚁蜇伤患者容易出现焦虑、恐惧等心理，应及时干预，可通过介绍蚂蚁蜇伤相关知识，提高患者对蚂蚁蜇伤的正确认识，使患者从心理上消除对蚂蚁蜇伤的顾虑，缓解焦虑情绪，早日康复。

◆ 参考文献 ◆

[1] 阳生光，苏科，张兴毅，等.蚂蚁叮蜇伤56例临床分析[J].中国全科医学，2010, 13(3): 1016-1018.

[2] 邓铁军，梁旻雯.红火蚁发生新特点、原因分析及防控对策[J].植物检疫，2013, 27(5): 92-94.

[3] 张巧利，林立丰，陈浩田，等.中国首起红火蚁咬伤致死事件调查报告[J].疾病监测，2006, 21(12): 654-656.

[4] GODDRAD J. Personal protection measures against fire ant attacks[J]. Ann Allergy Asthmalmmunol, 2005(95): 344.

[5] 沈梦伟，陈圣宾，毕孟杰，等.中国蚂蚁丰富度地理分布格局及其与环境因子的关系[J].生态学报，2016, 36(23): 7732.

（撰写者：李永武　庄鸿志　康　新　校对者：王传林）

# 第二十七章 蜱虫致伤及规范化防治

## 第一节 概述

蜱在我国分布广泛，与人畜关系密切，可传播多种人畜共患疾病。在蜱分布区域，蜱叮咬人事件发生率较高。蜱叮咬人除了引起局部损伤，还可以导致蜱瘫痪、红肉过敏症，携带病原体的蜱叮咬人后可能导致人体发生多种蜱传疾病。为进一步规范蜱咬伤诊治，降低蜱咬伤引发疾病的发生率，国家卫生健康委员会组织多学科专家，从临床实践出发，结合近年来国内外在蜱咬伤诊治方面的研究进展，制订本规范。蜱咬伤诊治流程见图 27-1。

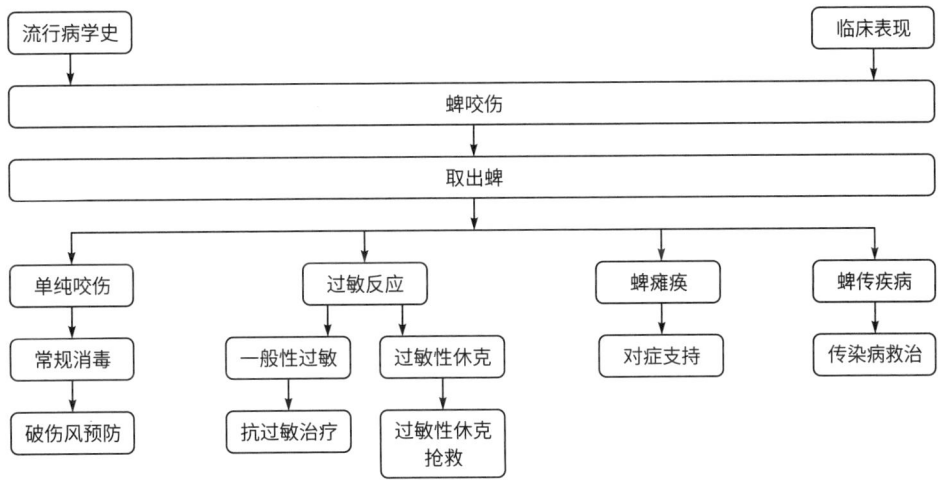

图 27-1 蜱咬伤诊治流程

# 第二节 防治规范

## 一、蜱

蜱属于寄螨目、蜱总科。成虫在躯体背面有壳质化较强的盾板，通称为硬蜱，属硬蜱科；无盾板者，通称为软蜱，属软蜱科。蜱是许多种脊椎动物体表的暂时性寄生虫，是一些人畜共患病的传播媒介和储存宿主。蜱生长分为卵、幼虫、若虫、成虫4个时期，其中幼虫、若虫、成虫均具有吸血习性。

## 二、流行病学

全世界已发现蜱800余种，即硬蜱科700余种，软蜱科150余种，纳蜱科1种（仅存于欧洲）。中国已记录的硬蜱科约100种，软蜱科10种。全沟硬蜱（*Ixodes persulcatus*）、草原革蜱（*Dermacentor nuttalli*）、亚东璃眼蜱（*Hyalomma asiaticum kozlovi*）、乳突钝缘蜱（*Ornithodoros papillipes*）、长角血蜱（*Haemaphysalis longicornis*）是我国常见主要蜱种。

蜱广泛分布于我国大部分省市，硬蜱多生活在森林、灌木丛、开阔的牧场、草原、山地的泥土中等；软蜱多栖息于家畜的圈舍、野生动物的洞穴、鸟巢及人房的缝隙中。蜱生活的典型环境及羊体发现的正在吸血的蜱见图27-2。人在有蜱生活的区域活动，容易接触蜱和被蜱咬伤，但是蜱咬伤的发生率缺乏数据。

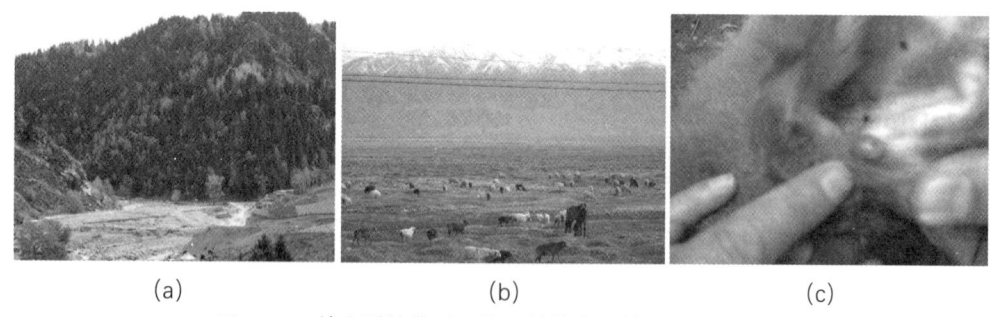

(a)      (b)      (c)

图27-2 蜱生活的典型环境及羊体发现的正在吸血的蜱

## 三、致病机制

### （一）局部损伤和继发感染

蜱通过口器刺穿皮肤和血管壁而吸食人血，这种物理损伤通常导致局部伤口、瘙痒、红肿、疼痛、出血，严重者可引起局部感染，出现皮肤溃破、组织炎症等。

### （二）神经毒素作用

某些硬蜱唾液分泌神经毒素，通过竞争乙酰胆碱受体，阻断宿主神经肌肉接头处乙酰胆碱递质的释放，导致宿主运动性纤维的传导障碍，引起上行性肌肉麻痹，出现瘫痪，严重者可导致呼吸衰竭而死亡。只有在雌性蜱已附着于人体并开始摄食后，才会发生蜱瘫痪的症状。一般在蜱摄食 4~7 d 后，才会出现蜱瘫痪症状。

### （三）过敏反应

蜱叮咬人体时，其唾液中的 α-半乳糖进入人血液，被人免疫系统识别而产生抗 α-半乳糖 IgE 抗体，并与肥大细胞、嗜酸性粒细胞上的高亲和力 IgE 受体结合。此后，人食用红肉后，红肉中含有脂肪微粒包裹的 α-半乳糖，待脂肪微粒消化后，暴露的 α-半乳糖激活肥大细胞、嗜酸性粒细胞上的 IgE 受体复合物，从而引发稍延迟的 I 型过敏反应。

### （四）传播病原体

蜱可以传播蜱传脑炎病毒（tick-borne encephalitis virus，我国称森林脑炎病毒）、新疆出血热病毒（Crimean-Congo hemorrhagic fever virus）、发热伴血小板减少综合征病毒（severe fever with thrombocytopenia syndrome virus）、伊朗包柔螺旋体（*Borrelia persica*）、拉氏包柔螺旋体（*Borrelia latyshevyi*）、伯氏包柔螺旋体（*Borrelia burgdorferi*）、贝氏立克次体（*Coxiella burneti*）、西伯利亚立克次体（*Rickettsia sibirica*）、嗜吞噬细胞无形体（*Anaplasma phagocyto-philum*）、鼠疫杆菌（*Yersinia pestis*）、布氏杆菌（*Brucella*）、兔热杆菌（*Bacillus thermus*）等，导致人体发生相应的感染性疾病。

## 四、临床表现

### （一）局部症状

当蜱和人类的皮肤接触后，蜱的假头以机械损伤方式插入皮肤，形似黑色的痣。伤口部位常明显红肿，也会有少量血液流出，用手触摸伤口局部皮肤有坚硬感，叮咬人体吸血的蜱及从人体去除的蜱见图 27-3。

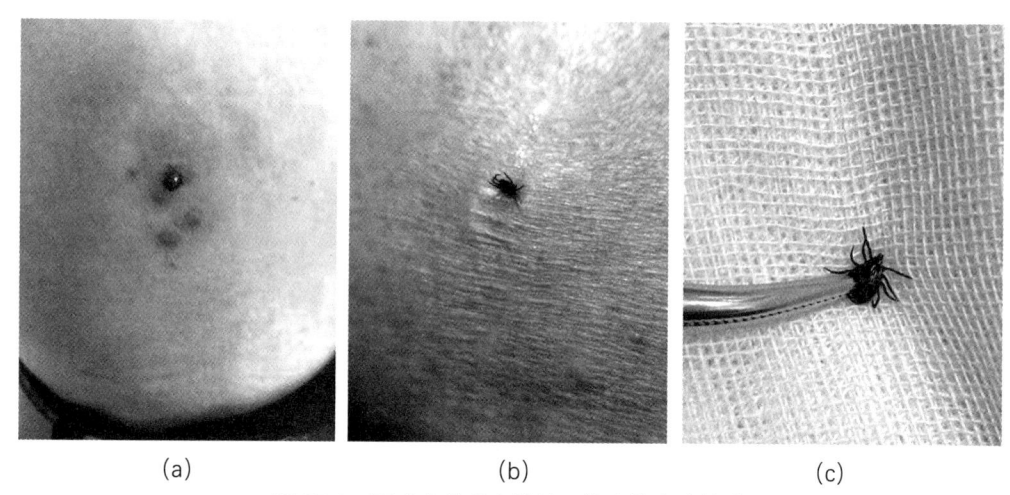

(a)        (b)        (c)

图 27-3 叮咬人体吸血的蜱及从人体去除的蜱

### （二）过敏反应

1. 过敏症状

1）皮肤黏膜表现

皮肤黏膜表现往往是过敏性休克最早且最常出现的征兆，包括皮肤潮红、瘙痒，继以广泛的荨麻疹和（或）血管神经性水肿等。

2）呼吸道阻塞症状

有喉部堵塞感、胸闷、气急、喘鸣、憋气、发绀等表现，甚至可因窒息而死亡。

3）循环衰竭表现

患者先有心悸、出汗、面色苍白、脉速而弱，然后发展为肢冷、发绀、血压迅速下降，乃至测不到血压，脉搏消失，最终导致心脏停搏，极少数患者可发生急性心肌梗死。

2. 休克表现

收缩压急剧下降到 90 mmHg 以下，患者出现不同程度的意识障碍。

（三）蜱瘫痪症

患者最初出现厌食、嗜睡、失声，随即出现共济失调、上行性弛缓性瘫痪、过度流涎、眼球震颤、瞳孔不对称以及呕吐，通常死于呼吸衰竭。

（四）红肉过敏症

一般在进食后 3~6 h 发病，起病急，通常引起呕吐、腹泻等症状，严重时出现荨麻疹、血管性水肿、呼吸窘迫、血压下降等，更严重者出现过敏性休克。

（五）感染性疾病

人被携带病原体的蜱咬伤后可以引发多种感染性疾病并出现相应临床症状。

## 五、诊断

（一）诊断原则

主要依据流行病学史、临床表现进行诊断。

（二）临床诊断

有流行病学史，指有林区、草原地区活动史，有接触蜱和被蜱咬伤史。体检在躯体上发现叮咬吸血的蜱。

（三）辅助检查

血常规检查白细胞计数可升高。

## 六、鉴别诊断

（一）蜂蜇伤

伤口留有蜂刺（蜜蜂）或不留蜂刺（马蜂），受蜇部位立即出现显著的疼痛、烧灼感，周围皮肤红肿。如果被成群的蜂蜇伤后，可出现头晕、恶心、呕吐等全身中毒症状，严重时可出现休克、昏迷甚至死亡。

### （二）蚂蚁蜇伤

蜇伤部位出现红肿、疼痛、瘙痒、红斑、水泡等局部症状，可能出现喉头水肿症状，如呼吸困难、缺氧、紫绀、血压下降、脉搏细弱、四肢厥冷等，严重者可发生过敏性休克症状。

### （三）蜈蚣咬伤

咬伤后局部疼痛、红肿、眩晕、恶心、呕吐、发热、心悸、谵妄、抽搐、昏迷等，一般无脓疱，常无瘙痒，以伤口疼痛为主要特征。

## 七、治疗

### （一）治疗原则

如果判断为被蜱咬伤，不可自行去除蜱，应立即前往医院，尽快取出蜱，迅速评估病情，尽早识别过敏性休克和蜱瘫痪，积极抗过敏、抗休克及对症治疗，同时注意外伤后破伤风的预防。

### （二）咬伤局部处置

（1）可在伤口周围用盐酸利多卡因作局部封闭，麻醉起效后用镊子将蜱去除，特别注意蜱口器里的倒刺不能留在皮肤内，采用碘伏（聚维酮碘）对伤口进行消毒处理。在不具备麻醉条件时，可用平头镊子紧贴皮肤夹住蜱虫拉起，当皮肤出现张力左右晃动缓慢拔出。
（2）如蜱的口器已经残留在皮肤内应行手术取出。
（3）局部发生细菌感染的，应当给予必要的抗感染治疗。

### （三）过敏反应处置

症状较轻者：口服氯雷他定、西替利嗪等口服抗组胺药物，或肌注苯海拉明、异丙嗪等抗组胺药注射剂。

过敏性休克者：按照 T/CADERM 3008-2019《严重过敏反应诊断和早期治疗规范》的规定进行处置。

### （四）蜱瘫痪处置

尽快除去蜱，进行对症治疗；若患者已经出现呼吸受损，应输氧并辅助呼吸。

### （五）蜱传疾病的治疗

对蜱咬伤患者进行随访，出现蜱传染性疾病相关症状者应尽快接受相应的传染病诊治。

## 八、预防

人在树林、草地等蜱活动区域从事生产劳动、郊游、野营等活动时应做好防护，要穿长袖衣衫，扎紧裤腿、袖口，避免被蜱咬伤；离开时，应仔细检查身体和衣物上是否有蜱，发现蜱后立即清除；一旦发现被蜱咬伤，应尽快寻求正确的医疗救治。

◆ 参考文献 ◆

[1] 中国医学救援协会动物伤害救治专家组. 动物致伤专家共识 [J]. 中国急救复苏与灾害医学杂志，2018, 13(11): 1056−1061.

[2] 赵国平. 中国蜱类空间分布及其危害预测 [M]. 北京：军事科学院，2018.

[3] 中华人民共和国卫生部. 卫生部办公厅关于印发《发热伴血小板减少综合征防治指南（2010版）》的通知 [EB/OL]. （2010-10-08）[2018-10-11]. http://www.nhfpc.gov.cn/mohwsyjbgs/s8348/201010/49272.shtml.

[4] 邹聪聪，郑昕. 发热伴血小板减少综合征治疗新进展 [J]. 中华传染病杂志，2018, 36(7): 437−441.

[5] 戴玉鑫，许庆梅，董明艳. 蜱咬伤后患者的皮损情况观察 [J]. 世界最新医学信息文摘，2017, 17(99): 152, 155.

[6] 戴子翔，苗冬滨，李洪臣. 蜱虫咬伤的预防与治疗 [M]. 西安：2019 年中国动物伤害救治高峰论坛论文汇编，2019.

[7] 李琴，周妍丽. 儿童蜱虫咬伤眼睑 2 例报道 [J]. 中国中医眼科杂志，2013, 23(3): 225.

[8] 张远超. 蜱虫咬伤眼睑 3 例报告 [J]. 中国现代药物应用，2018, 12(9): 155−156.

[9] DUE C, FOXW, MEDLOCK JM, et al. Tick bite prevention and tick removal[J]. BMJ, 2013, 9(12): 347.

[10] 宋春玲，刘宇婷，黄雪玲，等. 叮咬蜱的摘除方法 [J]. 寄生虫与医学昆虫学报，2017, 24(1): 56−59.

[11] HADDAD V JR, HADDAD MR, SANTOS M, et al. Skin manifestations of tick bites in humans[J]. An Bras Dermatol, 2018, 93(2): 251−255.

[12] HA K, LEWIS K, PATEL V, et al. A case of tick-borne paralysis in a traveling patient[J]. Case Rep Neurol Med, 2019(2019): 3934696.

[13] PISAZKA, V DUSCHERG, HODŽIóA, et al. Alpha-gal allergy after a tick bite in Austria[J]. Wien Klin Wochenschr, 2019, 131(15): 385-388.

[14] STEPHEN K WIKEL S K. Ticks and tick-borne infections: complex ecology, agents, and host interactions[J]. Vet Sci, 2018, 5(2): 60.

[15] JUCKETT G. Arthropod bites[J]. Am Fam Physician, 2013, 88(12): 841-847.

（撰写者：吕新军　校对者：刘　理）

# 第二十八章 猴致伤及规范化防治

## 第一节 概述

猴是多种非人灵长类动物的总称。我国分布最广、与人关系最为密切的是猕猴，它们是人们在野生动物旅游中主要的观赏对象，也被广泛应用于科学实验。猴咬伤主要发生在与猴有接触的科学研究人员、动物饲养及管理人员，其次为参与野生动物旅游的游客等。猴咬伤患者应尽快转运至有动物伤害救治经验的医疗机构，由具有相关资质的专业医师进行规范处置，其流程主要包括：①伤情评估；②伤口处理；③预防伤口非特异性感染；④预防破伤风；⑤预防狂犬病；⑥预防B病毒感染。

## 第二节 防治规范

### 一、发病机制

猴咬伤，尤其是野生猴咬伤，除可造成伤口非特异性感染外，还可能引起狂犬病（rabies）、破伤风（tetanus）以及B病毒（B virus，BV）感染。狂犬病病死率几乎为100%，重症破伤风病死率为30%~50%，B病毒感染即使经过积极抗病毒治疗，病死率仍约为20%。

### 二、流行病学

在美国，每年有数以百计的猴咬伤、抓伤病例。在我国，猴主要分布在南方诸省（区），以广东、广西、云南、贵州等地分布较多，福建、安徽、江西、湖南、湖北、四川次之，陕西、山西、河南、河北、青海、西藏等省局部地点也有分布，猴致伤事件时有发生，也多见于新闻报道，但目前我国尚无猴咬伤发生率的确切统计数据。随着社会经济发展和人民精神文化需求的增高，参与野生动物旅游的游客日益增多，面临猴致伤的风险也随之升高。

## 三、临床表现

### （一）局部症状

猴致伤主要表现为咬、抓伤部位软组织损伤，常合并出血、疼痛、肿胀，严重者存在软组织撕裂甚至贯通的情况。典型猴咬伤伤口见图28-1。

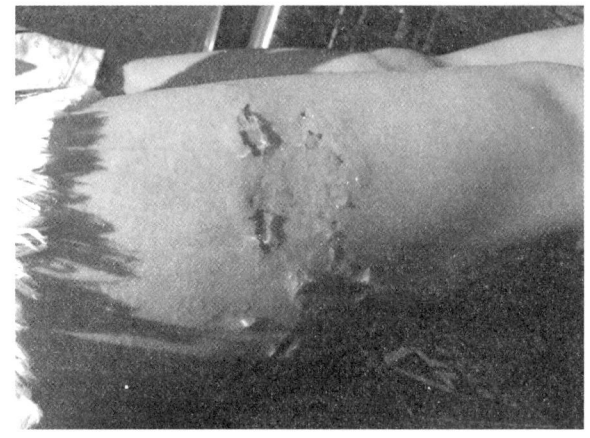

图 28-1　典型猴咬伤伤口

### （二）破伤风

牙关紧闭，全身阵发性或强直性痉挛。

### （三）狂犬病

极度兴奋，恐风恐水，流涎，呼吸困难，进行性瘫痪，心肺衰竭。

### （四）B病毒感染

人感染B病毒后可发生皮肤损害、淋巴结肿大及流感样症状，甚至引起致命的脑脊髓炎。

## 四、诊断与评估

### （一）诊断依据

患者有明确的猴抓咬伤病史，结合症状、体征和相关辅助检查作为确诊依据。

### （二）生命体征评估

针对严重的猴致伤患者，应首先评估和稳定生命体征，主要应依据"ABC 原则"，即 A（airway）——维持气道通畅，B（breathe）——维持呼吸正常，C（circulation）——维持循环稳定。对于存在低血容量性休克患者，应首先纠正休克，维持患者生命体征平稳。

### （三）伤口评估

伤口评估包括伤口部位、大小、形状、深度、受污染程度、有无明显异物残留、有无活动性出血等。存在活动性出血的伤口首选压迫止血，对于压迫后仍有出血的四肢伤口应采用止血带止血。

### （四）免疫史评估

询问患者受伤时间、受伤环境及经过、基础疾病及过敏史、既往破伤风疫苗接种情况、既往狂犬病疫苗接种情况等。可行的情况下，接诊医师可尝试联系猴管理者，尽可能明确造成咬伤的猴种类、年龄、健康情况等。被猕猴属猴（如恒河猴、食蟹猴、藏酋猴等）咬伤应视为 B 病毒暴露。

## 五、治疗

### （一）外科治疗

1. 镇静镇痛

为减轻患者疼痛，可酌情进行局部麻醉。

2. 伤口规范处理

1）伤口冲洗

无论患者是否曾经自行冲洗伤口，接诊医师均应仔细进行伤口冲洗。

对于皮肤伤口，应使用肥皂水和一定压力的流动清水交替冲洗伤口 15 min。如条件允许,建议使用国家二类医疗器械资质的专业冲洗设备和专用冲洗剂对伤口内部进行冲洗。冲洗时应避免水流垂直于创面,应让水流方向与创面成一定角度,以提高冲洗效果并减少冲洗导致的组织损伤。

对于污染严重和就诊延迟(超过 6 h)的病例,冲洗的同时用无菌棉球或无菌纱布擦拭创面以利于更彻底地清除创面附着的污染物。

对于小而深的伤口,应考虑在解剖学允许的情况下,适当扩创后冲洗。如不能扩创,应考虑将冲洗设备(如注射器针头)深入伤口中冲洗,避免伤口内水流交换不充分。最后用生理盐水冲洗伤口以避免肥皂液残留。

对于眼睛和黏膜伤口,应用清水或生理盐水冲洗 15 min。

2)伤口消毒

彻底冲洗后用含碘消毒剂(如碘伏)消毒伤口内部。

3)伤口清创

所有严重的猴咬伤伤口均需进行清创术,术中应仔细探查伤口,避免遗漏肌腱、血管、神经、骨等深部组织损伤,并避免异物残留于伤口内。必要时可适当扩大伤口,肢体部位沿纵轴切开,经关节的切口作"S"形切开;由浅至深,切除失活的组织,清除血肿、凝血块和异物,对损伤的肌腱和神经酌情进行修复或用周围组织掩盖;最后再用生理盐水冲洗伤口并彻底止血。

4)伤口闭合

伤口是否进行一期缝合需要综合考虑多方面因素,如受伤时间、受伤部位、伤口的污染程度、病例的基础健康状况以及医务人员的临床经验等。

猴咬伤伤口感染风险较大,对于存在高感染风险因素的病例应避免一期缝合,如就诊延迟(超过 6 h)、不易冲洗清创的穿刺伤、贯通伤、累及手足部位的伤口、伴有广泛软组织缺损的伤口、合并糖尿病、免疫功能缺陷以及接受糖皮质激素或免疫抑制剂治疗的病例等。此类伤口应充分冲洗、清创、开放引流,可用透气性敷料覆盖创面,伤口内可放置引流条或引流管,以利于伤口污染物及分泌物的排出,3~5 d 后根据伤口情况决定是否延期缝合。伤后 6 h 以内就诊的头面部伤口,由于美观的需求较高,并且头面部供血丰富,建议进行一期缝合。

5)敷料选择

猴咬伤的伤口一般采用导流性较好的惰性敷料,如吸水纱布、灭菌脱脂棉、绷带等;包扎的方式需注意防止过于紧密的包扎,进而造成局部血运障碍,在条件允许的情况下,可通过"湿性愈合"的方式加速伤口的愈合。

3. 预防性抗生素应用

对于存在感染高危因素的患者,推荐预防性使用抗生素,如咬伤手部或生殖区、难以清创的深部伤口、伴有深静脉和(或)淋巴受损的伤口、伤口毗邻骨或关节（包括人工关节）、糖尿病和免疫功能障碍的患者（如艾滋病、肝炎、脾切除后、恶性肿瘤、中性粒细胞减少症以及接受免疫抑制治疗的患者等）、伴有挤压伤的伤口。在得到药敏结果前建议使用广谱抗生素，应覆盖链球菌（streptococci）、葡萄球菌（staphylococci）和侵蚀艾肯菌（Eikenella corrodens）等猴口腔和人表皮常见细菌，推荐加酶抑制剂的复方 β 内酰类抗生素或喹诺酮口服 3~5 d，得到细菌培养和药敏结果后应根据药敏结果调整抗生素使用。

（二）免疫治疗

1. 暴露后破伤风预防

猴咬伤伤口属污染伤口，感染破伤风概率较高，应根据《非新生儿破伤风诊疗规范（2019 年版）》中附件 1《外伤后破伤风疫苗和被动免疫制剂使用指南》进行破伤风预防。

2. 暴露后狂犬病预防

猴虽非狂犬病储存宿主，但可能感染发病，尤其是野生猴咬伤，具有一定传播狂犬病的风险，应根据现行的狂犬病暴露预防处置规范、指南进行狂犬病预防。

3. 暴露后 B 病毒预防

除被咬伤之外，被猕猴抓伤，破损的皮肤或黏膜接触猕猴的眼、口、生殖道分泌物、神经组织或脑脊液，破损的皮肤或黏膜接触到被猕猴污染的物品（如笼子）都属于 B 病毒暴露，可能引起 B 病毒感染。

预防 B 病毒感染的关键是尽早（5 min 以内）开始规范的伤口处理，尤其是及时的、充分的伤口冲洗和消毒。不建议在冲洗前从伤口采集培养标本，因为这会延迟冲洗，甚至可能会使伤口表面的病毒进入伤口深部，可在冲洗结束后采集标本送培养，但培养结果阳性只能说明存在高风险暴露，但不能证明感染了 B 病毒。推荐在暴露时、暴露后 3~6 周（或在有症状时）各采集一次患者血清进行抗体检测，若两次抗体滴度升高 ≥ 4 倍，提示 B 病毒急性感染，对于使用抗病毒药物进行暴露后预防的患者应在暴露后 3 个月复查血清抗体。

暴露发生 5 d 内，具有以下情况之一者推荐使用抗病毒药物进行暴露后预防：①破损的皮肤或黏膜暴露于高风险猕猴（例如免疫功能不全的、已知排毒的、有 B 病毒感染症状）；②未经过充分冲洗的破损皮肤或黏膜暴露；③头、颈部、躯干的裂伤；④深的穿刺样咬伤；⑤被接触过猕猴神经系统、可疑皮损、黏膜、眼的组织或体液的针刺伤；⑥被猕猴口腔或生殖道病变的液体、神经组织污染的物体或已知含病毒的物体引起的撕裂伤或穿刺伤；⑦伤口冲洗后 B 病毒培养阳性的暴露。

暴露发生 5 d 内，具有以下情况之一者也应考虑使用抗病毒药物进行暴露后预防：①已经充分冲洗的黏膜暴露、皮肤裂伤；②被生病的或免疫功能不全的猕猴血液污染的针刺伤；③被体液污染的或可疑感染的细胞培养物污染的物体造成的穿刺伤或裂伤。

以下情况不建议使用抗病毒药物进行暴露后预防：①完整皮肤的暴露；②暴露于猕猴以外的非人灵长类动物。

伐昔洛韦是 B 病毒暴露后预防的首选药物，伐昔洛韦在胃肠道中会转化为阿昔洛韦，可比直接口服阿昔洛韦获得更高的阿昔洛韦血药浓度。阿昔洛韦由于具有妊娠期间用药经验而被推荐为妊娠女性的 B 病毒暴露后预防首选药物，并且也可作为非妊娠者的伐昔洛韦的替代药物。

B 病毒暴露后预防伐昔洛韦的剂量是每 8 h 口服 1 次，每次 1 g，阿昔洛韦的剂量是口服 5 次 / 日，800 mg/ 次。暴露后预防疗程建议为 14 d。

## 六、并发症

（一）伤口感染

由于猴携带多种病菌，猴致伤伤口感染风险高，可能造成非特异性感染，临床表现为红、肿、热、痛、脓性分泌物和淋巴管炎等。

（二）狂犬病

狂犬病是由狂犬病病毒经宿主动物传播感染引起的一种人畜共患的中枢神经系统急性传染病，临床表现多表现为特异性恐风、恐水、咽肌痉挛、进行性瘫痪等。

（三）破伤风

破伤风由破伤风梭状芽孢杆菌通过皮肤或黏膜破口侵入人体，在厌氧环境中繁殖并产生外毒素，侵袭神经系统的运动神经元而引起的以全身骨骼肌强直性收缩和阵发性痉挛为特征的急性、特异性、中毒性疾病。

（四）B 病毒（BV）感染

人感染 BV 后可发生皮肤损害、淋巴结肿大及流感样症状，甚至引起致命的脑脊髓炎。暴露后 5 日到 3 周，感染者可能出现以下 3 种表现：①暴露部位出现水泡状或溃疡性病变、麻刺感、疼痛或发痒，并且局部淋巴结肿大；②流感样症状、伴发热和肌痛，后续可能出现暴露部位附近麻木或感觉异常、发热、结膜炎、腹痛、肝炎或肺炎，更严重者会继发中枢神经（CNS）症状；③恶心、呕吐以及头痛等 CNS 症状，可能进展为脑膜刺激征、脑神经缺陷、构音障碍、吞咽困难、癫痫发作、瘫痪、呼吸衰竭和昏迷。

## 七、预防

猴咬伤主要发生在与猴有接触的科学研究人员、动物饲养及管理人员,其次为参与野生动物旅游的游客等。科研人员、饲养员等应注意职业防护,制订咬伤后的应急预案;参与野生动物旅游的游客应与猴保持安全距离,尽量避免向猴展示食物或投喂猴,以及惊吓猴等行为,避免被猴攻击,如不慎被猴咬伤,尽快到医院就医。

(撰写者:刘 珵 校对者:陈庆军)

# 第二十九章　蜘蛛咬伤及规范化防治

## 第一节　概述

蜘蛛是一类古老的动物，广泛分布于几乎所有的陆地生态系统，是除昆虫以外最具多样性的陆生无脊椎动物。蜘蛛咬伤是急诊科常见的动物致伤疾病之一，近年来发病率呈上升趋势。部分蜘蛛咬伤患者病情较重，是多种急症的诱发因素。但目前临床上缺乏蜘蛛咬伤的流行病学资料，对于蜘蛛咬伤后的急诊诊治也无统一诊疗标准。为进一步规范我国蜘蛛咬伤救治的诊疗流程，提升临床救治的能力，降低蜘蛛咬伤后的病死率及致残率，在参考中国医学救援协会动物伤害救治分会制订的《动物致伤专家共识》《外伤后破伤风预防规范》《严重过敏反应诊断和早期治疗规范》基础上，结合近年来国内外在蜘蛛咬伤诊治的研究进展，制订本规范。

蜘蛛咬伤是急诊科的一种常见急症，多发生在雨季和高温天气，常见于户外劳作或乘凉时。目前，全世界已经发现46 000多种蜘蛛，大多数蜘蛛无毒或毒性不大，其中200多种蜘蛛的毒液会对人类造成威胁。我国蜘蛛种类有5 000多种，其中剧毒蜘蛛有10多种。普通蜘蛛咬伤症状以局部肿胀、疼痛为主，不会对患者生命造成危害，大部分蜘蛛咬伤经及时救治后预后良好，但是剧毒蜘蛛咬伤后患者病情危重，病死率及致残率高。随着越来越多的人将非攻击性蜘蛛作为宠物饲养，因接触蜘蛛，特别是螯毛，出现皮肤和眼球过敏的病例日渐增加。

## 第二节 蜘蛛毒的种类与中毒机制

### 一、蜘蛛毒种类

蜘蛛毒素为蜘蛛毒腺分泌的含有无机盐类的有机碱、多胺和神经递质等小分子物质，富含二硫键的多肽以及酶类蛋白质等组成的种类繁多、极其复杂的具有生物毒性化学混合物。按成分与生物效应可分为三大类：神经毒素（neurotoxin）、坏死毒素（necrotoxin）和混合毒素（mixtoxin）。

### 二、蜘蛛毒的中毒机制

神经毒素主要作用于神经肌肉突触，引起乙酰胆碱从突触小泡释放，引起肌肉过度去极化，自主神经过度亢奋，出现相应的临床表现。坏死毒素通过毒素中的鞘磷脂酶可导致溶血，透明质酸酶、蛋白水解酶可使伤口局部组织透明质酸解聚、细胞间质溶解和组织通透性增大，释放血管活性物质，出现局部肿胀、疼痛等症状。混合毒素兼具有神经毒素和坏死毒素的特性。

## 第三节 蜘蛛咬伤的临床表现与实验室检查

### 一、蜘蛛咬伤的临床表现

#### （一）局部症状

被咬伤处有剧烈针刺样疼痛，或可见小片紫绀区伴周围发红，部分可见2个点状"牙痕"，多有皮疹及轻度水肿，有些咬伤患者可见皮肤周围水泡或组织坏死病变。

## （二）全身表现

蜘蛛咬伤以局部症状为主，缺乏特异性的全身表现。咬伤后可出现发热、头痛、头晕、烦躁、焦虑、恶心、呕吐、腹痛、腹胀、黄疸、四肢无力、大汗淋漓、皮肤湿冷等全身表现，严重者可并发急性呼吸衰竭、肾功能衰竭、心肌炎、过敏性休克等。

## 二、实验室检查

蜘蛛咬伤缺乏特异性实验室检查。

# 第四节　蜘蛛咬伤的严重程度分级

## 一、轻度

患者单纯出现局部皮肤红肿热痛，可伴有头晕、头痛、烦躁不安、恶心、呕吐、腹痛、腹泻。疼痛视觉模拟评分（VAS）评分＜3分。

## 二、中度

除皮肤症状外，有轻度呼吸或循环系统症状；疼痛加剧（向腹部、四肢、腰部扩散），疼痛VAS评分4~7分，出现轻度意识改变（意识淡漠、嗜睡）；出现心律失常如室性期前收缩（室性早搏）、房性早搏、心房颤动（房颤）、心房扑动（房扑）等和心肌损伤表现（如心电图ST段压低或抬高，心肌酶谱升高）；轻度的肺水肿（两肺可闻及湿啰音）；轻度肾功能损害，肝酶异常，不完全性肠梗阻；低钾血症（血$K^+ \leqslant 3.0$ mmol/L）。

## 三、重度

疼痛难忍，疼痛VAS评分＞7分；出现昏迷；严重的脏器功能损伤：急性肾衰竭

(acute kidney failure，ARF)、心肌炎（急性心力衰竭）、急性呼吸衰竭、严重的肝功能损伤；严重的酸中毒、严重的低血钾（血 $K^+ \leqslant 2.5$ mmol/L）；中毒性休克。

蜘蛛咬伤严重程度判断有多种方法，各种评估方法各有优劣，目前推荐使用 VAS 评分。

## 第五节 蜘蛛咬伤的诊断与鉴别诊断

### 一、蜘蛛咬伤的诊断

蜘蛛咬伤缺乏特异性实验室检查，诊断主要依据蜘蛛咬伤病史及相应的临床表现。病史询问的重点是蜘蛛咬伤的时间、地点、症状和体征，可以根据发病地域，患者捕捉到或通过图谱辨认蜘蛛来判断蜘蛛种类，结合患者临床症状和体征判断病情严重程度。

### 二、蜘蛛咬伤的鉴别诊断

(一) 蜘蛛咬伤与毒蛇咬伤的鉴别

毒蛇咬伤局部可见两颗较大呈"．．"分布的毒牙咬痕，亦有呈"：："形，除毒牙痕外，还出现副毒牙痕迹的分布形状。蜘蛛咬伤可无牙印牙痕，部分可见 2 个点状"牙痕"。蜘蛛咬伤处有剧烈针刺样疼痛，可见小片紫绀伴周围发红，多有皮疹及轻度水肿，有些咬伤患者可见皮肤周围水泡或组织坏死病变。神经毒类毒蛇咬伤的局部症状不明显，无红、肿、痛、出血等，或起初仅有轻微的痛、肿和麻痒感，牙痕小且不渗液。血液毒素类毒蛇咬伤致局部出现明显的肿胀、疼痛、瘀斑，轻者血自牙痕或伤口处流出难以凝固，严重者可引起伤口流血不止。细胞毒类毒蛇咬伤主要导致局部剧痛、红肿、水泡和皮肤、软组织坏死。

(二) 蜘蛛咬伤与其他常见毒虫咬伤的鉴别

蜘蛛咬伤与其他毒虫咬伤临床特征鉴别要点见表 29-1。

表 29-1 蜘蛛咬伤与其他毒虫咬伤临床特征鉴别要点

| 类别 | 类似症状 | 鉴别要点 |
|---|---|---|
| 蜈蚣 | 剧痛，局部炎症，可有组织坏死 | 牙痕呈楔状，无下颌牙痕，伤口不麻，全身症状轻或无 |
| 胡蜂 | 局部肿痛 | 伤口多个点状，可发生休克及肾功能衰竭 |
| 蝎子 | 局部疼痛、麻木 | 常有流泪、流涎 |
| 海蜇 | 局部剧痛 | 有涉海经历，伤口呈条索状，可发生休克 |
| 蚂蟥 | 伤口出血难止 | 伤口痒，不痛、不肿、不麻，无全身反应 |

# 第六节 蜘蛛咬伤的救治

治疗原则是迅速辨明是否为蜘蛛咬伤，阻止毒素的继续吸收，排出已吸收的毒素，防止各种并发症，对于蜘蛛咬伤患者按照严重程度实施分级诊疗。

## 一、现场自救与院前急救

蜘蛛咬伤的治疗原则是立即减缓毒液吸收，及早转送医院救治。患者被咬伤后，应告知患者保持冷静，避免慌张，立即远离被蜘蛛咬伤的地方，尽量记住蜘蛛斑纹和颜色等特征，有条件者拍摄留存致伤蜘蛛的照片或者将致伤蜘蛛浸泡在 75% 的乙醇中保存；尽量减少受伤肢体的活动；去除受伤部位的各种受限物品，如戒指、手镯、手表等，以免因后续的肿胀导致无法取出，加重局部损害；早期加压包扎有利于减缓毒素的吸收，利用周围清洁水源冲洗伤口，应尽早转送医院救治，途中注意观察生命体征。

## 二、局部处理

立即用清水或生理盐水冲洗咬伤部位，用碘伏充分消毒伤口，有条件时可用 0.5% 利多卡因进行局部封闭，也可在针灸后应用吸引器、火罐或注射器等进行吸排，不推荐常规切开；对于中重度患者，肿胀明显可抬高患肢，24~48 h 内局部冷敷，出现巨大的水疱（直径＞2 cm）可早期切开引流，出现创面坏死、溃烂，给予充分清创。非咬伤的局部接触性变态反应，应及时清洗并仔细检查眼部、皮肤等部位，去除疑似蜘蛛螯毛等异物后，使用含糖皮质激素的眼药或皮肤外用药。

## 三、镇痛镇静

疼痛是蜘蛛咬伤的重要临床表现，充分镇痛是治疗蜘蛛咬伤的重要环节。治疗参照病情轻重，选择非甾体抗炎药或阿片类药物，烦躁不安、恐惧焦虑者可使用药物适度镇静。

## 四、抗毒素治疗

国内目前无特异性抗毒血清，治疗以抗组胺药、糖皮质激素为主，早期使用可减轻蜘蛛毒引起的炎症反应和过敏反应。有毒素引起的胆碱能神经兴奋及危象（如心跳减慢和瞳孔缩小、腺体分泌增加、骨骼肌兴奋）时，可使用M型胆碱受体阻断剂（如阿托品、东莨菪碱）治疗。

## 五、一般治疗

一般支持治疗包括营养支持，及水、电解质及酸碱平衡的维持。中重度患者如肿胀明显，可使用利尿剂或者脱水剂以减少伤肢的肿胀，加快蜘蛛毒代谢，有利于康复，使用生大黄、10%甘露醇等导泻通便，有利于加快蜘蛛毒代谢，使用中须注意监测电解质和肾功能。不建议常规使用抗生素，对局部坏死、伤口有脓性分泌物或者脓肿形成，应使用抗生素，同时及时根据创面细菌培养结果针对性使用抗生素。中医中药对毒虫螯伤有独特效用，对蜘蛛咬伤有一定的疗效。

## 六、重度蜘蛛咬伤的治疗

重度蜘蛛咬伤患者若出现严重或致命性中毒反应，应立即给予盐酸肾上腺素0.5 mg肌内注射。注意保持气道通畅，对于出现急性呼吸衰竭的重度患者，及早行气管插管以及机械通气治疗。不推荐常规使用血液净化疗法，对于重度患者，如出现急性肾衰竭可考虑使用血液净化治疗。

## 七、破伤风的预防

破伤风预防参照国家卫生健康委员会发布的《非新生儿破伤风诊疗规范（2019年版）》。

## 八、心理干预与康复

对蜘蛛咬伤患者出现的焦虑、恐惧等心理，应及时干预，可通过介绍相关蜘蛛咬伤知识，提高伤者对蜘蛛咬伤的正确认识，使伤者从心理上消除对蜘蛛咬伤的顾虑，缓解焦虑情绪。必要时可请精神科医师协助治疗，减少蜘蛛咬伤后的精神应激，避免留下心理创伤。

# 第七节　国内常见毒蜘蛛的种类和分布

间斑寇蛛（俗称"黑寡妇"）在国外主要分布在地中海沿岸国家，国内则主要分布于新疆、云南等地。球蛛科：间斑寇蛛（"黑寡妇"蜘蛛）雌蛛见图 29-1。

华美寇蛛（美雅寇蛛）在国外主要分布在印度、缅甸、日本等国家，国内则主要分布在海南、四川、台湾等地。球蛛科：华美寇蛛（美雅寇蛛）雌蛛见图 29-2。

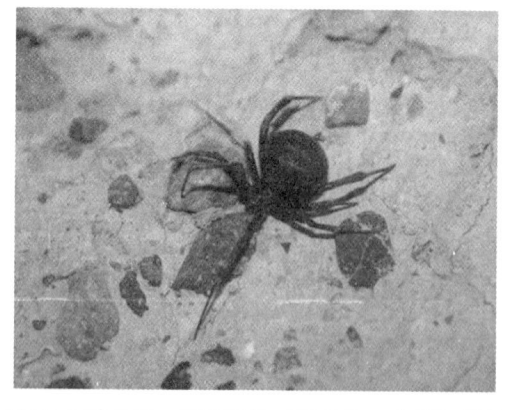

图 29-1 球蛛科：间斑寇蛛（"黑寡妇"蜘蛛）雌蛛
王 瑞 摄

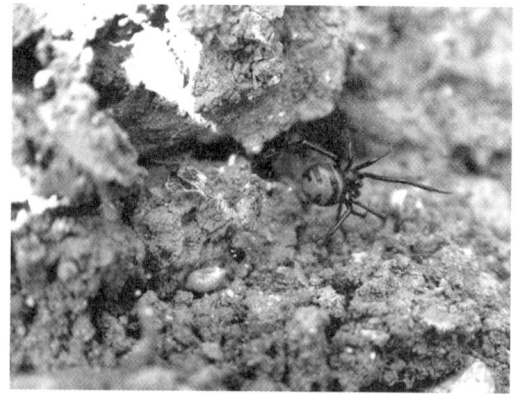

图 29-2 球蛛科：华美寇蛛（美雅寇蛛）雌蛛
杨自忠 摄

几何寇蛛国内主要分布在海南。球蛛科：几何寇蛛雌蛛见图29-3。

在我国，海南塞勒蛛主要分布在广西、海南。捕鸟蛛科：海南塞勒蛛雄蛛见图29-4。

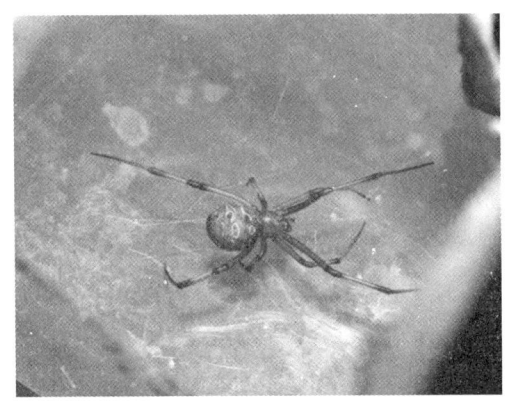

图29-3　球蛛科：几何寇蛛雌蛛
王露雨　摄

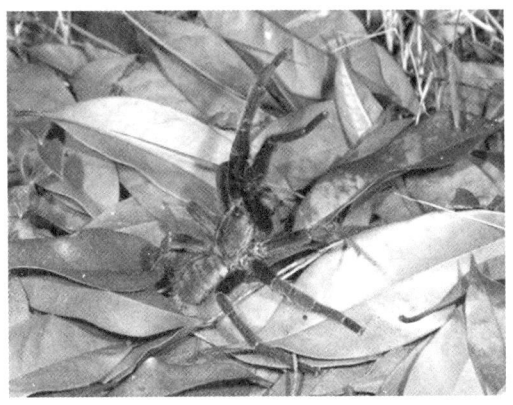

图29-4　捕鸟蛛科：海南塞勒蛛雄蛛
黄贵强　摄

科氏棒刺蛛在国外主要分布在越南，国内则主要分布在广西、广东等地。捕鸟蛛科：科氏棒刺蛛雌蛛见图29-5。

缨毛蛛国内主要分布在广西、海南等地。捕鸟蛛科：广西缨毛蛛雌蛛见图29-6。

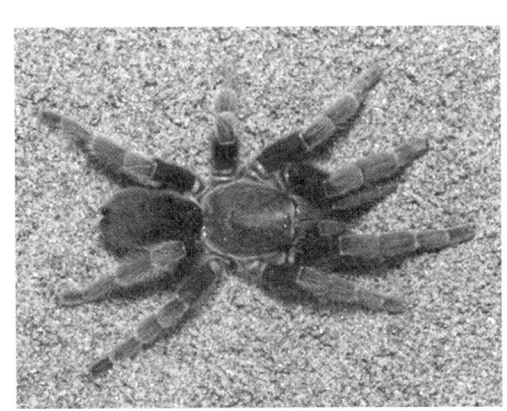

图29-5　捕鸟蛛科：科氏棒刺蛛雌蛛
王露雨　摄

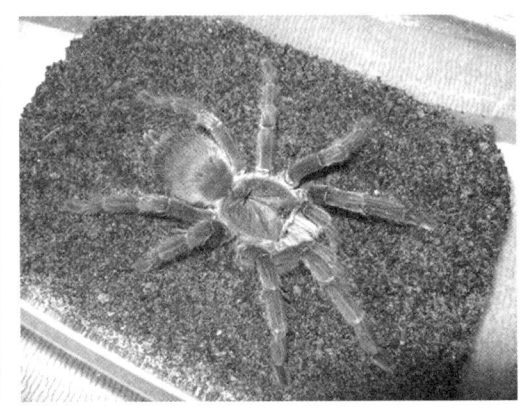

图29-6　捕鸟蛛科：广西缨毛蛛雌蛛
黄鑫磊　摄

雷氏大疣蛛国内主要分布在广西、湖南、贵州、四川、重庆等地。大疣蛛科：雷氏大疣蛛雌蛛见图29-7。

穴居狼蛛在国外主要分布在古北区，国内则主要分布在内蒙古、新疆等地。狼蛛科：穴居狼蛛雌蛛见图29-8。

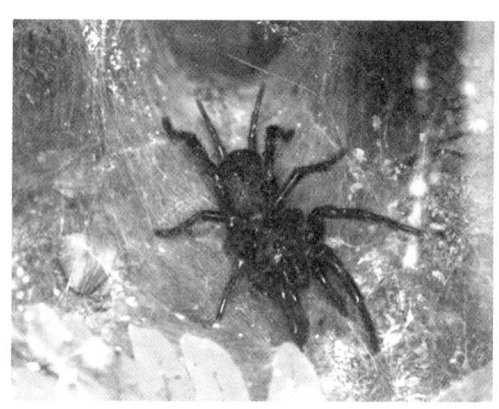 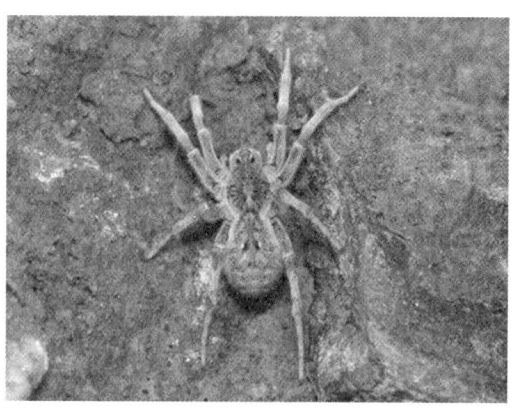

图 29-7　大疣蛛科：雷氏大疣蛛雌蛛　　　图 29-8　狼蛛科：穴居狼蛛雌蛛
　　　　　张志升　摄　　　　　　　　　　　　　　　王露雨　摄

（撰写者：兰　频　校对者：范　昭）

# 第三十章　马致伤及规范化防治

## 第一节　概述

马（horse）在动物分类学中分类为：脊椎动物亚门（vertebrata）、哺乳纲（mammalia）、奇蹄目（perissodactyla）、马科（equidae）、马属（equus）、马（equus caballus），是一种草食性动物。按产地自然生态环境条件和马匹外形特征来分类，中国马的原始地方品种及其类群分为草原种、沙漠种、森林种和山地种四类。

过去，马一直作为农场耕作等活动的传统劳动力来源，并作为运送人和货物的主要运输工具，还用于管理牛群等动物群。虽然随着机械化的发展，拖拉机和卡车等已经在很大程度上替代了马在农场和道路运输方面的角色，但它们仍然在世界许多地区用于与农业相关的活动。数以百万计的人通过职业或娱乐活动（如竞技、赛马和马术比赛）与马接触。马有时会表现出攻击行为，由于其体型较大，接触这些动物时有可能发生严重损伤或死亡。最近的一项研究表明，在美国，每年因非致死性马相关损伤在急诊室就诊的人数超过 10 万人次。尽管马致伤被认为是不常见的，但也存在咬伤人类的可能性。在所有涉及马的损伤报告中，3.0%~4.5% 与咬伤有关。

马咬伤诊治流程见图 30-1。

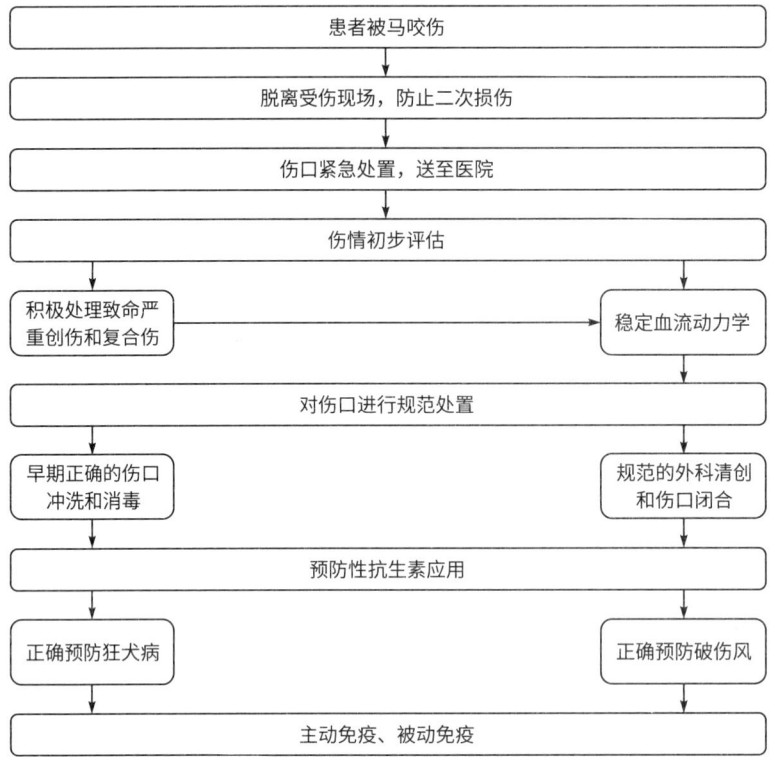

图 30-1 马咬伤诊治流程

# 第二节 防治规范

## 一、发病机制

伤口与马口腔内分泌物的接触增加了患者暴露于各种微生物的风险，马咬伤最常导致伯克霍尔德氏菌（Burkholderia）、链球菌（streptococcus）、葡萄球菌（staphylococcus）、马红球菌（erythrococcus equi）、放线杆菌（actinobacillus）、耶尔森菌和巴斯德氏菌（Yersinia and Pasteurella）、马氏伯克霍尔德菌（Burkholderia markovii），大肠杆菌（Escherichia coli）、奈瑟菌（Neisseria）、普氏杆菌（Prussia）、假单胞菌（Pseudomonas）、李斯特菌（Listeria）、亨德拉病毒（Hendra virus）、泡状口炎病毒（vesicular stomatitis virus）的感染。这种具有人畜共患病可能性的病原体的传播也可通过非咬伤但暴露于马口腔和呼吸道分泌物而发生。

## 二、流行病学

人可能因马的各种行为而受到严重伤害，这些损伤主要包括被咬、踢、踩踏或从马背跌落。马咬人的倾向通常在马受到激惹或处于病态时发生。在美国，每年大约有 1 800 名患者在马咬伤后接受治疗，最常累及的部位是四肢。我国幅员辽阔、人口众多，但是马咬伤的病例并没有进入现有的医疗卫生机构体系进行处置，缺乏详细的文献数据。但随着社会经济发展和人类物质精神文化需求的提升，人们对赛马、马术和与马相关的体育娱乐、户外休闲健身、娱乐骑乘兴趣增加，人们与马的接触频率也逐渐增加，这些可能增加被马咬伤的风险。

## 三、临床表现

### （一）全身症状

偶有病例报道，某些对动物皮毛过敏的患者被马咬伤后轻者可表现为咬伤处出现风团样皮疹或皮下散在性和弥漫性红斑，重者可出现气促、呼吸困难、面色苍白、四肢厥冷、血压下降等全身过敏反应症。

### （二）局部症状

局部症状主要表现为咬伤部位软组织损伤，以切割撕裂、撕脱伤常见。马咬人时的暴力瞬间是切割与撕裂的综合，结果往往既有组织缺损，又有缺损周围组织的撕脱、撕裂甚至贯通。由于马在咬合过程中下颚可以施加较大的咬合力，所以损伤的严重程度有以下几种：轻微者表现为浅表组织的挫伤、擦伤；较重者表现为皮肤及皮下组织的穿刺或撕裂，裂伤皮肤边缘不规则；严重者表现为深部组织撕脱和挤压可合并血管、神经、肌腱、骨骼的破坏，更有部分患者可能因马咬伤致手指、鼻子等截肢；致死性的损伤（尽管比较罕见）通常发生在幼儿的头部和颈部。

## 四、诊断和评估

### （一）诊断依据

患者有明确马咬伤病史，结合症状、体征和相关辅助检查作为确诊依据。

## （二）生命体征评估

针对严重的马咬伤患者，应首先评估和稳定生命体征，主要应依据"ABC 原则"，即 A（airway）——维持气道通畅，B（breathe）——维持呼吸正常，C（circulation）——维持循环稳定。

## （三）伤口评估

马咬伤容易导致多种细菌病毒的感染，主要是局部软组织创伤为主，以切割撕裂、撕脱伤常见，偶可见全身过敏症状。

## （四）辅助检查

1. 实验室检查

对于咬伤的伤口和已有感染的伤口，均需要在抗生素治疗前进行需氧和厌氧血培养。发生了蜂窝织炎、关节感染、骨髓炎或脓毒症的患者，全血白细胞计数，C 反应蛋白和红细胞沉降率可能增高，但这些指标正常不能排除上述感染。

2. X 线平片和超声检查

四肢的咬伤经过查体后发现骨折的表现后需行患肢 X 线检查，关节附近的深部咬伤有必要行正位和侧位的 X 线平片检查，以评估骨或关节破坏以及异物（如嵌入的牙齿）证据。对于明显感染的伤口，还需要行 X 线平片检查骨和软组织损伤、皮下气体以及骨髓炎相关的改变。超声检查有助于识别感染伤口的脓肿形成以及定位感染伤口内的放射线可穿透的异物。

3. 计算机断层扫描

头颈部的马咬伤偶尔会穿透颅骨。对于咬伤累计头颅/眼眶/眼球等脆弱器官时，需行 CT 扫描，系统评估伤者咬伤病情，避免遗漏凹陷性颅骨骨折/眼眶骨折及眼球的损失等，对于胸腹部的马咬伤偶可伤及胸腹腔脏器和肋骨，根据病情需要进行检查。

# 五、治疗

## （一）救治原则

立即脱离马咬伤环境，防止二次损伤；评估伤者生命体征是否平稳，监测伤者呼吸/循环/活动性出血情况，积极处理致命的多发伤和严重创伤，规范处置咬伤创面，正确预防狂犬病和破伤风。

（二）防止二次损伤

踢伤和踩踏伤往往在马导致的损伤里常见，所以在马咬伤的时候，应立即脱离受伤环境，防止二次损伤，积极处理致命的严重创伤和复合伤。对于有活动性出血的伤口应给予直接压迫，并应在伤口远端区域进行神经血管评估。深至重要结构的伤口，应作为严重穿透伤处理。对于致命的严重创伤和复合伤，应进行优先处理。

（三）规范的伤口处置

1. 咬伤局部处置

早期正确的伤口冲洗和消毒、规范的外科清创和伤口闭合是最为重要的预防措施。

1）清创

马咬伤多数污染较重，伤口清洗时使用20%左右的肥皂水和生理盐水交替洗涤伤口及其周围皮肤，持续时间15 min，必要时可用无菌敷料进行伤口擦拭，较深的伤口可以用50 mL注射器深入伤口加压进行冲洗，彻底去除伤口内血块、动物口腔分泌物及深部伤口内的异物。如伤口疼痛明显，可用2%盐酸利多卡因对伤口周围局部浸润麻醉，缓解疼痛。清洗后，用0.1%黏膜碘或0.1%苯扎氯铵溶液进行创面的表面和深部消毒。马咬伤造成盲道样、贯通伤口，钳夹小纱布按上述方法清创。马咬伤创面尤其撕裂伤应清创去除坏死组织，必要时行扩创术，尽可能早期彻底清创是预防伤口感染的关键，及时彻底清创后表浅的撕裂伤口可以一期缝合。

2）软组织损伤的处理原则

若其撕裂软组织大部分游离，只要有蒂可保留缝回原位；已经完全离体的软组织，只要没有感染坏死，清除无生机组织的同时尽可能保留组织，争取植入原位仍可成活，尤其血运丰富的面部伤口，组织愈合能力强、抗感染能力强，原则上不宜牺牲过多的组织。

3）缝合

（1）术前根据受伤时间，颌面部缺损范围、程度，缺损处边缘撕裂情况，有无感染，全身情况，离体缺损组织是否存在等制订手术方式。

（2）面部皮肤的缝合要用小针细线，创缘对位平整，尤其是唇、鼻、眼睑部位，细致缝合，恢复解剖标志外形，鼻子被马咬伤见图30-2。

（3）先关闭与口鼻腔相通的伤口，对裸露骨面应争取用软组织覆盖，伤口较深者要分层缝合，消灭死腔及时整复缺损。

（4）将卷缩、移位的组织复位缝合。

（5）有组织缺损则用邻近组织瓣及时修复，缺损范围较大者，先作游离植皮消灭创面。

（6）单纯腮腺体损伤清创后，对暴露的腺体作严密缝扎，防止腮瘘，分层缝合伤口。

（7）对面神经断裂者行神经吻合术。

对于较深的刺伤创面，不建议给予一期缝合封闭伤口。对于伤后 6~8 h 的创面或涉及深层结构（如血管、神经、肌腱、韧带、骨骼等）的伤害的皮肤伤口，在修复深层组织后旷置伤口，延迟闭合创面（应符合 T/CADERM309-2019 的规定进行狂犬病暴露后伤口处理）。

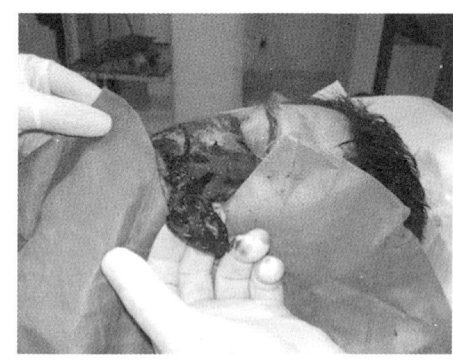 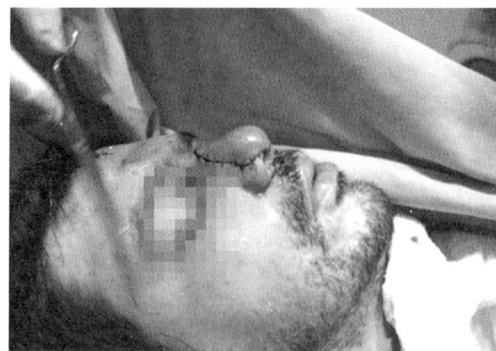

(a) 缝合前　　　　　　　　　　(b) 缝合后

图 30-2　鼻子被马咬伤

2. 预防性抗生素应用

预防性应用抗生素可减少感染发生率，尽管不推荐常规预防性应用抗生素，但对于某些高危伤口有必要进行预防，包括：①深部刺伤；②挤压伤相关的中度到重度伤口；③在有基础的静脉和（或）淋巴受损区域的伤口；④手部、生殖器、面部、靠近骨或关节等部位的伤口需要闭合的伤口；⑤发生在缺乏抵抗力的宿主的咬伤（如免疫功能受损、无脾或脾功能障碍及成人糖尿病患者）。

## 六、并发症

（一）软组织感染

马咬伤后感染通常是需氧菌和厌氧菌混合的多微生物感染。放线杆菌属是革兰阴性球杆菌，是马口腔正常菌群的一部分，也是马咬伤感染中的常见病原体。伤口的感染及重要脏器感染咬伤伤口感染的临床表现可能包括发热、红斑、肿胀、压痛、脓性引流物和淋巴管炎，包括皮下脓肿、手部间隙感染、骨髓炎、脓毒性关节炎、肌腱炎和菌血症。有文献报道，马咬伤后会出现颅内感染、狂犬病发作、伤处破伤风杆菌感染等危及患者生命的感染。

（二）创伤后应激障碍（post-traumatic stress disorder，PTSD）

遭遇过马咬伤并至少需要轻微伤口修复的儿童，尤其是伤口深或不止一处，有可能出现创伤后应激障碍（post-traumatic stress disorder，PTSD）的症状。患儿表现为恐惧、不敢接触马类，家属出现自责、害怕伤口愈合出现问题等情况。对于PTSD患儿没有给予正确的干预，可能导致大脑发育障碍，生物行为和（或）社会行为异常，应予以重视，必要时行精神科治疗。有些伤者后期回忆起被攻击的恐怖情形，留下心理阴影，害怕接触此类动物；尤其以颌面部咬伤的患者因面部外观的改变会出现焦虑、自卑的情绪，不正确的干预可能导致生理和（或）心理行为异常。

（三）正确预防狂犬病

狂犬病是马咬伤的常见问题，尤其是当袭击是非激惹所致的，或动物呈现病态。在评估狂犬病暴露后狂犬病疫苗免疫接种程序包括"四针法"和"五针法。"四针法"即"zagreb法""2-1-1免疫程序"，分别以20 U/kg于第0、7、21天各肌内注射2剂、1剂、1剂。"五针法"即"Essen法"，分别于第0、3、7、14、28天各肌内注射1剂。人用狂犬病疫苗注射部位在2周岁及以上者选择三角肌，2周岁以下者选择大腿前外侧肌肉。对于符合应用被动免疫制剂的暴露应给予被动免疫的注射，即在伤口局部浸润注射以中和伤口经清洗、消毒后残留的病毒，产生局部免疫保护。

（四）正确预防破伤风

动物咬伤均为破伤风易感伤，尤其对于马咬伤伤口污染较重、伤口较深，是破伤风高风险暴露，强烈建议进行破伤风的免疫接种措施，同时询问患者破伤风接种史和过敏史，合理使用破伤风类毒素、破伤风抗毒素，降低创面感染破伤风感染的风险。

破伤风被动免疫接种方法：外源性抗体如HTIG用量为250~500 U/次，单次注射，常规接种部位为大肌肉处（如臀部），接种方式为肌内注射，F（ab'）$_2$/TAT用量为1 500~3 000 U/次，接种部位为大肌肉处（如臀部），接种方式为肌内注射。

破伤风主动免疫接种方法：将破伤风类毒素疫苗TTCV接种于人体产生获得性免疫力，1 500 U/支，接种部位为上臂外侧三角肌，接种方式为肌内注射。应根据《非新生儿破伤风诊疗规范（2019年版）》中附件1《外伤后破伤风疫苗和被动免疫制剂使用指南》进行破伤风预防。

## 七、心理干预与康复

对马咬伤患者应在对症治疗的基础上联合相应的心理干预。原因是患者在被攻击时会受到过度惊吓，伤后可能会对疾病知识不了解；如同时合并面部损失时，患者会对手术修复效果和形象受损的担忧，以及伤情恢复后害怕接触此类动物。在咬伤前期应进行心理干预，消除患者恐惧、惊吓、无助、焦虑的情绪，预防创伤后应激障碍综合征的发生。在救治的过程中，应关注患者的心理状态，进行个性化的心理疏导，严重者请心理科医师进行评估干预，有利于伤者生理及心理功能的恢复。

◆ 参考文献 ◆

[1] 杨再，崔泰保.中国马分类系统的综述[J].豫西农专学报，1989(2): 62-63.

[2] 韩国才.马的起源驯化、种质资源与产业模式[J].生物学通报，2014, 49(2): 1-3, 63.

[3] ABU-ZIDAN F M, RAO S. Factors affecting the severity of horse-related injuries[J]. 2003, 34(12): 897-900.

[4] 陈庆军.《动物致伤专家共识》解读[M].北京：2019 中国动物伤害救治高峰论坛论文汇编，2019: 14.

[5] 中国医学救援协会动物伤害救治分会专家组.动物致伤专家共识[J].中国急救复苏与灾害医学杂志，2018(11): 1056-1061.

[6] LANGLEY R, MORRIS T. That horse bit me: zoonotic infections of equines to consider after exposure through the bite or the oral/nasal secretions[J]. J Agromedicine, 2009, 14(3): 370-381.

[7] MOORE J E, MILLAR B C, MATSUDA M, et al. Human infections associated with horse bites[J]. Journal of Equine Veterinary ence, 2003, 23(2): 52-54.

[8] SIRIANNI M C, MATTIACCI G, BARBONE B, et al. Anaphylaxis after Argas reflexus bite[J]. Allergy, 2000, 55(3): 303.

[9] GUIDA G, NEBIOLO F, HEFFLER E, et al. Anaphylaxis after a horse bite[J]. Allergy, 2015, 60(8): 1088-1089.

[10] BROUWER M C, KASANMOENTALIB E S, OPSTELTEN F W J, et al. A horse bite to remember[J]. The Lancet, 2010, 376(9747): 1094.

[11] ZHANG Q B, ZHANG B, ZHANG Z Q, et al. The epidemiology of cranio-facial injuries caused by animals in southern-central China[J]. J Craniomaxillofac Surg, 2011, 40(6): 506-509.

[12] SANTOSHI JOHN ASHUTOSH, LESHEM LALL. Open Fracture of the forearm bones due to horse bite[J]. Journal of orthopaedic case reports, 2014, 4(1): 7-10.

[13] ELGHOUL N, JALAL Y, BOUYA A, et al. Domestic horse bite: an unusual etiology of crush injury of the fourth finger-how to manage? [J]. Case Rep Infect Dis, 2019(2019): 1-4.

[14] MORGAN M. Hospital management of animal and human bites[J]. Journal of Hospital Infection, 2005, 61(1): 380.

[15] DENDLE C, LOOKE D. Review article: Animal bites: an update for management with a focus on infections [J]. Emergency Medicine Australasia, 2010, 20(6): 458-467.

[16] 谢雄伟，张承宁，郑慧. 颌面部马咬伤 23 例[J]. 中华创伤杂志，2010, 26(8): 729-730.

[17] MINCES LR, BROWN PJ, VELDKAMP PJ. Human meningitis from Streptococcus equi subsp. zooepidemicus acquired as zoonoses[J]. Epidemiol Infect, 2010(138): 1-5.

[18] MATTHIJS C, BROUWER. A horse bite to remember[J]. Lancet, 2010(376): 1194.

[19] 殷文武，王传林，陈秋兰，等. 狂犬病暴露预防处置专家共识[J]. 中华预防医学杂志，2019, 53(7): 668-679.

[20] 王传林. 外伤后破伤风预防规范（T/CADERM 3001—2019）[J]. 创伤外科杂志，2020(1): 1-4.

（撰写者：谢增如　校对者：康　新）

# 第三十一章　猪致伤及规范化防治

## 第一节　概述

猪是一种脊椎动物、哺乳动物、家畜，也是古杂食类哺乳动物，主要分为家猪和野猪。野猪（susscrofa）隶属哺乳纲（mammalia），偶蹄目（artiodactyla），猪科（suidae），猪属，是"有重要生态、科学、社会价值的陆生野生动物"之一。野猪分布非常广泛，除了南极洲外，在世界范围内均有分布；在我国境内，除了青藏高原和戈壁沙漠外，均有野猪分布，且主要集中分布在东北三省、云贵高原、福建和广东等地区。野猪的繁殖率很高，其分布和数量在世界范围内均呈现上升趋势，在部分地区甚至达到了泛滥的地步，这一趋势导致了野猪与家禽、家畜以及人类接触概率的增加，同时加剧了疾病传播的风险，带来了极大的负面影响。在国内，随着我国环境保护力度的不断加强，禁止猎捕、天然林保护工程、退耕还林等政策的有效实施，加上野猪天敌数量少等因素，造成我国一些地区野猪种群迅速增长。人与野猪的冲突主要表现在野猪破坏农作物，伤害人类和家畜，传播疾病等方面。华南野猪见图31-1。

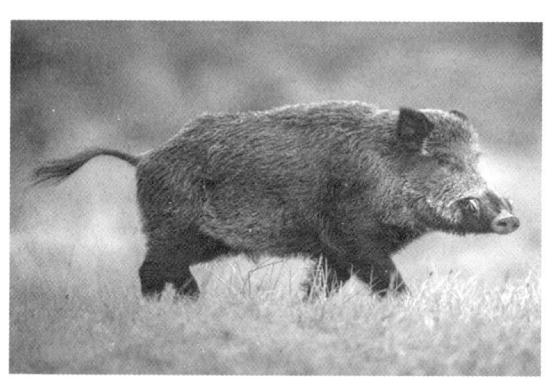

图31-1　华南野猪

随着野猪与人类接触机会的增大，野猪伤人事件时有发生。同时，野猪还是各种病毒的携带者，容易传播伪狂犬病病毒、猪流感、猪链球菌病、猪螺杆菌病、猪戊型肝炎病毒、猪丹毒等传染性疾病，危害家畜甚至人类的生命安全。本章主要介绍几种较为常见的与猪相关的人兽共患病。

# 第二节 临床表现

## 一、常见类型的临床表现

### (一)伪狂犬病病毒

伪狂犬病病毒(pseudorabies virus,PRV),又称猪疱疹病毒1型,以猪为自然宿主,可感染多种家畜及野生动物,引起以发热、脑脊髓炎为特征的急性传染病,因与狂犬病有相似表现,故命名为伪狂犬病。2018年,Ai等首次报道了以眼内炎为主要临床表现,通过血清学及基因水平检测鉴定的人感染PRV病例,证实了PRV跨物种感染人类的可能性。

伪狂犬病的临床表现为前驱期表现一般持续数日,以发热为主要表现,可伴有头痛或者感冒样症状。神经系统表现主要表现为急性脑病或者脑炎综合征:①癫痫发作,以全身强直阵挛发作为主,严重者呈癫痫持续状态;②精神行为异常;③意识障碍,可进行性加重,昏迷;④其他神经体征,部分患者可有病理征、脑膜刺激征,一般无瘫痪体征。视网膜炎或者眼内炎急性双眼视力下降,直至失明,瞳孔不规则,光反射下降,眼底检查可见视网膜炎、视网膜脱离、玻璃体混浊等。视网膜炎可为人感染PRV的主要表现,也可与脑炎合并发生。当与重症脑炎合并存在时,可能被脑炎的症状掩盖。其他临床表现除了典型的脑炎和视网膜炎病例,也存在临床表现相对较轻或者受累不全面的病例,可表现为发热、乏力、皮疹、瘙痒、咽痛等。

### (二)猪流感

猪流感(swine influenza,SI)是猪流行性感冒的简称,是由猪流感病毒(swine influenza virus,SIV)引起的一种人畜共患传染病,近代世界卫生组织将其中高致死性流感病毒命名为"甲型流感病毒(influenza A,简称H1N1)",该病毒属于RNA病毒、正黏液病毒科,对20~45周岁的成年人有较高的致死率。SI是具有高度传染性的猪呼吸系统传染病,其特点为急性发病,突然发热及呈典型伤风症状,体温高达38~40 ℃,伴有剧烈头疼、肌肉疼痛、浑身乏力、咳嗽、鼻塞、红眼等症状,有较快的自愈性。

### (三)猪链球菌

猪链球菌(streptococcus)属于革兰阳性菌,呈卵圆形,通常以成双或短链形式存在，种类繁多，广泛分布于自然界。目前链球菌属共有30多种，比较常见的有10余种，其中能引起猪链球菌病并在国内养猪场流行的主要有猪链球菌2型、7型、9型和马链球菌兽疫亚种等。基于链球菌荚膜抗原的不同及对荚膜多糖（CPS）血清学反应的情况，目前至少有29种猪链球菌的血清型已被鉴定。猪链球菌病是我国重要的传染性细菌性人兽共患病。人类通过接触已感染的家畜及其相关制品而感染，导致患者出现脑膜炎、败血症等严重病症，甚至导致死亡。尽管由猪链球菌引起的人类感染是一种较为罕见的疾病，但是其引起的流行病和散发性感染病例在许多国家被报告，患者死亡率达17.8%，对人类健康构成直接威胁，为公共卫生问题增加挑战。猪链球菌见图31-2。

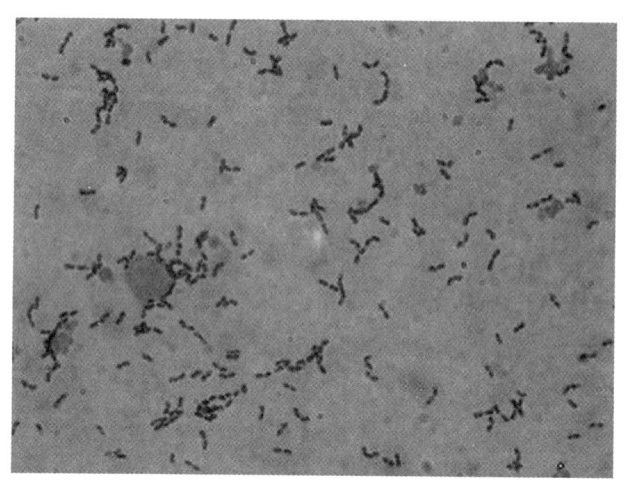

图31-2　猪链球菌

### （四）猪螺杆菌

猪螺杆菌（helicobacter suis，H.suis），革兰阴性菌具有典型螺旋状外形，菌体末端因有平均4~10个鞭毛而具有高度的活动性，猪螺杆菌是一种重要人兽共患病病原，近些年才被比利时科学家分离并成功体外培养，猪螺杆菌不同于主要感染人的幽门螺杆菌，猪螺杆菌主要感染大部分的猪，处于屠宰年龄的猪感染率为60%~95%。螺杆菌感染主要导致猪发生胃炎、胃部不适和降低猪的体重增加率，更重要的是猪螺杆菌也感染部分人，造成患者发生各种胃部不适、胃病甚至胃癌（如黏膜相关淋巴组织淋巴瘤）。

### （五）猪戊型肝炎病毒

猪戊型肝炎病毒为RNA病毒，属戊肝病毒科，全长7.2 KB，基因型与人的HEV高度相似，且在猪群中广泛传染。人的HEV以黄疸多见，伴有乏力、恶心、呕吐、肝区痛、发热等临床症状，HEV通过粪－口传播，具有15~60 d潜伏期，主要感染青壮年，HEV总体死亡率小于1%，在发达国家呈零星存在。戊型肝炎的慢性感染能引起免疫抑制，WHO 数据显示，每年有超过 2 000 万人口感染 HEV，300 万人表现为急性感染，56 600 人死于 HEV 感染。HEV 宿主广谱，如在猪上主要为 3 型和 4 型戊肝。HEV 不仅宿主广泛，且存在交叉感染。戊型肝炎 3 型、4 型肝炎存在人和猪之间相互感染（1 型和 2 型不能相互感染），猪的 3 型、4 型能单向感染灵长类动物。猪场工作者的 HEV 抗体比非猪场工作者的抗体更高。猪戊型肝炎除能传染给人外，人吃了戊型肝炎污染的食品，其 HEV 肝炎病毒的基因型与猪戊型肝炎病毒序列同源性高达 99.4%。这些污染了 HEV 的食品，在 56 ℃处理 1 h，仍然能检测到不同滴度的 HEV 病毒，只有在爆炒 5 min 和煮沸 5 min 后，才能使 HEV 完全失活。这表明，食品安全存在很大的安全隐患，食品安全检测仍是我们值得关注的重点。

### （六）猪丹毒

猪丹毒病是由红斑丹毒丝菌感染而造成的猪的一种急性、热性传染病。病程有慢性、亚急性的疹块型、急性的败血型和最急性的关节炎及心内膜炎。急性型常见，体温可升高至 41 ℃以上，精神不振，鼻镜干燥，结膜充血，减食或停食，口渴，大便干燥，突然死亡；在耳根、前胸、背部、腹部、大腿上均出现形状、大小不一、界限明显、扁平肿胀的红色疹块，指压退色。疹块型病较轻，常呈良性经过，1~2 d 在身体不同部位，尤其胸侧、背部、颈部至全身出现界限明显、圆形、四边形、有热感的疹块，俗称"打火印"，指压退色。疹块突出皮肤 2~3 mm，大小为 1 cm 至数厘米，从几个到几十个不等，干枯后形成棕色痂皮，伴随口渴、便秘、呕吐、体温高，病程 1~2 周，偶见症状恶化或转为败血型。

## 二、诊断

我国伪狂犬病的诊断结合曾报道的疑似及确诊病例，具有密切流行病学接触史，以眼内炎、脑炎为表现的急性起病患者，须高度关注 PRV 感染的可能性。同样，也不能忽视临床症状轻微但具有密切接触史的患者。而进一步确诊，参考家猪诊断标准，须依赖核酸检测及血清学检测。核酸检测可采用 PRV 特异性引物进行 PCR，也可通过二代测序方法直接对样本进行检测。血清学检测方法亦可参照对家猪的诊断方法。

SI 诊断主要依靠实验室检查，包括逆转录 PCR 技术、病毒培养、快速诊断测试、病毒抗体的上升，血液和生化检查包括白细胞减少症，乳酸脱氢酶和肌酸升高，对诊断该疾病具有辅助意义，尤其是在那些受到严重影响和住院患者中。

猪链球菌病具有发病急、传播快、致死率高的特性，及早诊断并治疗可有效减少经济损失。结合临床症状和病理变化可对该病作出初步诊断，由于猪链球菌病的临床症状多样，需通过病原菌的分离培养鉴定进行确诊。但是上述确诊方法耗时长，而商品化的 ELISA 检测试剂盒则具有高特异性和灵敏性等特点，但是猪群携带的非致病性菌株通常会影响 ELISA 法诊断结果，可采用更准确的检测方法进行病原分型以确诊，比如 PCR 法、多酶电泳法、限制性内切酶图谱分析法等。

猪螺杆菌病采用 PCR 扩增检测螺杆菌，灵敏度高、特异性好，与其他方法相比具有许多优点，与限制性内切酶酶切片段长度多态性分析相结合，被广泛应用于螺杆菌的检测和鉴定。

猪戊型肝炎病毒感染的诊断主要依靠血清学检测技术，主要是间接 ELISA 检测猪戊型肝炎病毒 IgA、IgG 和 IgM 抗体，其中对 IgG 抗体的检测较常用，对 IgA 抗体的检测可用于确切诊断，对 IgM 抗体的检测可区分既往感染和新近感染。

## 第三节　防治规范

猪群的 PRV 感染目前没有特效治疗药物，疫苗免疫接种是预防和控制猪伪狂犬病的最有效措施，可从根本上预防病毒的感染和传播。对于感染 PRV 患者，症状轻微者无须治疗即可自愈。

SI 重在预防，在发病高峰期、多发季节，要严禁任何疑似感冒症状的人、畜等进入猪群流动，重点保护高度易感群，做好猪场（舍、栏）内外生物安全防范及保洁消毒工作，长期维持清洁、干燥、通风、温度适宜、采光良好的宜居环境条件，可以大大降低感染发病风险。

猪链球菌病为人兽共患病，分布广、危害大。而猪链球菌又是条件性致病菌，也是猪体的常驻菌，它不仅广泛存在于自然界中，而且常在健康猪的上呼吸道、扁桃体等部位被检出。当猪体免疫力下降或遭受应激等外界因素的特殊刺激，猪链球菌病发病率将大大提高。因而该病主要以预防为主，始终坚持"防大于治"的原则。猪场应密切监察猪只健康状况，定期进行病原菌的分离鉴定和血清型分型，及时进行免疫接种，并配合预防药物，提高猪群抗病能力，并深入了解该病的流行病学特点，阻断病菌传播。另外，要减少应激，避免猪只衰弱致病，并加强猪场的环境卫生管理，重视中医防控手段，以更好地控制该病的发生与流行。而由于猪链球菌的血清型呈现高度复杂性，耐药菌株不断出现，新型荚膜又不断惊现，而疫苗保护率也不够理想，故包括我国在内的世界上多个养猪国家的猪链球菌病一直未得到有效的控制，因此对于猪链球菌的防控和其疫苗研发仍需不断努力。

目前对于猪螺杆菌感染人的途径还不是特别清楚，有研究发现屠宰场的猪尸体是细菌感染人的潜在传染源之一，另外，与猪及猪肉类产品（比如食用猪胃）频繁接触很可能是感染猪螺杆菌的主要途径之一，研究显示超市的肉馅中也被检出有活的猪螺杆菌存在，所以对于该病的防治需要检疫部门做好相关工作，避免污染的猪肉流入市场，造成猪螺杆菌的传播。

猪戊型肝炎作为人类重要的人兽共患病，其公共卫生意义非常重要。鉴于目前状况，预防的关键宜采取如下的综合性措施，首先开展猪戊型肝炎病毒的病原学和致病机制研究，建立检测方法，开展监测和流行病学调查，掌握其发病规律，提高预警预报工作；其次开发有效的疫苗，加强该病与其他动物疫病致病关系的研究，提高整体猪群的免疫水平；最后加强对动物性食品和外来动物疫病的检疫，注重对生猪及环境的消毒灭源工作，有效控制传染源。随着现代科技的发展，相信将来能有效控制该病，确保养猪业和公共卫生安全。

猪丹毒早期的治疗效果明显，最先选择的药物就是青霉素、盐酸多西菌素、土霉素等，都具有良好的效果。对于预防，平时饲养过程中要注意饲养问题，猪舍的卫生是一大重点，要时刻保持猪群生活环境的清洁，不仅要勤打扫，还要定期进行大剂量的消毒，防止猪舍中病毒残留，并且保证按照免疫程序，给适龄的猪群注射猪丹毒菌苗，不可忽视防治。

综上所述，与猪相关的人畜共患病"防大于治"，总的来说就是建立检测方法，开展监测和流行病学调查，提高预警预报工作；其次开发有效的疫苗，提高整体猪群的免疫水平；最后加强生猪及环境的消毒灭源工作，有效控制传染源。

◆ 参考文献 ◆

[1] 李祎斌，陈楚，刘丙万. 吉林省珲春地区人与野生动物冲突现状与防控调查 [J]. 野生动物学报，2018, 39(4): 962-965.

[2] 石凤铭. 猪伪狂犬病的发病原因、临床症状、实验室诊断与防控 [J]. 现代畜牧科技，2020(2): 71-72.

[3] 秦秀娟. 猪流感的诊断及防治分析 [J]. 畜禽业，2020, 31(5): 76.

[4] 王安航，崔克. 猪戊型肝炎研究进展 [J]. 中国动物保健，2016, 18(6): 69-71.

[5] SEBASTIAN M R, KABRA. Swine origin influenza(swine flu)[J]. Indian J Pediatr, 2009, 76(8): 833-841.

[6] 张超颖，徐玉花，蒋春燕. 2型猪链球菌病的研究进展 [J]. 畜禽业，2015(3): 20-22.

[7] 李海玲. 猪流感的诊治分析 [J]. 中国畜禽种业，2020, 16(6): 164.

[8] 黄默苯. 猪场发生猪丹毒的临床症状与防治措施 [J]. 福建畜牧兽医，2016, 38(6): 57.

（撰写者：杜　哲　校对者：赵连泽）

# 第三十二章 禽类动物致伤及规范化防治

## 第一节 概述

禽类通称鸟类，分为飞禽和家禽，在自然界中存在9 000多种。我国农村有散养家禽的习惯，许多家庭也有饲养宠物鸟的爱好。根据有关被禽类啄伤或抓伤的报道，我们发现伤及最多的是眼部，会导致视力下降或失明。国内文献报道近年发生禽类致伤25例，其中啄伤21例，抓伤4例；伤及眼球23例，引起猫抓病1例，引起蜂窝织炎1例。攻击人类的禽类有鸡、公鸡、山鹰、野鸡、长嘴鸟、长颈鹤、猫头鹰、秧鸡、野麻雀等，伤者以幼儿多见。

鸟类造成的伤害不同于一般伤害。文献表明，在动物世界中，捕食者会攻击被攻击者脆弱的区域以便迅速造成伤害。一些鸟类（猫头鹰、公鸡、鹳和鹤）选择人的眼睛作为攻击目标，以保护自己免受人类的攻击。孩子的眼睛黑白晶亮、闪动有神，角膜表面反光成像且不停运动，容易被鸟儿误认为活动的昆虫而啄食，因而导致眼睛受到伤害。

本章主要介绍禽类动物致伤的机制及防治方法。

## 第二节 损伤机制

### 一、机械性损伤

禽类啄伤属于机械性损伤，可造成机体组织或器官结构破坏或功能障碍。虽然小型鸟类不太可能造成严重的穿透性损伤，但鹦鹉的咬合力可达50 kg，导致皮肤、黏膜损伤，或开放性骨折。眼睛是人体最精密、最脆弱、较表浅的器官，容易受到禽类的袭击，可引起角膜穿孔伤，眼内容物脱出，并发白内障。鸟啄伤所致的眼部伤口呈星芒状，极不规则，且伤口多位于角膜中央。

## 二、变态反应

禽类啄伤后可将唾液中的酶类等异性蛋白带入体内，引起变态反应。

## 三、感染

### （一）致病菌

在禽类的鼻孔（连接上颚和鼻孔的缝隙）中发现的呼吸道分泌物可将疾病传播给人类，如禽流感；同时禽类啄伤人类后也可引起感染。禽类呼吸道菌群主要为革兰阳性菌，包括各种葡萄球菌、链球菌、乳酸杆菌和棒状杆菌。大肠杆菌是最常见的革兰阴性杆菌，其他的潜在的革兰阴性杆菌是假单胞、克雷伯菌、变形杆菌和不动杆菌。多杀巴氏杆菌、分枝杆菌寄生在一些鸟类的健康的鼻咽部、喙或爪子中，可以通过叮咬或者抓伤传播给人类。伤口感染后出现发红、疼痛，可以导致扩散性的软组织感染。

### （二）病理

禽类所携带的致病菌进入人体，如未及时处理治疗，会造成感染。如致病菌数量多、毒力强和（或）机体抗感染能力低下，可能会引起全身性炎症反应，导致菌血症甚至脓毒症。若致病菌进入眼内，伤口易感染，发生眼内炎。

# 第三节　临床表现

禽类啄伤患者眼部后，可导致局部剧烈疼痛，出现畏光、流泪伴视力下降。眼内可有不同程度充血水肿和脓性分泌物渗出，甚至眼内容物破裂或脱出。若不及时治疗可能会导致全眼球炎、视力骤降、眼红、眼球突出、眼睑水肿、头痛、恶心等，严重者可导致失明。

如果病原菌侵入抗感染能力低下的机体，可能会出现受伤局部发红、肿胀及发热、畏寒等全身症状。

## 第四节　治疗规范

禽类啄伤应着重考虑伤口的冲洗和清创，以及预防感染。

### 一、伤口评估

无论严重程度如何，禽类致伤应系统地进行医学评估，类似于其他动物咬伤，伤口是否为穿透伤，是否伤及骨骼、肌腱、重要器官等。

（一）按伤口部位评估

（1）伤口位于眼部。
（2）伤口位于四肢躯干。

（二）按伤口级别评估

（1）Ⅰ级伤口：完好的皮肤。
（2）Ⅱ级伤口：皮肤轻度损伤，或者皮肤破损无出血。
（3）Ⅲ级伤口：有明显出血或者贯通性伤口。

### 二、伤口处理

（一）按伤口部位处理

1. 眼部

眼部伤口需要眼科专业医师处理，治疗是否得当将直接影响术后视力恢复。需要注意的是，早期及时的显微手术是非常至关重要的，对眼内不用任何消毒剂。

（1）角膜的星芒状裂伤。在多角尖端汇集的地方进行两两对应缝合很难做到不变形和拉力一致，因此可采用Eisner的荷包缝合。方法是用宝石刀在2个裂口之间的健康角膜上做1/2厚向心小切口，用10-0尼龙线依次由实质通过，将节埋在实质内，缝线松紧要适度,既要求伤口关闭良好、水密,恢复前房、角膜及眼球的正常形态,还要求减少术后散光,取得满意的光学效果。

一般来说,角巩膜裂口缝合越早越好,对虹膜组织脱出者,伤后 24 h 内且较清洁者应尽早及时还纳复位,否则眼内感染机会增加且易遗留较大瘢痕,组织粘连。

(2)眼球穿通伤。眼球穿通伤最常见的并发症是外伤性白内障。对于晶体囊破裂皮质突入前房、晶体皮质与玻璃体混合在一起脱入前房或者夹在伤口者应考虑一期白内障摘除或联合前段玻璃体切割术。

2. 面部

面部伤口影响面容或功能时应在消毒后缝合。

3. 四肢

四肢伤口可用清水或 0.9% 氯化钠冲洗,冲洗时注意应向外侧冲洗,避免污染深部的黏膜。

(二)按伤口级别处理

(1)Ⅰ级伤口只需正常清洗,无须下一步处理。难以用肉眼判断的用 3% 双氧水擦拭。

(2)Ⅱ级以上伤口均需彻底清创消毒伤口,使用 20% 左右的肥皂水洗涤伤口,范围 15 cm,时间 15 min。彻底清洗后,用含碘制剂或其他具有病毒灭活效力的皮肤黏膜消毒剂涂擦或消毒伤口内部。

(3)Ⅲ级伤口应在清洗伤口时做好患者的心理护理,减轻冲洗时带来的疼痛和恐惧。小伤口不予以缝合包扎,深大的伤口应立即清创,清除异物与坏死组织,以生理盐水或稀释的碘伏液冲洗伤口,再用 3% 过氧化氢液淋洗。大伤口可在冲洗消毒后缝合,深而大伴有化脓的伤口还应放置引流管,利于污染的分泌物排出。

## 三、预防伤口特异性感染的处理方法

(一)破伤风的预防

动物致伤造成的伤口是破伤风高风险伤口,处理过程中均需对破伤风的风险进行评估并采取合理的预防措施,禽类致伤暴露后对应的破伤风风险分类。①无破伤风风险:Ⅰ级暴露,完好的黏膜被唾液污染。②破伤风低风险:Ⅱ级暴露伤口。③破伤风高风险:Ⅲ级暴露伤口。

根据破伤风风险等级和暴露情况进行免疫接种,破伤风疫苗接种程序见表 35-1。

表 35-1 破伤风疫苗接种程序

| 免疫史 | 最后一剂加强至今时间 | 伤口性质 | 破伤风类毒素疫苗 | 破伤风被动免疫制剂（破伤风抗毒素或破伤风免疫球蛋白） |
|---|---|---|---|---|
| 全程免疫 | <5 年 | 所有类型伤口 | 无须 | 无须 |
| | 5~10 年 | 清洁伤口 | 无须 | 无须 |
| | 5~10 年 | 不洁或污染伤口 | 需要[a] | 无须 |
| | >10 年 | 所有类型伤口 | 需要 | 无须 |
| 非全程免疫或免疫史不详 | | 清洁伤口 | 需要[b] | 无须 |
| | | 不洁或污染伤口 | 需要 | 需要[c] |

注：[a] 表示受伤后接种一次破伤风类毒素，接种剂量为 0.5 mL；[b] 表示重新完成全程免疫，即在受伤后第 0 天、1 个月后、7 个月后分别接种一次破伤风类毒素，每次接种剂量为 0.5 mL；[c] 表示一次性肌内注射破伤风人免疫球蛋白 250~500 U。

## （二）抗生素的应用

抗生素的使用应根据伤口的严重程度来指导，并且应包括革兰阳性和革兰阴性菌的广谱覆盖。所有传统性的眼外伤都有感染的危险，伤口早期局部和全身应用广谱、易于穿透血－眼屏障的抗生素至少用药 5~7 d。

## （三）狂犬病的预防

根据《狂犬病预防控制技术指南（2016 年版）》，禽类不感染和传播狂犬病病毒，所以无须采取预防狂犬病的措施。

# 第五节 预防规范

尽管禽类动物致伤的案例较少，但可能会导致严重的伤害。禽类有领地意识，经常攻击入侵者，所以应避免闯入禽类领地，一旦进入要及时离开。家长要看管好儿童，提高儿童对于禽类致伤的防范意识。如果有禽类在场，要劝阻他们不要试图捕捉或与它们玩耍。伤后要尽早就诊，及时治疗，避免伤口进一步恶化。

◆ 参考文献 ◆

[1] MEYER C L, ABZUG J M. Domestic bird bites [J]. The Journal of Hand Surgery, 2012(37): 1925-1927.

[2] 闵峰. 眼部鸟啄伤 4 例 [J]. 眼外伤职业眼病杂志：附眼科手术，1998, 20(3): 272.

[3] 吴孟超. 外科学 [M]. 9 版. 北京：人民卫生出版社，2018: 114-115.

[4] 李迈群. 谨防鸟禽啄伤人眼 [J]. 家庭医学，2008(4): 33.

[5] 张敏娜，程惠风，刘玉风. 眼部禽类啄伤三例报告 [J]. 眼外伤职业病杂志，1993, 15(5): 507.

[6] 曹咏梅，刘晓林，于希军. 秧鸡致眼球穿通伤 1 例 [J]. 中国现代医生，2009, 47(12): 105.

[7] 吴端华. 1 例鸟啄伤致眼球穿通伤患者的治疗及护理 [J]. 中华实用护理志，2011, 27(7): 145.

[8] 中国创伤救治联盟. 中国破伤风免疫预防专家共识 [J]. 中华外科杂志，2018, 56(3): 161-167.

（撰写者：吴纪峰 何 谱 吴 璇 校对者：庄天从）

# 第三十三章 人咬致伤及规范化防治

## 第一节 概述

人咬致伤在急诊外科临床工作中较为常见，人咬伤通常发生于纠纷争斗中，尤其是儿童，少数发生于抢劫、强奸等恶性事件中。人咬伤的最常见部位为手和上肢。人咬伤伤口感染率高达25%，可能引起破伤风（tetanus），也可能导致包括乙型肝炎病毒（hepatitis B virus，HBV）、丙型肝炎病毒（hepatitis C virus，HCV）、人免疫缺陷病毒（human immunodeficiency virus，HIV）和单纯疱疹病毒（herpes simplex virus，HSV）等病毒感染，被确定的狂犬病患者咬伤有罹患狂犬病（rabies）的可能。感染和感染后治疗是造成人咬致伤医疗成本剧增的原因，因此，早期诊断和治疗是预防人咬致伤病情恶化的重点。

人咬致伤的常见类型有3种：①自我咬伤。此种发生率低，多见于咬指甲、吸吮出血伤口或咀嚼时咬伤口腔黏膜或舌头。自我咬伤一般不会出现严重的感染，但可能是腔隙性脑梗死和（或）癫痫的表现，应加以注意。②咬合咬伤。咬合咬伤是指人牙齿咬合造成的咬伤，最常见的是手或上肢，也可能发生在性活动或殴打时对乳房或生殖器的咬合咬伤。咬伤表现为半圆形或椭圆形的红斑或瘀伤区域，皮肤完整的咬伤通常不会感染。③握拳伤。握拳伤是指一个人握拳撞到另一个人的牙齿时发生的裂伤，主要累及优势侧手的第三、四掌骨头。此类损伤并发症发病率最高。握拳伤多发生在手部背侧掌指关节处，牙齿刺破皮肤后可进一步刺破伸指肌腱、关节囊、关节软骨等深部组织。伤口越深，感染发生率越高；感染可发生在皮下间隙、腱膜下间隙、关节腔和骨组织等。

据估计，美国每年有250 000例人咬伤，目前我国尚无人咬伤的确切流行病学数据。有文献报道，在动物致伤中，人咬致伤的发生率（3%~23%）位居第三，排名前两位的分别是犬咬伤（80%~90%）和猫咬伤（5%~15%）。人咬致伤约占急诊科全部动物致伤的3%，在实际急诊科接诊病例中，咬合伤似乎比握拳伤更常见，这可能是由于握拳伤患者在经历争吵、攻击和其他情况后不愿至急诊科就诊，导致数据无法收集进而掩盖了握拳伤的真实发生率。

## 第二节 诊断与鉴别诊断

### 一、诊断

#### （一）病史采集

人咬致伤患者多不愿意承认致伤原因，因此，任何手部有伤口的就诊患者，特别是伤口发生在掌指关节处时，应询问伤口的来源，并告知患者不接受人咬致伤治疗的风险。人咬致伤患者到急诊就诊的主要原因包括：手功能受限、骨折、肌腱损伤、感染、疼痛、局部红肿等，偶尔也可见到伤口溢液、发热、淋巴结病、淋巴管炎等。应详细询问患者的受伤时间、伤口是否被血液污染以判断是否为人咬致伤，如已明确人咬伤，应询问咬人者和受害者的免疫情况及是否患有感染性疾病等，以评估伤口的暴露情况。

#### （二）体格检查

在人咬致伤发生早期，伤口通常很小，可能不超过 2 cm，因此，应仔细查体以免人咬致伤被漏诊，必要时应彻底清洗被污染的手部或去除遮挡皮肤的衣物等。查体时，应确定伤口的位置、伤口周围软组织有无红肿热痛和功能受限等感染征象及有无脓肿形成。发生争吵后或由于争吵而来就诊的患者，应检查其手部是否有人咬致伤。查体时，应对伤口进行充分评估，通过让患者手握拳可以显露肌腱、关节囊和骨组织。关节囊的裂口不易被发现，因此，对于发生在掌指关节处的任何撕裂伤，即使查体时关节囊完整，也有必要手术探查关节面的完整性，同时应检查伤口远端的神经血管状态。儿童查体时，应仔细测量伤口大小及两侧犬牙齿痕的距离，若两侧犬牙齿痕距离大于 2.5 cm，则咬人者可能是成年人，此时应怀疑受害儿童可能受到虐待。发生在特殊部位（乳房、会阴部等）的人咬致伤应怀疑性虐待可能，应重视这两类人咬致伤中是否存在违法犯罪，此时应对患者进行全身检查，进一步询问病史，必要时联系公安机关。

#### （三）实验室检测

对于无感染征象的伤口，不推荐常规实验室检查。对于有感染征象的咬伤伤口，可行外周血常规、血沉、伤口细菌培养（需氧和厌氧）等检查。对于发热或其他全身感染症状和免疫抑制的患者，应进行血培养检查。

### （四）影像学检查

握拳伤的患者需要进行 X 线检查，以评估是否存在骨折、关节破裂或异物残留。对于其他类型的人咬伤，一般不需要进行 X 线检查，但如果咬伤较深，怀疑有骨、关节损伤或有异物残留时，可行 X 线检查。对于感染伤口，超声可以帮助区分蜂窝织炎和可引流的脓肿。

## 二、鉴别诊断

### （一）其他动物致伤

其他动物致伤常见的有犬咬伤、猫咬伤等。由于犬强大的咬合力和撕扯力，犬咬伤可导致从小伤口（如抓伤、擦伤）到较大且复杂的伤口（如深部开放撕裂伤、深部刺伤、组织撕脱和挤压伤等）；犬咬伤在成人以四肢（尤其上肢和手部）为主，在儿童以头、面、颈部最常见。由于猫具有细长锋利的牙齿，猫咬伤常导致深部穿刺伤，多发生在上肢或面部。

### （二）蜂窝织炎

蜂窝织炎是指皮下、筋膜下或深部疏松结缔组织的化脓性感染，致病菌多为 β-溶血性链球菌，常见于有淋巴回流障碍、静脉功能不全、肥胖、免疫力低下（如老年人、糖尿病、艾滋病和血液病的患者）的人群，蜂窝织炎早期表现为局部感染症状，如皮温升高、红肿、疼痛等，病情严重时出现全身症状，包括寒战、高热、头痛和全身无力等，甚至引起脓毒症，危及生命。

# 第三节　防治规范

人咬致伤若不加以重视，后果可能非常严重，因此，最好由多学科专业医疗团队进行患者管理。感染、外观畸形和功能丧失是人咬致伤的常见并发症，所有患者均应了解咬伤后的感染症状及寻求抗感染治疗的时机。药师应强调抗生素治疗依从性的重要性；整形科医生应告诉患者后期可能需要整形手术改善手或手指功能及外形；护士应告知患者长期随访的必要性，记录治疗进展，并向医生报告自己认为的所有关切事项。人咬伤治疗主要包括：①伤口处理；②预防伤口非特异性感染；③预防破伤风；④预防病毒感染；⑤感染及并发症处理。

# 一、伤口处理

（一）伤口冲洗

无论患者是否曾经自行冲洗伤口，接诊医师都应仔细进行伤口冲洗，为减轻患者疼痛，可酌情进行局部麻醉。推荐使用肥皂水和一定压力的流动清水交替冲洗伤口，如条件允许，建议使用国家二类医疗器械资质的专业冲洗设备对伤口内部进行冲洗，冲洗时应避免水流垂直于创面，应让水流方向与创面成一定角度，以提高冲洗效果并减少冲洗导致的组织损伤。对于污染严重和就诊延迟（超过6h）的病例，冲洗的同时用无菌棉球或无菌纱布擦拭创面，以利于更彻底地清除创面和附着的污染物。对于小而深的伤口，应考虑在解剖学允许的情况下，适当扩创后冲洗，如不能扩创，应考虑将冲洗设备（如注射器针头）深入伤口中冲洗，避免伤口内水流交换不充分。最后，用生理盐水冲洗伤口以避免肥皂液残留。

（二）伤口消毒

彻底冲洗后，用含碘制剂消毒伤口内部。

（三）清创术

所有严重的人咬伤伤口均需进行清创术，术中应仔细探查伤口，避免遗漏肌腱、血管、神经、骨等深部组织损伤，并避免异物残留于伤口内。必要时可适当扩大伤口，肢体部位沿纵轴切开，经关节的切口作"S"形切开；由浅至深，切除失活的组织，清除血肿、凝血块和异物，对损伤的肌腱和神经酌情进行修复或用周围组织掩盖；最后再用生理盐水冲洗伤口并彻底止血。

（四）会诊

下列情况下可考虑相关科室会诊：①握拳伤；②复杂的面部撕裂伤；③深部伤口，特别是出现明显的撕脱或截断；④存在神经、血管损害的相关伤口。

（五）伤口闭合

因为人咬伤伤口的感染风险很高，除面部外一般不应一期缝合，并定期评估感染迹象。患者咬伤自己造成的伤口感染率不高，发生在 6 h 以内的伤口在清创满意的情况下，可考虑一期缝合。

（六）敷料选择

人咬伤的伤口一般采用导流性较好的惰性敷料，如吸水纱布、灭菌脱脂棉、绷带等；包扎时应注意防止过于紧密的包扎，进而造成局部血运障碍，在条件允许的情况下，可通过"湿性愈合"的方式加速伤口的愈合。

## 二、预防伤口非特异性感染

人咬伤伤口感染的致病菌包括人口腔菌群，如艾肯菌属（Eikenella spp）、A 群链球菌属（group A Streptococcus spp）、梭杆菌属（fusobacterium spp）、消化链球菌属（peptostreptococcus spp）、普氏菌属（Prevotella spp）等和人表皮菌群，如葡萄球菌（staphylococci）和链球菌（streptococci）。人咬伤伤口的感染率取决于伤口的深度、位置以及患者的抵抗力，浅表伤口的感染率为 2%，咬合咬伤在 10% 以内，手部的握拳伤或其他伤口的感染率在 25% 以上。

预防伤口感染的关键在于尽早正确地进行彻底的伤口清洗、清创及伤口覆盖或闭合。对于非常表浅的人咬伤伤口，不需预防性应用抗生素，对于存在感染高危因素的患者，推荐预防性使用抗生素，如咬伤手部或生殖区、难以清创的深部伤口、伴有深静脉和（或）淋巴受损的伤口、伤口毗邻骨或关节（包括人工关节）、糖尿病和免疫功能障碍的患者（如艾滋病、肝炎、脾切除后、恶性肿瘤、中性粒细胞减少症以及接受免疫抑制治疗的患者等）、伴有挤压伤的伤口。抗生素应选择覆盖人口腔和体表皮肤菌群，包括对甲氧西林敏感的金黄色葡萄球菌和链球菌的覆盖。用于预防人咬伤引起的感染优先选择加酶抑制剂的 β 内酰类，预防性口服抗生素的时间为 3~5 d，得到细菌培养和药敏结果后，应根据药敏结果调整抗生素使用。

## 三、预防破伤风

人咬伤伤口属污染伤口，感染破伤风概率较高，应根据《非新生儿破伤风诊疗规范（2019 年版）》中附件 1《外伤后破伤风疫苗和被动免疫制剂使用指南》进行破伤风预防。

## 四、预防病毒感染

被 HBV、HCV 感染者咬伤，理论上有感染风险，但通常认为感染概率非常低，但如果在咬伤事件中，HBV、HCV 感染的咬人者存在口腔出血，被咬伤者感染的风险会增加。

当被咬伤者破损的皮肤或黏膜暴露于 HBV 感染的咬人者血液、体液后，应按以下方法采取暴露后预防：①立即检测 HBV DNA、HBsAg，3~6 个月后复查；②如接种过乙型肝炎疫苗，且已知抗 –HBs 阳性（抗 –HBs ≥ 10 U/L）者，可不进行处理，如未接种过乙型肝炎疫苗，或虽接种过乙型肝炎疫苗，但抗 –HBs < 10 U/L 或抗 –HBs 水平不详者，应立即注射乙肝免疫球蛋白（HBIG）200~400 U，同时在不同部位接种 1 针乙型肝炎疫苗，于 1 和 6 个月后分别接种第 2 针和第 3 针乙型肝炎疫苗。

对于 HCV，目前尚无有效的暴露后免疫预防制剂。

被 HIV 感染者咬伤理论上有感染 HIV 风险，但通常认为感染概率非常低，但如果在咬伤事件中，HIV 感染的咬人者存在口腔出血，被咬伤者感染风险会增加。人咬伤在大多数情况下不需要 HIV 暴露后预防，极端情况下，如果咬人者 HIV 阳性，病毒载量很高，而且有口腔出血，造成很深的伤口，那么暴露后预防可以在与感染专家讨论后考虑施行。

暴露后预防性用药应尽可能在发生 HIV 暴露后最短时间内（尽可能在 2 h 内）开始，最好不超过 24 h，但即使超过 24 h，也建议实施预防性用药。用药疗程为连续服用 28 天。HIV 暴露后预防性用药首选推荐方案是 2 个核苷类反转录酶抑制剂（NRTIs）联合 1 个整合酶抑制剂（INSTIs）的组合，目前各国和 WHO 指南推荐的组合主要涉及 2 个组合：①替诺福韦/恩曲他滨（TDF/FTC）+ 多替拉韦（DTG）；②替诺福韦/恩曲他滨（TDF/FTC）+ 拉替拉韦（RAL）。其中，组合①每日服用一次即可，使用方便，但妊娠早期和备孕女性应避免使用含 DTG 的方案，而由于 RAL 有妊娠期使用的安全性数据支持，组合②更适用于妊娠或备孕的女性 HIV 暴露后预防，但需每日服药 2 次。如果当地无法获得 INSTIs，可以使用 2 个 NTRIs 联合 2 个蛋白酶抑制剂（PIs），相应的 PIs 组合包括洛匹那韦/利托那韦（LPV/r）或达芦那韦/利托那韦（DRV/r）。对合并肾功能低下者，可以使用齐多夫定/拉米夫定（AZT/3TC）替换方案①或②中的 2 个 NRTIs，和 DTG 或 RAL 组成相应的 3 药联合方案。

发生 HIV 暴露后，应立即、4 周、8 周、12 周和 6 个月后检测 HIV 抗体。

若被狂犬病患者咬伤，则存在感染狂犬病风险，应根据现行的狂犬病暴露预防处置的规范、指南进行狂犬病预防。

# 五、感染及并发症处理

## （一）感染处理

人咬致伤的常见感染相关并发症有化脓性屈肌腱鞘炎、化脓性关节炎、骨髓炎等，感染性休克和死亡等严重结局也有报道。对于严重的软组织感染或骨髓炎，截指或关节切除成形术可有效清除感染。提高对人咬致伤的认识、早诊早治、充分清创、合理使用抗生素可减少术后并发症发生率。加强基层医生培训，在初诊时早期合理处理伤口并考虑到感染的可能性，可避免延误治疗，减少并发症发生。

对感染伤口，应进行伤口清创、细菌培养（含血液培养）和抗生素治疗。清除感染组织是治疗人咬伤感染的重要组成部分。如果先前已闭合伤口，则应打开伤口，充分引流。清创时获得的标本应在开始抗生素治疗前进行培养，以鉴定致病病原体。在留取血培养物和伤口培养物后，应对疑似或已知咬伤相关的感染进行抗生素治疗。在抗生素选择上，应选择能够覆盖人类口腔和皮肤菌群的抗生素，包括对甲氧西林敏感的金黄色葡萄球菌和链球菌等。对于有耐甲氧西林金黄色葡萄球菌（MRSA）定植危险因素的患者，MRSA 的经验性抗生素覆盖很重要。

轻度的感染可口服抗生素治疗。对于出现以下情况，可静脉输注抗生素治疗：①感染性休克（如发热＞38 ℃、低血压或持续性心动过速）；②深部感染（化脓性关节炎、骨髓炎、腱鞘炎、菌血症或坏死性软组织感染）；③伤口周围红肿快速进展；④口服抗生素治疗 48 h 后临床表现的进展；⑤无法耐受口服治疗；⑥伤口与植入物（如假体关节或血管移植物）距离接近。

感染程度决定了抗生素治疗的持续时间。①对于浅表伤口感染（无脓肿）的患者可采用清创引流和口服抗生素治疗，疗程为 5~14 d，并进行密切的门诊随访。症状和体征消退后，抗生素治疗应至少持续 1~2 d。②对于持续引流的浅表脓肿（无菌血症）患者，可以通过静脉抗生素治疗直至感染得到控制，然后进行口服治疗，完成 5~14 d 的疗程，并进行密切的门诊随访；对治疗反应迟缓的患者应延长疗程；根据培养结果进行抗生素调整。在菌血症的情况下，应根据培养和药敏结果选择合适的抗生素。③对于复杂感染（如腱鞘炎、脓毒性关节炎或骨髓炎）的患者，应根据个人情况进行长期治疗。

## （二）外观畸形与功能受限

外观畸形是人咬伤中常见的并发症，可表现为局部瘢痕形成，组织缺失等。早期处理、避免感染等可以减轻炎症刺激引起的瘢痕形成，精细缝合及离体器官再植可以避免人体组织缺如，减少外观畸形发生率。涉及骨、关节、肌腱和神经的人咬伤可能导致肢体功能受限。因此，清创的同时尽早对上述组织探查修复有利于早期功能锻炼，减少功能受限程度。

（三）创伤后应激障碍（post-traumatic stress disorder，PTSD）

人咬伤后可能出现创伤后应激障碍（post-traumatic stress disorder，PTSD）的症状，表现为社交恐惧、行为异常甚至引起大脑发育障碍等。对于出现心理创伤的患者，应对其进行健康教育和心理疏导。必要时，建议患者前往心理科进一步就诊，通过心理咨询、心理治疗等干预手段，促进患者的心理康复。

（撰写者：刘　珵　校对者：唐华民）

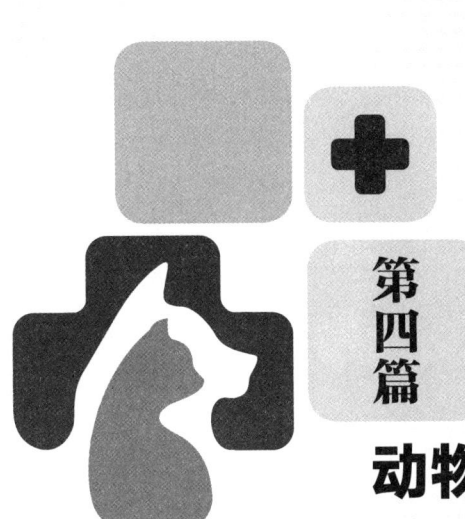

# 第四篇

# 动物致伤后狂犬病、破伤风防治核心热点问题

# 第三十四章 动物致伤后狂犬病规范化防治

## 第一节 概述

狂犬病是一种严重危害我国人民生命健康的病毒性传染病。狂犬病缺乏特异性治疗，病死率几乎100%。狂犬病病例高度散发，目前我国的实验室诊断率低，以临床诊断为主。为进一步规范狂犬病诊断与治疗，提高狂犬病防治水平，国家卫生健康委员会组织多学科专家，在参考《狂犬病诊断标准（WS281-2008）》《狂犬病预防控制技术指南（2016版）》《世界卫生组织狂犬病专家磋商会报告（第三版）》《世界卫生组织2018年狂犬病疫苗立场文件》基础上，结合近年来国内外在狂犬病诊断与治疗方面的研究进展，我们制订了本规范。狂犬病诊治流程见图35-1。

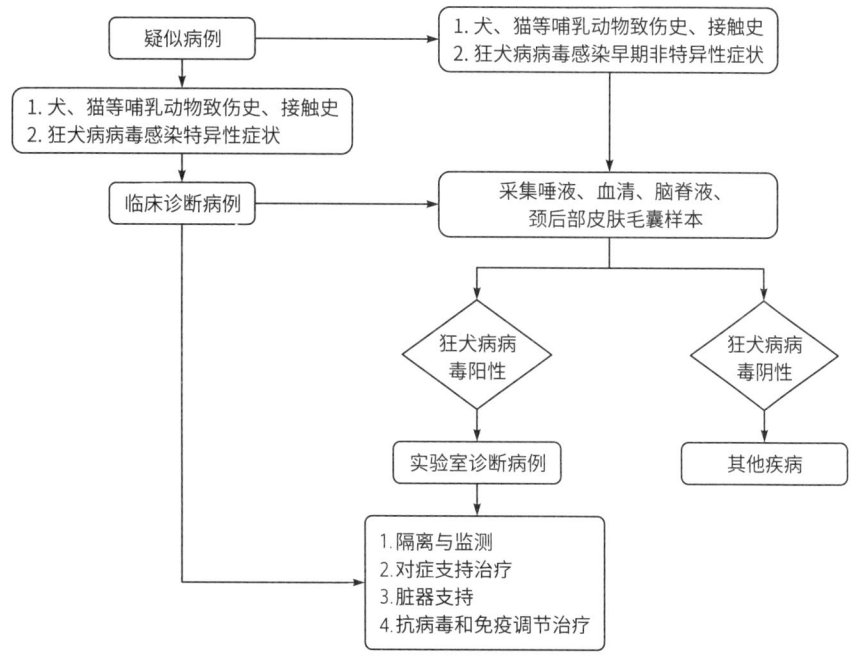

图 35-1 狂犬病诊治流程

## 第二节 防治规范

### 一、病原学

狂犬病病毒属于单股负链病毒目（mononegavirales）弹状病毒科（rhabdoviridae）狂犬病病毒属（lyssavirus）。2018 年国际病毒分类委员会（international committee of taxonomy virus, ICTV）明确的狂犬病病毒属病毒共 16 种（species），划分为 3 个不同的遗传谱系（phylogroup Ⅰ～Ⅲ）。我国目前主要流行狂犬病病毒（rabies virus, RABV），也有 Irkut virus（IRKV）报道，二者均属于遗传谱系 I，现有疫苗均可预防。狂犬病病毒体外存活能力较差，易被脂溶剂等灭活。

### 二、流行病学

全球有 100 多个国家和地区有狂犬病流行，大部分病例发生在亚洲和非洲国家，年死亡病例数约 59 000 例。十余年来，我国狂犬病发病率有逐年下降趋势，报告病例最多的 2007 年，报告 3 300 例，而后逐年下降，2019 年报告狂犬病病例 290 例。

所有哺乳动物对狂犬病病毒易感，狂犬病在自然界的储存宿主动物包括犬、猫等食肉目动物和翼手目动物（蝙蝠）。猪、马、牛、羊、骆驼等家畜为非狂犬病储存宿主，虽然可感染发病，但传播狂犬病风险较低。啮齿类和兔形目动物极少感染狂犬病，目前无导致人与人之间狂犬病病例的证据。人与人之间的狂犬病病毒传播，仅偶见于狂犬病感染者作为供体的组织或器官移植。犬是我国狂犬病的主要传染源，约占 95%；其次为猫；鼬獾、红狐、貉、狼是我国重要的野生狂犬病宿主和传染源。

### 三、发病机制

狂犬病病毒具有高度嗜神经性，病毒自皮肤或黏膜破损处入侵人体后，致病过程可以分为 3 个阶段：神经外少量繁殖期、快速逆轴浆移行期、病毒扩散期。病毒进入伤口后，在被咬伤的肌肉组织中复制，在局部可停留 3 d 或更久。其后病毒通过运动神经元的终板和轴突侵入周围神经系统，以运输小泡为载体，沿轴突以逆轴浆运动的方向向中枢神经系统移行，上行到背根神经节后，在其内大量增殖，然后侵入脊髓和整个中枢神经系统。病毒在中枢神经系统中增殖后，通过在运动轴突的顺向轴浆运输扩散进入腹侧根、背根神经节及其感觉轴突，并感染感觉轴突支配的肌梭、皮肤、毛囊及其他非神经组织。病毒侵入的各器官组织中，以唾液腺、舌部味蕾、嗅神经上皮等处病毒量较多。由于迷走、舌咽及舌下神经核受损、致吞咽肌及呼吸肌痉挛，出现恐水、吞咽及呼吸困难等症状。迷走神经节、交感神经节和心脏神经节受损时，可引起心血管功能紊乱或者猝死。

## 四、临床表现

狂犬病病毒感染后经过长短不一的潜伏期后发病，临床过程可分为前驱期、兴奋期、麻痹期等三个阶段。疾病发展是连续的过程，各阶段不能截然分开。根据临床特点可分为狂躁型和麻痹型，其中狂躁型占80%以上，麻痹型不到20%。此外，尚有部分不典型病例，见于蝙蝠来源的狂犬病。

### （一）潜伏期

潜伏期多数为1~3个月，极少在1周以内或1年以上。

### （二）前驱期

前驱期一般持续2~4 d，表现为低热、倦怠、乏力、头痛、恶心、全身不适、烦躁、恐惧、易怒、失眠或抑郁等症状。有50%~80%的患者在已愈合的伤口周围出现麻木、发痒、灼热、刺痛或虫爬、蚁走感等异常感觉。部分患者出现叩击性肌肉水肿（叩击部位肌肉耸起）。

### （三）兴奋期

兴奋期一般持续1~3 d。此时患者表现为恐水、怕风、极度恐惧，在水、风、声音的刺激下出现咽喉肌痉挛。恐水症是狂犬病最具特征性的临床表现，33%~50%患者会出现恐水症，表现为咽喉部不适或吞咽困难，在吞咽口水或尝试饮水时出现无法控制的咽喉肌痉挛，甚至在看到水或听到流水声音时也可引发咽喉肌痉挛。咽喉肌痉挛发作时可导致窒息和呼吸停止，约50%患者可表现为极度兴奋、易激惹和攻击行为，严重失眠或睡眠丧失，部分患者可出现全身肌肉阵发性抽搐，部分表现为构音障碍、复视或眩晕。约25%的患者出现自主神经功能紊乱，如流涎、流泪、多汗、皮肤起"鸡皮疙瘩"和瞳孔扩大，排尿排便困难，高热与低温交替，心律失常和心肌炎。少数患者表现为异常的性兴奋。

## （四）麻痹期

麻痹期一般持续 6~18 h。患者经过兴奋期后逐渐进入麻痹期，此时意识障碍逐渐加深，表现为昏睡或昏迷，痉挛停止，全身肌肉出现逐渐加重的弛缓性瘫痪。呼吸肌肉麻痹可导致中枢性呼吸衰竭、血压下降和严重心律失常，很快呼吸心跳停止而死亡。如无生命支持治疗，绝大多数患者在首次出现临床症状的 7~14 d 内死亡。

麻痹型病例可无典型的兴奋期及恐水现象，表现为头痛、肌肉疼痛和麻痹。麻痹通常在被咬伤的肢体最突出，然后对称或不对称地扩散，肌束震颤，腱反射和足底反射消失。随着瘫痪程度加重，出现重度截瘫，肌张力下降，随后出现呼吸肌麻痹而死亡。

## 五、诊断

### （一）诊断原则

狂犬病需综合病例的流行病学史、临床表现和实验室检查结果作出诊断。

### （二）临床诊断

有流行病学史，符合狂犬病临床症状者，即可诊断为临床病例。

### （三）实验室诊断

临床诊断基础上，满足以下任意一项实验室检测结果，即可诊断为确诊病例。

（1）狂犬病病毒分离（小鼠分离或细胞培养分离）阳性。适合脑组织及唾液等病毒含量高的样本。

（2）狂犬病病毒抗原检测（荧光抗体实验、直接快速免疫组化法、酶联免疫法）阳性。适合脑组织、颈后部皮肤毛囊样本。

（3）狂犬病病毒核酸检测阳性。适合唾液、脑脊液、脑组织、颈后部皮肤毛囊样本等。

（4）未接种过狂犬病疫苗者狂犬病病毒中和抗体检测（小鼠脑内中和试验、快速荧光灶抑制试验）阳性。适合血清、脑脊液样本。

## 六、鉴别诊断

狂犬病需要与类狂犬病性癔症、破伤风、其他病毒性脑炎/脑膜炎、脊髓灰质炎、格林-巴利综合征等鉴别。

（一）类狂犬病性癔症

类狂犬病性癔症是由狂犬病事件作用于癔病个体引起的一种少见的精神障碍，发病与精神因素及患者的性格特征有关。患者可有一些符合狂犬病特点的"症状"或自我感受，如攻击行为、咬人、吼叫甚至恐水等，但无典型恐水、恐风、流涎、发热、瘫痪等体征。常因精神因素或暗示而诱发反复阵发性发作，药物及安慰治疗后病情缓解，发作过后症状完全消失，神经系统查体无阳性体征，特异性的实验室检查也无异常发现。

（二）破伤风

破伤风是由破伤风梭状芽孢杆菌通过伤口侵入人体引起的一种急性感染，临床特征为全身骨骼肌痉挛性强直，表现为张口困难、吞咽困难、牙关紧闭、苦笑面容，骨骼肌张力持续性增高、腹肌紧张，阵发性肌肉痉挛引起角弓反张和呼吸困难，严重时可发生呼吸骤停而死亡。发病过程中意识清楚，无恐水等表现。破伤风临床表现典型，根据临床症状即可作出诊断。

（三）病毒性脑炎

病毒性脑炎是病毒感染引起的脑实质炎症，常见病原体为乙脑病毒、单纯疱疹病毒、水痘-带状疱疹病毒、麻疹病毒和肠道病毒等，主要表现为高热、头痛、精神障碍和神经症状等，行为改变（方向障碍、幻觉、精神错乱、性格改变、兴奋），局灶性神经系统异常（如命名性失语症、言语障碍、偏瘫），癫痫为特点的中枢功能障碍。除狂犬病脑炎外，其他任何一种病毒引起的脑部感染都不会引起恐水表现。体格检查可出现意识障碍、脑膜刺激征、运动功能障碍等阳性体征。以运动功能障碍为主要表现的病毒性脑炎易与麻痹型狂犬病混淆。病毒性脑炎磁共振成像表现为病变相应脑部位高信号，磁共振扩散加权成像（DWI）可能有助于发现病变早期改变。此外，脑脊液相应病毒核酸检测、病毒培养或特异性抗体检测阳性，恢复期血清特异性抗体滴度较急性期有 4 倍及以上升高时有诊断价值。

（四）病毒性脑膜炎

病毒性脑膜炎是一组由各种病毒感染引起的软脑膜（软膜和蛛网膜）弥漫性炎症综合征，常见的病原体有乙型脑炎病毒、肠道病毒、麻疹病毒、腮腺炎病毒、单纯疱疹病毒等。该病通常急性起病，主要表现为发热、头痛、呕吐、颈项强直等。病毒性脑膜炎与狂犬病前驱期不易鉴别，但病毒性脑膜炎无恐水、恐风、喉咙紧缩等症状，为自限性疾病，病程呈良性，通常为2~3周，预后较好。病毒性脑膜炎患者脑脊液检查表现为脑脊液压力升高，白细胞升高，早期以中性粒细胞升高为主，后期以淋巴细胞升高为主，糖及氯化物含量正常为特点。脑脊液相应病毒核酸检测、病毒培养或特异性抗体检测阳性，恢复期血清特异性抗体滴度较急性期有4倍及以上升高有诊断价值。

### （五）脊髓灰质炎

脊髓灰质炎是由脊髓灰质炎病毒侵犯中枢神经系统的运动神经细胞引起的急性传染病，主要以脊髓前角运动神经元损害为主。患者多为1~6岁儿童，主要症状是发热，可出现双峰热型、全身不适，严重时肢体疼痛，热退后（少数发热时）出现肢体或躯干非对称弛缓性瘫痪，表现为分布不规则和轻重不等的弛缓性瘫痪，故又称为小儿麻痹症。脑脊液检查呈细胞-蛋白分离现象，其分类以多形核粒细胞为主，而狂犬病患者脑脊液后期以淋巴细胞升高为主。发病后从粪便、咽部、脑脊液、脑或脊髓组织中分离到病毒，并鉴定为脊髓灰质炎野病毒，即可确诊。

### （六）格林-巴利综合征

格林-巴利综合征是常见的脊神经和周围神经的脱髓鞘疾病，又称急性特发性多神经炎或对称性多神经根炎。出现前驱感染症状之后表现为进行性上升性对称性麻痹、四肢软瘫以及不同程度的感觉障碍。患者呈急性或亚急性临床经过多数可完全恢复，少数严重者可引起致死性呼吸麻痹和双侧面瘫。麻痹型狂犬病的急性轴索神经病变与轴索型格林-巴利综合征在病理上极为相似，故二者在临床表现上也不易区分。格林-巴利综合征很少出现持续性发热、意识模糊、尿失禁等括约肌受累症状，脑脊液检查为典型的蛋白-细胞分离现象。

## 七、治疗

### （一）治疗原则

狂犬病患者应隔离，密切监测生命体征，以对症支持治疗为主，必要时给予包括抗病毒和免疫调节在内的重要脏器支持的综合性治疗措施。

### （二）隔离与监测

（1）患者单室隔离，保持安静，避免声、光、风等刺激。

（2）患者的分泌物、排泄物须严格消毒，参与治疗、护理的医护人员执行标准预防措施，如戴一次性外科口罩、帽子、穿一次性隔离衣和戴乳胶手套。行气管插管等有液体喷溅或气溶胶产生等操作时，加戴护目镜或面屏。

（3）床边设置护栏防止患者狂躁发作坠床，防范压疮和深静脉血栓发生。

（4）置入鼻饲管和开放静脉通路，以保证静脉药物的输注。

（5）给予心理支持。

（6）监测意识、精神状态、生命体征（体温、脉搏、血压、呼吸）、血氧饱和度、血电解质、血糖、心电图等。

（7）采集唾液、血清、脑脊液监测狂犬病病毒核酸、血清学变化。

### （三）对症支持和姑息治疗

#### 1. 镇静和镇痛

尽量保持患者安静，防止痉挛发作。尽量减少各种刺激，对躁狂、痉挛患者可用镇静剂，如地西泮、咪达唑仑等苯二氮䓬类药物，咪达唑仑较地西泮起效快、半衰期短，通过微量泵持续静脉给药更容易控制镇静深度。对躁动不安、兴奋过度、谵妄、幻觉和有攻击性者，可肌注或静脉滴注氟哌啶醇。疼痛明显者，可联合应用阿片类镇痛药物，如皮下或静脉注射吗啡、静脉注射或静脉滴注芬太尼等。

#### 2. 减少过量唾液分泌

可用抗胆碱能药物，如皮下或肌内注射氢溴酸东莨菪碱。

#### 3. 发热处理

高热者予物理降温结合解热镇痛药物，如对乙酰氨基酚、布洛芬等。若高热不退可采用控制性低温治疗。

#### 4. 营养支持

维持酸碱、水、电解质平衡，保证营养供给。

### （四）脏器支持

患者因过度兴奋需要镇静时，或出现不同程度昏迷时，有条件者应考虑收入重症监护病房，治疗的重点在于控制脑水肿和呼吸机支持。进行气管插管和呼吸支持治疗。

#### 1. 脑水肿处置

出现脑水肿和颅内高压时，可予20%甘露醇（0.5~1.0 g/kg体重）快速静脉点滴，或者选择3%~5%高张盐水输注来控制脑水肿，可间断给予呋塞米静脉注射。严重颅内高压时，可行侧脑室或腰大池插管减压。

#### 2. 神经保护治疗

目前，没有已知有效的用于狂犬病的神经保护剂，可试用控制性低温治疗，减少神经元损伤。早期研究表明，非竞争性N-甲基-D-天冬氨酸（NMDA）受体拮抗剂氯胺酮可能是对狂犬病有希望的神经保护疗法，但是随后在体外进行的研究以及在狂犬病小鼠模型中均未能显示出疗效。通过使用大剂量麻醉剂以达到最大的代谢抑制和神经元保护的方法也未能取得成功。鉴于其潜在不良影响和并发症（如血管升压素依赖性、感染风险增加、重症监护病房死亡率和并发症的相关性），不建议应用于狂犬病的治疗。

3. 呼吸系统支持

监测血氧饱和度（$SpO_2$）或动脉血氧分压（$PaO_2$），当出现咽肌或辅助呼吸肌痉挛影响通气时，予气管插管或气管切开，呼吸机辅助正压通气。并发细菌性肺炎者给予相应抗菌药物。

4. 循环支持

低血压者在充分静脉补液基础上给予血管活性药物，如多巴胺、多巴酚丁胺、去甲肾上腺素等。心力衰竭者需限制液体入量，给予扩血管、利尿、正性肌力等药物。

（五）抗病毒和免疫调节治疗

目前没有任何抗病毒药物和免疫调节剂证实对狂犬病有效。尽管缺乏证据支持，但临床上仍在使用一些抗病毒药物，如 α-干扰素、利巴韦林和金刚烷胺等。因利巴韦林广泛的副作用及免疫抑制作用，不推荐使用。抗病毒药物的选择取决于药物的毒副作用和患者（或家属）的意愿。不建议使用狂犬病疫苗或狂犬病免疫球蛋白来治疗狂犬病。糖皮质激素不应使用，动物试验证实，糖皮质激素能缩短狂犬病潜伏期，还可能对清除病毒所需的免疫反应产生负面影响。

## 八、预防

发生狂犬病暴露，应依据现行《狂犬病暴露预防处置工作规范》《狂犬病预防控制技术指南》进行狂犬病预防。

◆ 参考文献 ◆

[1] 俞永新. 狂犬病和狂犬病疫苗 [M]. 2 版. 北京：中国医药科技出版社，2009.

[2] WHO. WHO expert consultation on rabies. Third report[J]. WHO technical report series, 2018(1012): 1-139.

[3] 中华人民共和国卫生部. 狂犬病诊断标准 [M]. 北京：中国标准出版社，2008.

[4] WHO. Rabies vaccines. WHO position paper[J]. Wkly Epidemiol Rec, 2018, 16(93): 201-220.

[5] 杨绍基. 传染病学 [M]. 7 版. 北京：人民卫生出版社，2011: 109-112.

[6] SENTHILKUMARAN S, BALAMURUGAN N, KARTHIKEYAN N, et al. Rabies treatment: are we anywhere close to cure[J]. Indian J Crit Care Med, 2018, 22(3): 199−200.

[7] 张建，林俊，田野，等 . 肾移植后供者来源狂犬病二例疗效观察 [J]. 中国器官移植杂志，2017，38(10): 614−618.

[8] ZEILER FA, JACKSON AC. Critical appraisal of the milwaukee protocol for rabies: This failed approach should be abandoned[J]. Can J Neurol Sci, 2016, 43(1): 44−51.

[9] WILLOUGHBY RE JR, TIEVES KS, HOFFMAN GM, et al. Survival after treatment of rabies with induction of coma[J]. N Engl J Med, 2005, 352(24): 2508−2514.

[10] HU WT, WILLOUGHBY RE JR, DHONAU H, et al. Long-term follow-up after treatment of rabies by induction of coma[J]. N Engl J Med, 2007, 357(9): 945−946.

[11] RUPPRECHT C, KUZMIN I, MESLIN F. Lyssaviruses and rabies: current conundrums, concerns, contradictions and controversies[J]. F1000Res, 2017(6): 184.

[12] MAHADEVANA, SUJA MS, MANI RS, et al. Perspectives in diagnosis and treatment of rabies viral encephalitis: insights from pathogenesis[J]. Neurotherapeutics, 2016, 13(3): 477−492.

[13] 杨明，牟笛，殷文武 . 中国野生动物狂犬病宿主种类和地区分布分析 [J]. 中国急救复苏与灾害医学杂志，2018, 13(11): 1072−1075.

[14] ZHU S, GUO C. Rabies control and treatment: From prophylaxis to strategies with curative potential[J]. Viruses, 2016, 8(11): e279.

[15] EL-SAYED A. Advances in rabies prophylaxis and treatment with emphasis on immuno-response mechanisms[J]. Int J Vet Sci Med, 2018, 6(1): 8−15.

[16] TAN J, WANG R, JI S, et al. One health strategies for rabies control in rural areas of China[J]. Lancet Infect Dis, 2017, 17(4): 365−367.

[17] YAMADA K, NOGUCHI K, KOMENO T, et al. Efficacy of favipiravir(T-750)in rabies post-exposure prophylaxis[J]. J Infect Dis, 2016, 13(8): 1253−1261.

[18] TERRYNS, FRANCARTA, ROMMELAEREH, et al. Post-exposure treatment with anti-rabies VHH and vaccine significantly improves protection of mice from lethal rabies infection[J]. PLoS Negl Trop Dis, 2016, 10(8): e0004902.

[19] APPOLINARIO CM, JACKSON AC. Antiviral therapy for human rabies[J]. Antivir Ther, 2015, 20(1): 1−10.

[20] RUAN S. Modeling the transmission dynamics and control of rabies in China[J]. Math Biosci, 2017(286): 65−93.

[21] 中华人民共和国国家卫生和计划生育委员会 . 2017 年全国法定传染病疫情概况 [EB/OL]. (2018−02−26)[2021−12−12]. http://www.moh.gov.cn/jkj/s3578/201802/de926bdb046749abb7b0a8e23d929104.shtml.

[22] 中华人民共和国中央人民政府. 中共中央 国务院印发《"健康中国2030"规划纲要》[EB/OL]. (2016-10-25)[2021-12-12]. http://www.gov.cn/zhengce/2016-10/25/content_5124174.htm.

[23] 中华人民共和国国务院办公厅. 国家中长期动物疫病防治规划（2012—2020年）[EB/OL].（2012-05-20）[2021-12-12]. http://www.gov.cn/zwgk/2012/05/25/content_2145581.htm.

[24] 中华人民共和国农业部. 国家动物狂犬病防治计划（2017—2020年）[EB/OL].(2017-06-20)[2021-12-12]. http://www.moa.gov.cn/govpublic/SYJ/201706/t20170608_5665943.htm.

[25] SHI N, ZHANG Y, ZHENG H, et al. Immunogenicity, safety and antibody persistence of a purified vero cell cultured rabies vaccine (Speeda) administered by the Zagreb regimen or Essen regimen in post-exposure subjects[J]. Hum Vaccin Immunother, 2017, 13(6): 1-8.

[26] PENG J, LU S, ZHU Z, et al. Safety comparison of four types of rabies vaccines in patients with WHO category II animal exposure: An observation based on different age groups[J]. Medicine(Baltimore), 2016, 95(47): e5049.

[27] 蔡勇，周蓉，李声友，等. 国产冻干人用狂犬病疫苗（人二倍体细胞）的安全性及免疫原性观察[J]. 中国生物制品学杂志, 2015, 28(5): 510-513, 517.

[28] 陈妙. 使用专业设备和冲洗剂对狂犬病暴露患者伤口冲洗的效率评价[J]. 实用临床护理学电子杂志, 2018, 3(3): 65.

[29] 王传林，魏敬双. 狂犬病被动免疫制剂历史及现状[J]. 中国急救复苏与灾害医学杂志, 2018, 13(11): 1094-1100.

[30] 王传林，殷文武. 开创我国狂犬病暴露后预防处置工作的新局面[J]. 中华实验和临床病毒学杂志, 2018, 32(3): 225-227.

（撰写者：吕新军　校对者：康　新）

# 第三十五章 动物致伤后破伤风规范化防治

## 第一节 概述

破伤风（tetanus）分为新生儿破伤风（neonatal tetanus）和非新生儿破伤风（non-neonatal tetanus）。随着孕妇清洁生产措施的推广，我国已于2012年实现消除新生儿破伤风的目标，但非新生儿破伤风仍是一个严重的公共卫生问题。非新生儿破伤风是指年龄超过28 d，因破伤风梭状芽孢杆菌通过皮肤或黏膜破口侵入人体，在厌氧环境中繁殖并产生外毒素引起的，以局部或全身骨骼肌持续强直性收缩和阵发性痉挛为特征的急性、特异性、中毒性疾病。

## 第二节 防治规范

### 一、发病机制

破伤风杆菌是一种革兰阳性专性厌氧梭状芽孢杆菌，芽孢位于菌体一侧，呈杵状，广泛存在于灰尘、土壤及粪便中。菌体容易杀灭，而芽孢抵抗力强，破伤风杆菌无法侵入正常的皮肤或黏膜，创伤包括动物伤害造成皮肤和黏膜受损后，细菌便容易侵入人体。破伤风杆菌的滋生、繁殖需要无氧环境。创伤组织缺血坏死，合并其他细菌感染使得组织氧化还原电位显著降低时，为细菌的滋生提供了条件。

破伤风杆菌生成的外毒素有痉挛毒素和溶血毒素。痉挛毒素是由轻链、重链构成的一种蛋白，重链与神经节苷脂结合，轻链具有毒性。痉挛毒素经运动神经干或经淋巴细胞和血液循环，到达脊髓前角灰质或脑干的运动神经核，结合在灰质中突触上，抑制神经递质释放。通过抑制中枢神经系统对运动神经元的控制，反而使运动神经元过度兴奋，引起横纹肌强直性收缩和阵发性痉挛。交感神经受毒素影响，引起心动过速、血压波动、心律失常、外周血管收缩等症状。溶血毒素可引起心肌损害和组织坏死。

## 二、流行病学

我国每年约有 4 000 万人被猫狗咬伤，毒蛇咬伤人数超过 30 万，胡蜂、海蜇、蜱虫等动物致伤事件时有发生，目前已有关于陆上生物（人、狗、猫、狮子、老虎、熊、猴、猪、骆驼、非洲豹、兔子、蛇、蚂蚁、蜘蛛、蜱虫、沙蚤、蜂等）和水生生物（大型动物鲨鱼、鲸鱼、鳄鱼、海胆、海蜇、鲶鱼、黄貂鱼等）伤人后引起破伤风的报道。动物致伤后需要同时考虑破伤风的防治问题。

在无医疗干预的情况下，破伤风的病死率接近 100%，即使经过积极的综合治疗，全球范围病死率仍为 30%~50%，是一种极为严重的潜在致命性疾病。疾病的转归与支持治疗的质量有关，局限型破伤风的预后较全身型好。老年人与婴儿死亡率高，50 岁以下组，潜伏期越短，死亡率越高，需要通气支持的患者死亡率高于不需通气支持的患者。死亡多与呼吸道有关，如喉痉挛处置不当等，严重的心律失常及心脏停搏也是致死原因。

## 三、临床表现

破伤风的潜伏期多数为 3~21 d，可短至 1 d，罕见病例可长达半年以上。感染部位越接近中枢神经系统（如头或颈部），潜伏期相对越短，而越远离中枢神经系统（如手或足），潜伏期相对越长。根据临床表现分为三种类型：全身型破伤风、局部型破伤风和头部型破伤风。

（一）全身型破伤风

全身型破伤风最普遍和最严重，主要临床表现为全身肌肉疼痛性痉挛，逐渐发展可出现张口困难、苦笑面容，以致牙关紧闭，进一步加重可表现为颈僵硬、角弓反张、板状腹等。因呼吸肌收缩和（或）声门、咽肌收缩可分别导致周期性呼吸暂停和（或）上气道梗阻、吞咽困难。痉挛发作时意识清醒，上述发作可因轻微的刺激（如光、声、接触等）诱发。严重者伴有自主神经过度兴奋的症状，可能在早期表现为易激惹性、躁动、出汗和心动过速。在疾病的晚期阶段，常出现大量出汗、心律失常、不稳定型高血压或低血压及发热。

（二）局部型破伤风

局部型破伤风少见，主要表现为伤口附近区域的单个肢体或身体某一部位发生强直性和痉挛性肌肉收缩，可发展为全身型破伤风。

（三）头部型破伤风

头部型破伤风是一种特殊的局部型破伤风。头面部受伤或慢性中耳炎、慢性鼻窦炎可能出现头部型破伤风。此类患者可能出现吞咽困难和颅神经麻痹表现，常伴有牙关紧闭。颅神经麻痹最常见为面神经麻痹，表现为面部表情肌的麻痹，也可因动眼神经、滑车神经、外展神经和舌下神经麻痹而出现相应的症状，如眼运动障碍和舌运动障碍，此型可发展为全身型破伤风。病程持续3~4周，重症患者在6周以上，自发作第2周开始，症状体征有减轻趋势，常见的并发症是呼吸系统病变。喉头痉挛、持续的呼吸肌和膈肌痉挛均可导致窒息、肺炎、肺不张。强烈持续的肌肉痉挛可导致肌肉撕脱、骨折、关节脱位、舌咬伤等。缺氧、酸中毒可导致心律失常、心衰、心搏骤停。

## 四、诊断与评估

（一）诊断

诊断破伤风的主要依据是典型的临床表现，需至少满足以下表现之一：①牙关紧闭或苦笑面容；②疼痛性肌肉痉挛。动物致伤史不是诊断的必要条件。

存在破伤风常见病因，或取伤口处分泌物标本直接涂片后镜检、厌氧菌培养、破伤风梭状芽孢杆菌 PCR 检测阳性，可以协助诊断，但非必须。近期无 HTIG、F（ab'）$_2$/TAT 注射史，破伤风抗体检测阳性有助于除外破伤风诊断。

压舌板实验：使用压舌板轻触患者咽后部，发生咬肌反射性痉挛，而非正常的反射性恶心为阳性，对诊断有疑问的病例，可采用此实验，此检查方法的敏感性（94%）和特异性（100%）均较高。

此病需要与以下疾病相鉴别：①狂犬病。具有犬、猫等狂犬病高危动物咬伤史，以吞咽肌痉挛为主，患者听见水声或看见水，出现咽肌痉挛，饮水无法下咽、流涎，牙关紧闭少见。②脑膜炎。可有颈项强直和角弓反张表现，无阵发性肌肉痉挛，有发热、喷射性呕吐、头痛、神智改变、白细胞和脑脊液改变。③士的宁中毒。症状与破伤风类似，但抽搐间期肌肉松弛。④其他。颞颌关节炎、低钙抽搐、癔症、子痫等。

（二）评估

1. 破伤风伤口分类

获取受伤过程和伤口暴露情况及环境状况，根据破伤风感染风险对伤口分类：

（1）清洁伤口。位于身体细菌定植较少的区域，并且在伤后立即得到简单处理的伤口（如刀片割伤）。

（2）不洁伤口。位于身体细菌定植较多的区域（如腋窝、腹股沟及会阴等），或超过 6 h 未处理的简单伤口。

（3）污染伤口。被污物、有机泥土（沼泽或丛林的土壤）、粪便或唾液污染（如动物或人咬伤）的伤口，或者已经感染的伤口，或者含有坏死组织的伤口（如坏死或坏疽）、火器伤、冻伤、烧伤等。

2. 伤情评估

轻微的擦伤到累及多处、严重的损伤均有发生。伤情评估时，应先评估患者的呼吸、循环功能，有无毒物中毒、进行性出血、过敏等严重情况，此时应以抢救生命为主，在维持患者生命体征平稳的前提下，应尽可能保留各器官功能。另外，应尽可能确认伤人动物物种、致伤时间、致伤经过等细节。全面了解病史，合并糖尿病和免疫功能低下的患者伤口感染风险增加。

仔细检查伤口是否有血管和软组织损伤，并确定是否涉及肌腱或关节。涉及神经、血管、肌肉、肌腱或关节的更大的复杂伤口可能需要手术评估和处理。由于动物咬伤会造成组织创伤、深部刺伤和潜在骨结构骨折，也可能会在咬伤伤口留下断牙或其他异物，因此经常需要进行影像学和骨科评估。

3. 免疫功能判断

根据患者的基础疾病，判断患者的免疫功能是否正常。询问患者影响免疫功能的既往病史、用药史，判断患者免疫功能状态；破伤风疫苗接种史是否及时完整。

破伤风的严重程度取决于可到达中枢神经系统的破伤风毒素量，破伤风的严重度见表 35-1。

**表 35-1 破伤风的严重度**

| 严重程度 | 牙关紧闭 | 肌肉痉挛发作 | 吞咽困难 | 呼吸窘迫 | 自主神经功能障碍 |
|---|---|---|---|---|---|
| 轻型 | 轻至中度 | 无 | 无或轻微 | 无 | 无 |
| 中型 | 中度 | 轻至中度、短暂 | 中度 | 呼吸频率 30~40 次 / 分钟 | 无 |
| 重型 | 严重 | 严重、持续 | 严重 | 呼吸频率超过 40 次 / 分钟、言语无法正常发音 | 心率超过 120 次 / 分钟 |
| 特重型 | 严重 | 严重、持续 | 严重 | 呼吸频率超过 40 次 / 分钟、言语无法正常发音 | 严重且持续高血压、心动过速，或低血压、心动过缓 |

## 五、治疗

### （一）伤口常规处理

应首先维持患者的呼吸、循环系统，对出血点明确且明显者应首先止血，对于中毒患者（例如毒蛇咬伤者）不应延误解毒制剂使用，严重过敏反应者，应及早使用肾上腺素。

伤口冲洗应尽早实施，伤口内的异物或污物应尽可能去除。在院前，饮用水可作为首选的伤口冲洗液。入院后，如有条件建议使用专业冲洗器对伤口进行冲洗，应保障不少于 1 000 mL 的伤口冲洗量。伤口周围的冲洗消毒无菌敷料保护伤口，清水 + 肥皂水清洗伤口周围 2 遍，后用碘酒 + 酒精或碘伏消毒伤口周围。

伤口冲洗和局部处理可能因致伤物种的不同存在差异。蜂类致伤可能需要碱性或酸性液体处理局部伤口、缓解症状，对于黄貂鱼、海水和淡水鲶等存在毒刺者，在热水中浸泡 30~90 min（约 50 ℃），局麻浸润下拔除刺或腺上皮的针状体和碎片。

对于一期闭合伤口还是延迟闭合是有争议的。目前认为适合一期封闭的伤口包括无潜在损伤的咬伤、免疫功能正常的患者咬伤、面部或头皮上的咬伤以及单层闭合的简单伤口。对于一些高风险咬伤伤口，包括猫、人类、牲畜、猴子咬伤，严重污染的咬伤，糖尿病患者的咬伤，免疫抑制患者的咬伤，咬伤超过 6 h，涉及肌肉、肌腱或关节，这些伤口感染的风险要高得多，不适合一期缝合，后续还需要接受静脉注射抗生素和伤口处理。

### （二）抗生素使用

咬伤感染通常是多菌感染，狗和猫咬伤感染通常是由厌氧菌和需氧菌引起的。最常见的需氧菌是链球菌、葡萄球菌、莫拉菌和奈瑟菌；最常见的厌氧菌是梭杆菌、类杆菌、卟啉单胞菌、普雷沃特菌和巴氏杆菌。

对于大多数咬伤，暴露后的抗生素预防仍然存在争议，谨慎的方法是对高风险咬伤（如猫咬伤）或手部咬伤的患者使用抗生素，伤口培养通常只有在伤口已经脓肿或感染时才有帮助。

阿莫西林克拉维酸盐是预防性治疗动物咬伤的一线疗法，青霉素过敏患者可使用多西环素或克林霉素加氟喹诺酮的联合用药，克林霉素不应单独使用，因为它不适用于巴氏杆菌，阿奇霉素可用于孕妇。

严重的全身感染，虽然很少见，被狗咬伤后会发生，而且不会出现局部伤口感染的迹象。犬嗜红细胞吞噬菌是最常见的原因，这种感染可导致多系统器官衰竭，特别是在脾切除术患者和免疫功能低下的患者中。有啮齿动物咬伤和疑似鼠咬伤热的患者应住院并静脉注射抗生素。典型的是静脉注射青霉素 5~7 d，然后再口服青霉素 7 d。青霉素过敏的患者可以使用多西环素或四环素。

未全程接种疫苗（全程至少注射过 3 剂 TTCV）或接种史不明确、存在高危因素而延迟转运的伤员，应考虑给予抗生素（如青霉素），有可能延缓破伤风的临床发作时间。

### （三）破伤风的防治原则

严重程度为中型及以上的破伤风，建议在有气管切开或气管插管能力的重症监护病房（ICU）进行治疗。治疗要点包括：灭活循环毒素、消除伤口中破伤风梭状芽孢杆菌、控制肌肉痉挛、治疗自主神经功能障碍、气道管理、支持措施、免疫预防等。

1. 灭活循环毒素

使用破伤风被动免疫制剂中和循环毒素以消除其致病性，HTIG 是首选制剂，应当尽快一次性使用 HTIG 臀部及其他大块肌肉处多点肌内注射，推荐剂量为 3 000~6 000 U。不能获得 HTIG 时，可于 F（ab'）$_2$ 或 TAT 皮试阴性后，以 10 000~60 000 U 一次性多点肌内注射或稀释后缓慢输注（不短于 15 min）。不推荐鞘内注射。

2. 消除伤口中破伤风梭状芽孢杆菌

条件允许的情况下，对破伤风患者均应行伤口清创以清除伤口内的破伤风梭状芽孢杆菌和坏死组织。对于已结痂的伤口可清除结痂，必要时扩大创面及深度。使用 3% 过氧化氢溶液和生理盐水反复交替冲洗后，视情况予以旷置或充分引流。抗感染药物首选甲硝唑 500 mg Q6 h 或 Q8 h，口服或静脉给药。青霉素是备选药物，皮试阴性后，200~400 万 U，Q4 h 或 Q6 h 静脉给药，可与甲硝唑联合使用，疗程建议为 7~10 d。如果怀疑存在混合感染，可采用第二代、第三代头孢菌素类抗生素或其他相应抗生素。

3. 控制肌肉痉挛

注意控制病房内的光线和噪声，以避免诱发肌肉痉挛。镇静剂可用于控制肌肉痉挛，常用苯二氮卓类（如地西泮）等。地西泮的成人常规起始剂量为 10~30 mg，按需口服或静脉给药。对于严重病例，可能需要高达 500 mg 的日总剂量。大剂量使用地西泮，要警惕呼吸抑制，必要时使用机械通气支持。静脉用地西泮，可导致乳酸性酸中毒。病情稳定后，地西泮应当逐渐减量至停用，以避免发生停药反应。当单独使用镇静剂的效果不满意时，如果已使用机械通气，可考虑神经肌肉阻滞剂（如维库溴铵）。维库溴铵初始用量为 0.08~0.10 mg/kg，维持剂量为每 0.5~1.0 h 予 0.01~0.15 mg/kg。使用神经肌肉阻滞剂的患者应密切监护，且一日应当至少停药 1 次，以便评估患者的状态。硫酸镁可作为控制肌肉痉挛的辅助用药，不推荐常规使用。

4. 治疗自主神经功能障碍

充分镇静是纠正自律性不稳定的首要前提。首选阿片类药物（如吗啡），吗啡可使用 0.5~1.0 mg/（kg·h）持续静脉泵点。硫酸镁也可作为纠正自律性不稳定的辅助用药，不推荐常规使用。α 和 β 受体阻滞剂可作为纠正自律性不稳定的辅助用药，不推荐常规使用。当存在低血压时应补充血容量，必要时静脉泵入多巴胺或去甲肾上腺素。

5. 气道管理

气道管理是治疗破伤风的关键措施。对严重程度为中度及以上的患者，尤其是用药后肌肉痉挛控制不理想的患者，应当考虑尽早行气管切开或气管插管术。气管切开术可更好地进行气管吸引和预防肺部并发症。对早期表现为轻型的患者应密切观察，防止发生咽喉肌痉挛窒息。

6. 支持措施

支持治疗是破伤风治疗的基本治疗。营养支持优先考虑肠内营养，必要时使用鼻饲营养，但应警惕呕吐、误吸，推荐抬高床头 30°~45°。纠正水、电解质及酸碱平衡。频繁肌肉痉挛者监测肾功能，警惕横纹肌溶解及急性肾功能衰竭，充分补液并碱化尿液。留置尿管解决尿潴留并计量。

7. 免疫预防

当日在使用 HTIG 或 F（ab'）$_2$/TAT 治疗的同时，如果患者既往未完成含破伤风类毒素疫苗（TTCV）全程免疫（3 剂及以上）或免疫接种史不详，应完成 TTCV 全程免疫接种。如果患者既往完成了 TTCV 全程免疫，则此次加强 1 剂 TTCV。如在使用 HTIG 或 F（ab'）$_2$/TAT 治疗的当日无法接种 TTCV，应当 4 周以后开始接种。6 岁以上人群 TTCV 全程免疫接种程序见表 35-2。

表 35-2　6 岁以上人群 TTCV 全程免疫接种程序

| 剂次 | 第 1 剂 | 第 2 剂 | 第 3 剂 |
| --- | --- | --- | --- |
| 推荐接种间隔 | 接种第 0 天 | 与第 1 剂间隔 4~8 周 | 与第 2 剂间隔 6~12 月 |
| 最小接种间隔 | | 4 周 | 6 月 |

## 六、并发症

使用机械通气患者应注意预防呼吸机相关肺炎，还应当注意预防应激性溃疡、下肢深静脉血栓、长期卧床造成的压力性损伤、坠床、舌咬伤等。

## 七、预防

### （一）被动免疫制剂使用

将免疫效应物如破伤风人免疫球蛋白（human tetanus immunoglobulin，HTIG）或破伤风抗毒素（tetanus antitoxin，TAT）/马破伤风免疫球蛋白[equine anti-tetanus，F(ab')$_2$]注入体内，使机体立即获得免疫力，用于破伤风的短期应急预防。特点是产生效应快，但免疫作用维持时间较短，一般只有 10 d[TAT/F(ab')$_2$]或 28 d（HTIG）。F(ab')$_2$ 与 TAT 相比，发生过敏反应的概率低、安全性高。

未全程接种疫苗（全程接种为至少注射过 3 剂 TTCV）的患者和接种史不明确的患者，如果出现不洁或污染伤口，应肌注 HTIG 来进行被动免疫。HTIG 难以获得时，应优先选择 F(ab')$_2$，其次选择 TAT。

HTIG 成人用量为 250~500 IU，接种部位为大肌肉处（如臀部），接种方式为肌内注射。体内存留 4~5 周，免疫效能 10 倍于 TAT。

TAT/F(ab')$_2$ 成人用量为 1 500~3 000 U/次，注射前应将 1 500 U TAT/F(ab')$_2$ 用 10 mL 灭菌注射用水稀释后进行皮内试验。如果无条件接种 HTIG 而 TAT/F(ab')$_2$ 皮试阳性应进行二级预防时，可采用 TAT/F(ab')$_2$ 脱敏注射，将 TAT/F(ab')$_2$ 稀释 10 倍，分小量数次作皮下注射，每次注射后观察 30 min。第 1 次注射 10 倍稀释的 TAT/F(ab')$_2$ 0.2 mL，观察无紫绀、气喘或显著呼吸短促、脉搏加速时，即注射第 2 次 0.4 mL，如仍无反应则注射第 3 次 0.8 mL，如仍无反应即将安瓿中未稀释的 TAT/F(ab')$_2$ 全量作肌内注射。有过敏史或过敏试验强阳性者，应将第 1 次注射量和以后的递增量适当减少，分多次注射，以免发生剧烈反应。注射 TAT/F(ab')$_2$ 后，应观察至少 30 min 方可离院。

### （二）主动免疫制剂使用

将含破伤风类毒素的疫苗（tetanus toxoid-containing vaccine，TTCV）接种于人体，使机体产生获得性免疫力的一种预防破伤风感染的措施。其特点是起效慢，从未接受过 TTCV 免疫的患者应连续接种 3 剂才能获得足够高且持久的抗体水平；对于既往接受过 TTCV 全程免疫接种的人群，根据情况决定是否补种。外伤后破伤风预防流程见图 35-1。

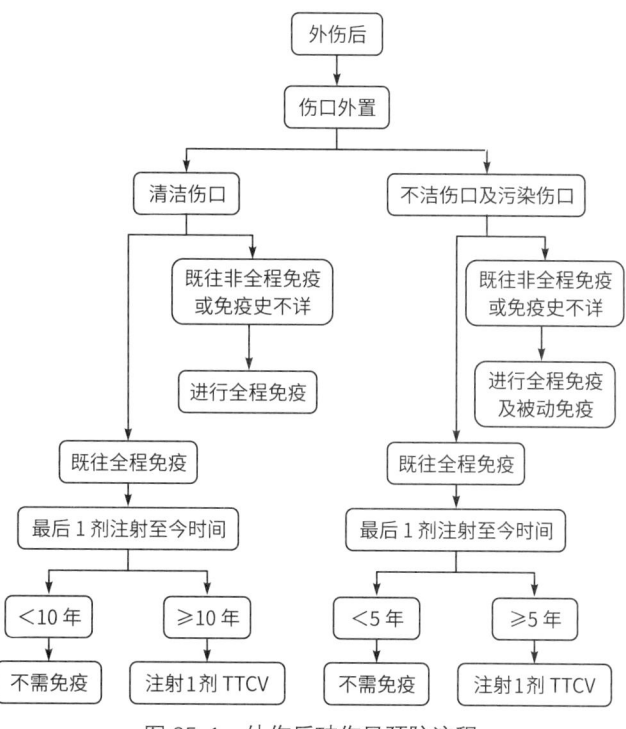

图 35-1 外伤后破伤风预防流程

对于未全程接种疫苗或接种史不明确的患者,应尽快完成疫苗的全程接种,以便获得长期保护。在使用静脉注射用丙种球蛋白的当日或 28 d 后,可进行主动免疫。无免疫缺陷人群外伤后的破伤风全程免疫接种程序见表 35-3。

表 35-3 无免疫缺陷人群外伤后的破伤风全程免疫接种程序

| 剂次 | 第 1 剂 | 第 2 剂 | 第 3 剂 | 第 4 剂 |
| --- | --- | --- | --- | --- |
| 推荐接种间隔 | 接种第 0 天 | 与第 1 剂间隔 4~8 周 | 与第 2 剂间隔 6~12 月 | 与第 3 剂间隔 5~10 年后 |
| 最小接种间隔 |  | 4 周 | 6 月 | 1 年 |
| 最后一次接种后保护时间 |  | 3 年 | 5 年 | 10 年 |

对于免疫功能低下的人群,外伤后尤应注意预防破伤风。

1. 预防原则

免疫功能低下的人群可以安全使用 TTCV,有条件的情况下,可进行破伤风抗体测定,以评价疫苗接种后的免疫效果,并指导 TTCV 加强免疫剂次的使用。

2. 免疫功能轻度受损人群

实体器官移植手术后使用常规抗排异药物的患者、长期服用糖皮质激素和常规免疫抑制剂的患者、慢性肾功能不全进行透析治疗的患者、CD4 细胞计数 ≥ 300/μL 的艾滋病患者，接受破伤风主动免疫后抗体滴度较正常人群衰减快，加强免疫的时间间隔宜缩短至 5 年。

3. 免疫功能严重受损人群

实体器官移植后使用抗 CD20 单克隆抗体的患者、非实体肿瘤化疗患者、CD4 细胞计数 < 300/μL 的艾滋病患者，接受破伤风主动免疫后的效果不可靠，可检测破伤风抗体，无检测条件时应给予 HTIG 或 TAT/F（ab'）$_2$ 进行保护。

部分既往接受过破伤风全程免疫的造血干细胞移植患者移植后失去保护，应在移植后 12 个月重启破伤风基础免疫。移植后重启破伤风基础免疫的效果与正常人群相近。在移植后 12 个月内如果受外伤，可注射 HTIG 或 TAT/F（ab'）$_2$ 给予临时性保护，不推荐注射疫苗。

◆ 参考文献 ◆

[1] 郭毅. 外科学 [M]. 2 版. 北京：高等教育出版社，2012: 406.

[2] 王传林，刘斯，陈庆军，等. 非新生儿破伤风诊疗规范（2019 年版）[J]. 中华急诊医学杂志，2019, 28(12): 1470-1475.

[3] 王传林，刘斯，邵庆军，等. 外伤后破伤风疫苗和被动免疫制剂使用指南（2019 年版）[J]. 中华预防医学杂志，2019, 53(12): 1212-1217.

[4] 王真行，邹力. WHO 关于破伤风疫苗的意见书 [J]. 国际生物制品学杂志，2017, 40(4): 198-204.

[5] 中国医学救援协会. 严重过敏反应诊断和早期治疗规范 (T/CADERM 3008—2019) [S]. 2019.

[6] 中国医学救援协会. 血清病诊治规范 (T/CADERM 3026—2020) [S]. 2020.

（撰写者：王洪波　刘　斯　校对者：唐华民）

# 第三十六章 动物致伤后狂犬病、破伤风防治核心热点问答

## 第一节 动物致伤后狂犬病防治核心热点

### 一、哪些动物可传播狂犬病？

并非只有狗才能传播狂犬病病毒。事实上，几乎所有的温血动物都可以感染狂犬病病毒，但在自然条件下，主要的易感动物是犬科、猫科、鼬科、浣熊科、啮齿类和翼手类动物等，如狗、猫、狐狸、狼、豺、豹、浣熊、獴、鼬、蝙蝠等。在亚洲、非洲等狂犬病流行严重的国家，犬和猫是最为常见的传播动物，全球有90%以上的狂犬病病例是由感染病毒的疯狗引起。我国的狂犬病病例中绝大部分为狗或猫引起，尤以狗最多。乌龟和蛇等冷血动物不传播狂犬病病毒，未见鸡和鸟传播狂犬病病毒的报道，被鸟类或鸡咬伤或抓伤后不需狂犬病暴露处置，但要进行伤口处置。

### 二、被狂犬病患者咬伤如何处理？

狂犬病患者唾液中含有大量狂犬病病毒，咬伤人之后可以导致狂犬病的传播，因此，被狂犬病患者咬伤后应参照被狂犬咬伤的暴露处置规定进行预防处置。

### 三、与狂犬病患者的普通接触能传播狂犬病吗？

人与狂犬病患者进行普通的接触，如日常陪护、喂饭、握手等一般不会传播狂犬病，但接触后应彻底洗手。

## 四、接触可疑病死（疯）犬污染过的物品会不会感染狂犬病？

虽然狂犬病病毒在外界生存能力不强，但动物的带毒唾液污染在物品上的病毒仍可能保持一定时间的活力，人接触时如果皮肤或黏膜不完整就有可能感染。国外就曾有与家养狗经常用同一只碗进食而感染的报道。

## 五、吃了可疑病死（疯）狗的肉会不会感染狂犬病？

狂犬病病毒主要储存在犬的唾液中，狂犬病病毒易被热灭活，100 ℃加热 2 min 后病毒就会死亡，因此食用烹调过的犬肉本身不可能导致病毒感染。但人在宰杀和剥犬皮的过程中，伤口或黏膜可能被犬的体液污染而感染狂犬病。国内外均有报道有人曾因宰杀和剥皮感染狂犬病而死亡。

## 六、被狂犬咬后一定会得狂犬病吗？

犬或猫感染狂犬病病毒后，一般认为可通过唾液腺间歇性排毒，即狂犬病犬或病猫唾液中并非随时带有病毒，因此，即使被感染病毒的狂犬咬伤也不一定会有病毒侵入体内。此外，如果被唾液中带病毒的疯动物咬伤、抓伤或被唾液污染黏膜和新鲜伤口时，及时规范的预防处置也可以尽早清除病毒，避免发病。

## 七、只有被疯狗咬伤后才会得狂犬病吗？

大多数人认为狂犬病只会通过疯狗咬伤传播，而事实并非如此。因为部分感染狂犬病病毒的狗在尚未出现异常表现时唾液中就已含有病毒、具有传染性，因此，被看似正常的狗咬伤后也须注射疫苗。除狗以外，很多其他动物也可以传播狂犬病，因此不仅仅被狗伤会得此病。并不是只有被咬伤才患狂犬病，被带毒动物抓伤或舔舐黏膜后也会造成感染。如小孩大便后，由家狗舔肛门，虽没有咬伤，但如果狗的唾液中含有病毒，可使小孩患狂犬病。但绝大多数狂犬病病例是被动物咬伤以后感染，因为抓伤和舔舐黏膜而感染的病例只占极少一部分。

## 八、怎样保护自己、避免被疯狗咬伤？

首先，不要招惹动物，尽量避开疯狗；不要打扰在进食、睡觉或看护幼崽的狗；不要向狗扔棍子或石子；不要接近那些拴着的狗和栅栏后面的狗；不要快速地跑近或靠近狗。狗受到惊吓或感到恐慌时会咬人。如果遇到疯狗追赶，最好不要突然转身跑开，不要直接瞪视狗的眼睛，事实证明静止不动或放缓动作可以减少被狗攻击的可能。眼睛盯住地面，然后缓慢向后移动，逐渐离开。如果遇到疯狗攻击，则要将身体蜷起，保护头面部。

## 九、怎样预防狗、猫得狂犬病？

狗、猫等宠物会感染狂犬病病毒，目前家养狗、猫已经成为我国人间狂犬病病例的主要传染源，狗、猫患狂犬病后会直接威胁到人类（特别是宠物主人）的安全。因此，为了保障动物和人群的安全，宠物必须接种狂犬病疫苗以预防动物狂犬病的发生。

## 十、被动物咬伤后应采取什么措施预防狂犬病？

按照世界卫生组织的推荐，首先要判断受伤的严重程度，然后再据此采取不同的处理措施。与动物仅有普通的接触或喂养动物，以及被舔的皮肤部位完好时都不需要进行任何处理。然而一旦有下列情况发生，人们应该立刻就医。

（1）如果皮肤被轻咬或者仅有轻微抓伤或擦伤而无出血时，属于Ⅱ度暴露，则需要对伤口进行处理、同时接种狂犬病疫苗。

（2）如果皮肤被咬伤或抓伤有出血、或皮肤破损的伤口被舔时、或黏膜被动物体液污染时，属于Ⅲ度暴露，则在伤口处理之后、疫苗接种之前，还需要在伤口周围注射抗狂犬病的被动免疫制剂。

在进行预防狂犬病处置的同时，要进行预防伤口感染等治疗。

## 十一、中医中药预防狂犬病有效吗？

中医中药对预防狂犬病是否具有直接作用尚未得到证实。

## 十二、可能感染了狂犬病的动物是什么样子？

可能感染了狂犬病的动物早期主要表现是性情明显改变，如忧虑或害怕，并有神经过敏。有的病兽表现对主人异常友好，摇尾乞怜，但在轻微的刺激下也会咬人，主动攻击生人；有的离群独处，不与其他动物待在一起，对主人变得无感情；有的出现怪食癖，如吃土、咬草、咬木头等。这些异常表现如不细心观察，很难发现。疯动物在疾病的最早期，唾液里含有大量狂犬病毒，此时若与其亲近、玩耍或被其咬（抓）伤就容易被传染而得病。疯动物过了发病早期就进入兴奋期，表现为坐立不安，跑来跑去，咬叫无常，此时已不能辨认生人和熟人，而出现攻击人的疯狂状态，很多人就是这时被咬伤的。随后病狗耷拉着尾巴，或尾巴夹在两腿之间，张着嘴，顺嘴流口水，吞咽困难，走起路来摇摇晃晃，全身毛竖起。进入晚期后，病动物很快发生呼吸困难，全身衰竭死亡。值得注意的是，少数疯动物表现为"安静型"，即无明显兴奋表现，但伤人后也可能导致狂犬病。

## 十三、及时、规范的伤后处置能预防狂犬病发生吗？

答案是肯定的。只要在伤后及时接受规范的暴露后预防处置（包括正确处理伤口、正确接种合格的狂犬病疫苗，视情况结合使用抗狂犬病被动免疫制剂），几乎100%可以预防狂犬病的发生。据统计，美国对狂犬病高危人群接种5万多剂狂犬病疫苗，在这些接种者中无1例狂犬病发生。

## 十四、喝酒后什么时候可以打狂犬疫苗？

被狗咬伤后狂犬疫苗要全程按时接种。目前，尚未有研究发现喝酒会影响狂犬病疫苗接种后免疫效果。注射狂犬疫苗期间禁止饮酒，这是为了避免加重疫苗的过敏反应，对抗体产生没有影响。

# 第二节 动物致伤后破伤风防治核心热点

## 一、破伤风到底是什么？

破伤风是破伤风梭状芽孢杆菌通过皮肤或黏膜破口侵入人体，在厌氧环境中繁殖并产生毒素，引起的以全身骨骼肌持续强直性收缩和阵发性痉挛为特征的急性、特异性、中毒性疾病。

## 二、破伤风梭状芽孢杆菌是什么细菌？

破伤风梭状芽孢杆菌属于梭菌属，其菌体细长，大小为（0.5~1.7）μm×（2.1~18.1）μm，革兰染色阳性，有周鞭毛、无荚膜，芽孢呈正圆形，直径大于菌体，位于菌体顶端，细菌呈鼓槌状。破伤风梭状芽孢杆菌严格厌氧。芽孢在干燥的土壤和尘埃中可存活数年，在 100 ℃环境中持续 1 h 才可被完全破坏。

## 三、什么地方有破伤风梭状芽孢杆菌？

破伤风梭状芽孢杆菌以芽孢形式在自然界中广泛存在，土壤、人或哺乳动物的粪便中、灰尘甚至手术室空气中均可发现它的存在，人群普遍易感。

## 四、破伤风潜伏期有多长？

破伤风潜伏期为 0~178 d，多数为 3~21 d，可短至 1 d 内，罕见病例可长至半年以上。感染部位越接近中枢神经系统（如头或颈部），潜伏期相对越短，而越远离中枢神经系统（如手或足），潜伏期相对越长。

## 五、什么情况下可能会得破伤风？

有黏膜或皮肤破损就有得破伤风的风险，比如下列情况。

（1）皮肤、黏膜有外伤史或破损史（如动物致伤、注射毒品等药物、分娩或流产等）。

（2）皮肤、黏膜、软组织有细菌感染史（如慢性中耳炎、慢性鼻窦炎、牙周感染、肛周感染等）。

（3）有消化道破损病史（如消化道手术史、消化道穿孔等）。

## 六、得了破伤风是不是很严重？

重症患者可发生喉痉挛、窒息、肺部感染和器官功能衰竭，在无医疗干预的情况下，病死率接近100%；经过积极的治疗后，在全球范围的病死率仍为30%~50%；重症破伤风是一种严重的潜在致命性疾病。重症破伤风患者治疗费用高，经济负担重。

## 七、得了破伤风有哪些临床症状？

破伤风的临床表现分为三种类型：全身型破伤风、局部型破伤风和头部型破伤风。全身型破伤风是最普遍和最严重的类型，此类患者的主要临床表现为全身肌肉疼痛性痉挛，逐渐发展可出现张口困难、苦笑面容，以致牙关紧闭，进一步加重可表现为颈僵硬、角弓反张、板状腹等。因呼吸肌收缩和（或）声门、咽肌收缩可分别导致周期性呼吸暂停和（或）上气道梗阻、吞咽困难；痉挛发作时患者意识清醒。上述发作可因轻微的刺激（如光、声、接触等）而诱发。严重者伴有自主神经过度兴奋的症状，可能在早期表现为易激惹性、躁动、出汗和心动过速。在疾病的晚期阶段，常出现大量出汗、心律失常、不稳定型高血压或低血压及发热。局部型破伤风较为少见，此类患者主要表现为伤口附近区域的单个肢体或身体某一部位发生强直性和痉挛性肌肉收缩。头部型破伤风患者可能出现吞咽困难和颅神经麻痹表现，常伴有牙关紧闭。

## 八、我国破伤风患者多吗？

全球报告破伤风病例预估100万例，死亡人数在30万~50万例，其中大部分来自发展中国家，亚洲、非洲占了78.69%，中国非新生儿破伤风没有上报体系，非新生儿破伤风多散发于乡镇和农村地区，且误诊率和漏诊率较高，因此报告发病率可能存在较严重低估。

## 九、得了破伤风治疗费用多少？

重症患者一般需要入住ICU，根据病情可能需要气管插管接呼吸机辅助呼吸、镇静治疗、肠内或肠外营养支持治疗、抗感染治疗等，再加上破伤风被动免疫制剂治疗，重症破伤风患者治疗、护理费用高昂。

## 十、破伤风这么严重的疾病怎么预防？

严格遵守国家卫生健康委发布的《非新生儿破伤风诊疗规范》附件 1《外伤后破伤风疫苗和被动免疫制剂使用指南》中的要求，及时、规范进行伤口局部处理，根据患者伤口情况和既往破伤风免疫史，正确地应用破伤风疫苗及被动免疫制剂。

## 十一、什么是破伤风疫苗？

破伤风主动免疫制剂为含破伤风类毒素疫苗（tetanus toxoid-containing vaccine, TTCV）。TTCV 包括吸附破伤风疫苗（tetanus vaccine, adsorbed, TT）、吸附白喉破伤风联合疫苗（diphtheria and tetanus combined vaccine, adsorbed, DT）以及吸附无细胞百白破疫苗（diphtheria, tetanus and acellular pertussis combined vaccine, adsorbed, DTaP）等。

## 十二、什么是破伤风被动免疫制剂？

破伤风被动免疫制剂俗称破伤风针，主要是用于临时应急预防，为主动免疫争取时间。破伤风被动免疫制剂包含破伤风抗毒素（tetanus antitoxin, TAT）、马破伤风免疫球蛋白 [equine anti-tetanus F（ab'）$_2$, F（ab'）$_2$] 和破伤风人免疫球蛋白（human tetanus immunoglobulin, HTIG）。

## 十三、伤口怎么分级？

伤口分为污染伤口、不洁伤口、清洁伤口三级。

（一）污染伤口

污染伤口为：①被污物、有机泥土（如沼泽或丛林的土壤）、粪便或唾液（如动物或人咬伤）污染的伤口；②已经感染的伤口；③含有坏死组织的伤口（如发生坏疽、火器伤、冻伤、烧伤等）。

（二）不洁伤口

不洁伤口为：① 位于身体细菌定植较多的区域（如腋窝、腹股沟及会阴等）的伤口；②超过 6 h 未处理的简单伤口。

## （三）清洁伤口

清洁伤口为：①位于身体细菌定植较少的区域伤口；②在伤后立即得到处理的简单伤口（如刀片割伤）。

## 十四、怎么判断患者免疫史？

应详细询问患者既往免疫接种史。若患者不能确定，可根据我国免疫规划实施情况进行评估，1989年3月和1991年3月，我国卫生部、世界卫生组织和联合国儿童基金会组成了联合调查小组，调查表明DPT的接种率在1989年和1991年分别达到了96.67%和96.95%。

## 十五、破伤风能提前预防吗？怎么预防？

可以提前预防破伤风，特别是容易受伤的高危职业人群：既往无破伤风免疫史的高危人群，如军人、警察、军校和警校等院校在校学生、建筑工人、野外工程作业人员（石油、电力、铁路）及厨师等，应尽早完成破伤风暴露前免疫。既往无破伤风疫苗免疫史，应接种3剂破伤风疫苗（接种时间为第0、1、7月，各1剂）。

## 十六、受伤后怎么预防破伤风？

首先要及时、规范进行局部伤口处理，根据破伤风免疫预防参照标准进行破伤风的免疫预防，破伤风免疫预防参照标准见表36-1。

**表36-1 破伤风免疫预防参照标准**

| 既往免疫史 | 最后1剂注射至今时间 | 伤口性质 | TTCV | HTIG/F（ab'）$_2$/TAT |
| --- | --- | --- | --- | --- |
| 全程免疫 | <5年 | 所有类型伤口 | 无须 | 无须 |
| 全程免疫 | ≥5且<10年 | 清洁伤口 | 无须 | 无须 |
| 全程免疫 | ≥5且<10年 | 不洁或污染伤口 | 加强1剂 | 无须 |
| 全程免疫 | ≥10年 | 所有类型伤口 | 加强1剂 | 无须 |
| 非全程免疫或免疫史不详 | | 清洁伤口 | 全程免疫 | 无须 |
| 非全程免疫或免疫史不详 | | 不洁或污染伤口 | 全程免疫 | 需要 |

## 十七、打过破伤风疫苗的人还会得破伤风吗?

注射破伤风疫苗最后 1 剂 5 年内受伤,体内抗体仍充足,不需要注射破伤风被动免疫制剂及疫苗;注射破伤风疫苗最后 1 剂 5~10 年内受伤,体内抗体水平有所下降,不洁和污染伤口可加强 1 剂破伤风疫苗,快速刺激机体产生高水平的保护抗体,而避免破伤风的发生。

## 十八、动物致伤需要预防破伤风吗?

只要皮肤、黏膜破损,就有感染破伤风的风险,尤其是哺乳动物咬伤感染破伤风的风险更高,所以要进行破伤风的预防。

## 十九、预防破伤风可以只用被动免疫制剂吗?

不可以。被动免疫制剂保护时间不能完全覆盖破伤风潜伏期,所以单用被动免疫制剂来预防破伤风并不可靠,只有通过接种疫苗才能达到长期的保护。

## 二十、破伤风疫苗和狂犬病疫苗可以同时接种吗?怎么接种?

可以同时接种。当这两种疫苗同时接种时,应分别注射在左右三角肌。如在同侧注射至少间隔 2.5 cm。

## 二十一、儿童受伤后有必要接种破伤风疫苗或破伤风被动免疫制剂吗?

国家免疫规划要求儿童时期 3、4、5、18 月龄各接种 1 剂百白破疫苗,6 岁时接种 1 剂白破疫苗。如确定完成上述免疫,11 岁前不需要接种破伤风疫苗;如果 11 岁后受伤且伤口为不洁或污染伤口,应加强免疫 1 剂。如确定完成 3 剂以上的免疫,外伤后不需要使用破伤风被动免疫制剂。

## 二十二、接种破伤风疫苗多久起效?

成年人一般于首次注射后 10 d 即可产生免疫力。接受全程注射者,再次注射 3~7 d 即可产生强有力的免疫抗体。

## 二十三、加强免疫破伤风疫苗多久起效？

既往接受过破伤风全程免疫者，加强免疫 1 剂，可于 3~7 d 产生强有力的免疫抗体，不需要再注射破伤风抗毒素。

## 二十四、破伤风疫苗可以产生多久保护？

加强免疫 1 剂、全程免疫 3 剂可保护 5~10 年。

## 二十五、医生未按《非新生儿破伤风诊疗规范》规范预防破伤风，存在风险吗？

《非新生儿破伤风诊疗规范》是国家最高卫生行政管理部门制定和颁布的，具有强制性和一定的法律效力，如果医生未遵照执行，属于违反诊疗常规。

## 二十六、无免疫史患者接种 2 剂次破伤风疫苗后，在第 5 年又受伤了，是打 1 剂还是 3 剂？

既往只接种 2 剂次破伤风疫苗，属于未完成全程免疫程序，5 年后再次受伤应按照既往无破伤风免疫接种史处理。

## 二十七、破伤风疫苗说明书与规范接种程序冲突以哪个为准？

国家卫生健康委员会办公厅 2020 年 12 月 7 日发布关于印发《非免疫规划疫苗使用指导原则（2020 年版）》的通知，其中第一条规范接种原则：接种非免疫规划疫苗应当遵守预防接种工作规范、本指导原则、非免疫规划疫苗使用技术指南和各省（自治区、直辖市）卫生健康行政部门制定的接种方案。上述文件尚未制定或未作出规定的非免疫规划疫苗，按照疫苗说明书使用。

因此，由国家卫生健康委或中国疾控中心发布非免疫规划疫苗的规范或指南效力高于说明书。

## 二十八、破伤风疫苗的使用可以替代破伤风抗毒素的使用吗？

两者不存在替代的关系。凡已接受过破伤风疫苗全程免疫者，不必注射抗毒素；未接受过破伤风疫苗全程免疫或免疫史不清者，不洁或污染伤口须注射被动免疫制剂，同时进行破伤风疫苗全程接种，以获得持久免疫。

## 二十九、破伤风抗毒素皮试呈阳性还能接种破伤风疫苗吗？

可以。破伤风抗毒素和破伤风疫苗是两种不同的药品，无明确交叉过敏。

## 三十、只打了破伤风被动免疫制剂是否还有患破伤风的风险？

破伤风抗毒素保护时间 7 d，破伤风人免疫球蛋白保护时间 28 d，不能完全覆盖破伤风的潜伏期，因此仅靠被动免疫制剂预防破伤风仍有发病风险。应通过接种破伤风疫苗，以达到长期保护目的。

## 三十一、破伤风主、被动免疫制剂可否同时使用？

如果注射部位分开，破伤风被动免疫制剂不会干扰吸附破伤风疫苗的免疫应答。

破伤风被动免疫制剂与破伤风疫苗可以在不同部位同时接种或以任意时间间隔先后接种。

## 三十二、哺乳期妇女可接种破伤风疫苗吗？

可以接种。破伤风疫苗说明书中未指出哺乳期属于使用禁忌。

## 三十三、抗生素和破伤风疫苗同时使用会有影响吗？

抗生素的使用并不是破伤风疫苗使用的禁忌，因此在应用破伤风疫苗时，可使用抗生素。

美国对常用疫苗接种禁忌证的规定：正在使用抗生素治疗时可以接种疫苗。

## ◆ 参考文献 ◆

[1] 王传林，刘斯，陈庆军，等. 非新生儿破伤风诊疗规范（2019年版）[J]. 中华急诊医学杂志，2019, 28(12): 1470-1475.

[2] 张延龄，张晖. 疫苗学[M]. 北京：科学出版社, 2004.

[3] 王传林. 如何预防破伤风[M]. 北京：中国科学技术出版社, 2018.

[4] 张成，刘斯，孙玉佳，等. 世界卫生组织破伤风立场文件解读与动物致伤后破伤风的预防[J]. 中国急救复苏与灾害医学杂志, 2018, 13(11): 1051-1055.

[5] 石美鑫. 实用外科学[M]. 北京：人民卫生出版社, 2008.

[6] 陈孝平，汪建平. 外科学[M]. 8版. 北京：人民卫生出版社, 2013.

[7] 国家卫生健康委员会. 非免疫规化疫苗使用指导原则（2020年版）[S].2020.

[8] 罗凤基，杨晓明，王军志，等. 疫苗学[M]. 6版. 北京：人民卫生出版社, 2017.

[9] 刁连东，孙晓冬. 实用疫苗学[M]. 上海：上海科学技术出版社, 2015.

（撰写者：陈庆军　王洪波　刘　斯　校对者：范　昭　唐华民）